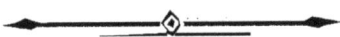

ISBN 978-0-364-84475-5
PIBN 11278087

Forgotten Books is a registered trademark of FB &c Ltd.
Copyright © 2018 FB &c Ltd.
FB &c Ltd, Dalton House, 60 Windsor Avenue, London, SW19 2RR.
Company number 08720141. Registered in England and Wales.

For support please visit www.forgottenbooks.com

Geschlechtliche Entwicklungsstörungen

mit besonderer Berücksichtigung der Onanie

Von

Dr. Magnus Hirschfeld

Sanitätsrat in Berlin

Mit vierzehn Tafeln, einem Textbild und einer Kurve

Zweite, unveränderte Auflage

BONN 1921

A. Marcus & E. Webers Verlag

Dr. jur. Albert Ahn

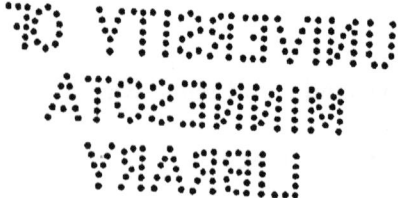

Druck: Otto Wigand'sche Buchdruckerei G. m. b. H., Leipzig.

Vorwort.

Im Jahre 1844 erschien in Leipzig in lateinischer Sprache die erste Psychopathia sexualis. Ihr Verfasser war der ruthenische Arzt Heinrich Kaan[1]). Etwa 40 Jahre später — 1886 — gab Krafft-Ebing, der berühmte Psychiater der Grazer Universität, sein epochales Lehrbuch unter gleichem Titel[2]) heraus. Seither sind wiederum 30 Jahre verflossen, Jahre, in denen das Lehrgebäude der Sexualwissenschaft eine ungleich größere Bereicherung erfahren hat, als in dem längeren Zeitraum, der zwischen Kaan und Krafft-Ebing lag.

Die Psychopathia sexualis Krafft-Ebings hat mittlerweile allerdings zahlreiche Neuauflagen erlebt. Sie haben den ursprünglichen Umfang des trefflichen Werkes sehr erheblich vermehrt, es aber nicht vor dem Schicksal des Veraltens bewahren können, das auch dem besten naturwissenschaftlichen Buch beschieden ist, wenn über es hinweg die allgemeine Naturforschung rasch voranschreitet.

So war, um nur das Wichtigste hervorzuheben, das Gebiet der inneren Sekretion zu Krafft-Ebings Lebzeiten noch so gut wie unbekannt. Immerhin war er noch Zeuge der ersten Veröffentlichungen Brown Séquards. Und es beweist seinen tiefen und unvoreingenommenen Forschergeist, daß er sogleich (1902, vgl. Seite 111 dieses Buches) die große Bedeutung dieser Arbeiten erkannte und würdigte, während die Mehrzahl der Fachgenossen noch weidlich über die „senilen" Ideen des Pariser Gelehrten spottete.

---

[1]) Psychopathia sexualis, auctore Henrico Kaan, medico ruthenico et doctore medicinae Vindobonensi, Lipsiae apud Leopoldum Voss 1844. 124 Seiten.

[2]) Psychopathia sexualis. Eine klinisch-forensische Studie von Dr. R. v. Krafft-Ebing, o. ö. Prof. f. Psychiatrie und Nervenkrankheiten an der k. und k. Universität Graz. Stuttgart 1886. Verlag Enke. Die erste Auflage war nur 110 Seiten stark, während die vierzehnte (1912) 460 Seiten zählte.

Die Hauptarbeiten über das Wesen der Hormone, wie sie schließlich in den genialen Versuchen Steinachs, der künstlichen Feminierung, Maskulierung und Hermaphrodisierung von Lebewesen, ihren bisherigen Höhepunkt erreichten, lagen freilich damals noch in weitem Felde.

Im vorliegenden Grundriß bildet die Lehre von der inneren Sekretion sozusagen das Leitmotiv. In fast jedem Kapitel tönt es wieder. Von dem ersten Hauptabschnitt an, dem Geschlechtsdrüsenausfall, der uns schon grundlegende Einblicke in das endokrine Walten verstattet, ist es der innere Chemismus in quantitativer und qualitativer Hinsicht, auf den wir immer aufs neue zurückgreifen müssen, um Grad und Art der sexuellen Störungen zu verstehen.

Es tut sich uns hier eine Abhängigkeit des Seelischen vom Stofflichen auf, wie man sie früher nie für möglich gehalten hätte. Deshalb ist es in der sexuellen Erscheinungswelt auch nahezu unmöglich, scharfe Grenzlinien zwischen psychischem und somatischem Geschehen aufzurichten. Fortwährend stoßen wir auf die innigsten Beziehungen zwischen beiden, und unmerklich geht oft das eine in das andere über. Man denke nur an das Gebiet des Infantilismus, der Frühreife, des Transvestitismus. Aus diesem Grunde habe ich auch als Überschrift dieses Buches nicht mehr den historischen Titel Psychopathia sexualis gewählt, sondern habe es kurzweg Sexualpathologie genannt.

Die Literatur, die seit Krafft-Ebings Hauptwerk auf sexualwissenschaftlichem Gebiet erschienen ist, ist sehr umfangreich. Teils haben die Verfasser sich einen engeren Rahmen gezogen, indem sie nur Einzelstörungen der sexuellen Psychopathologie behandelten, teils wählten sie ein weiteres Feld, indem sie das gesamte Sexualleben umgriffen. Nur ganz wenige haben die sexualpathologischen Erscheinungen für sich allein behandelt. Wenn ich die Zahl der letzteren vermehre, so geschieht es vor allem deshalb, weil mir meine Berufstätigkeit in zwanzigjähriger Praxis ein ganz einzigartiges Material zugeführt hat.

Dieses Buch ist nicht in der Schreibstube, sondern im Sprechzimmer entstanden. Die lebendige Erfahrung war der Quell, aus dem es mir vergönnt war, mühelos zu schöpfen. Überall konnte ich mich auf selbst gesehene und durchforschte Beispiele stützen, nur selten brauchte ich fremde Kasuistik heranzuziehen.

Die Methode, der ich mich bei der Bearbeitung der Einzelfälle
bedient habe, ist die rein klinische. An erster Stelle steht die
Aufnahme einer guten Vorgeschichte, einer vertieften Anamnese,
in die nichts hineingelegt und nichts hineingeheimnist werden darf.
Sehr nützlich bei dieser Erforschung des Wesens einer Persönlichkeit erwies sich mir mein psychobiologischer Fragebogen[1]), den
trotz seiner 137 Fragen Tausende meiner Patienten gewissenhaft
beantwortet haben. Ich habe gefunden, daß es selbst denen, die
anfangs vor der stundenlangen Arbeit zurückschrecken, alsbald eine
innere Genugtuung und Erleichterung gewährt, sich in der gefor-
derten Weise Rechenschaft über sich selbst zu geben.
Wertvolle Ergänzungen der direkten Exploration bieten, natürlich
nur wenn die Patienten damit einverstanden sind, Unterredungen
mit Personen, die ihnen nahe stehen, vor allem mit ihren Eltern
oder Ehegatten.

Die wesentlichste Vervollständigung der Aussprache ist eine
sorgsame körperliche Untersuchung, die in keinem einzigen
Falle, auch wenn die Klagen nur das Seelenleben zu betreffen
scheinen, unterbleiben darf.

An dritter Stelle steht eine recht lange und sorgsame Beobachtung. Ich kann mich in diesem Buche auf viele Fälle
stützen, die ich zehn, fünfzehn Jahre und länger nicht aus den
Augen verloren habe.

Schwieriger wie die Sammlung und Sichtung der Einzel-
beobachtungen ist ihre Durchdringung von einheitlichen Gesichtspunkten und ihre organische Verbindung zu einer höheren
Einheit. Krafft-Ebings Lehrbuch läßt in dieser Hinsicht viel zu
wünschen übrig. Wohl heben sich einige markante Gruppen wie
der Fetischismus, die konträre Sexualempfindung, der Masochismus
und Exhibitionismus deutlich ab, im ganzen jedoch handelt es sich
um eine lose Aneinanderreihung vieler sexualpathologischer
Einzelerscheinungen mit Einzelbetrachtungen ohne strenge Einteilung und Übersichtlichkeit. Nicht viel anders ist es bei seinen
Nachfolgern.

Durch ein systematisches Vorgehen habe ich mich bemüht,
hierin Wandel zu schaffen. Ich habe in diesem Bestreben zunächst
die geschlechtlichen Entwicklungsstörungen behandelt.
Ich beginne mit dem Geschlechtsdrüsenausfall, sowohl dem
angeborenen als dem erworbenen (Kapitel I). Dann folgt das

[1]) U. a. veröffentlicht in der Zeitschrift für Sexualwissenschaft, Jahrgang 1908.
Leipzig. Georg Wigand. Seite 684.

Stehenbleiben auf kindlicher Entwicklungsstufe, der Infantilismus (Kapitel II). An diesen schließt sich die vorzeitige
Entwicklung von Körper, Geist, Geschlechtsempfinden und Geschlechtstrieb, die Frühreife (Kapitel III), an.

Der nächste Abschnitt behandelt die Neurosen und Psychosen
im Pubertäts- und Rückbildungsalter, den Zeiten genitaler Evolution und Involution. Ich habe sie als „Sexualkrisen"
zusammengefaßt (Kapitel IV). Darauf komme ich zu der wichtigsten
und verbreitetsten sexuellen Begleiterscheinung der Entwicklungsjahre, der Onanie (Kapitel V), um mit dem Automonosexualismus, dem Verliebtsein in die eigene Persönlichkeit (Kapitel VI),
den ersten Hauptteil zu beenden.

In dem zweiten Hauptteil gedenke ich die Störungen der
Geschlechtsdifferenzierung zu erörtern, und zwar werde ich
nach der Vierteilung der Geschlechtsunterschiede in Geschlechtsorgane, allgemeine körperliche Geschlechtszeichen,
Geschlechtstrieb und sonstige seelische Geschlechtscharaktere,
zunächst den Hermaphroditismus, dann die Androgynie, darauf
die Homosexualität und an vierter Stelle den Transvestitismus besprechen. An diese sexuellen Kongruenzstörungen schließen
sich im innerlichen Zusammenhang die Aggressionsinversio-
nen, der Masochismus des Mannes und der Sadismus des Weibes.

Der letzte Hauptteil soll den geschlechtlichen Eindrucks-
und Ausdrucksstörungen gewidmet sein. Unter den Ein-
drucksstörungen steht obenan der sexuelle Symbolismus oder
Fetischismus; die Ausdrucksstörungen zerfallen in Exzeß- und
Defektanomalien, unter welch' letzteren die Impotenz das
Hauptinteresse beansprucht. Endlich gehören zu den Ausdrucksstörungen allerlei geschlechtliche Angst-, Zwangs- und Hemmungs-
anomalien, zwischen denen sich der Exhibitionismus besonders
scharf und verhängnisvoll abhebt.

In dem Vorwort zur ersten Auflage der Psychopathia sexualis
meint Krafft-Ebing: „Pflicht und Recht zu diesen Studien erwächst
der medizinischen Wissenschaft aus dem hohen Ziel aller menschlichen Forschung und Wahrheit." Er fügt hinzu, daß, wer
die Psychopathologie des sexuellen Lebens zum Gegenstande einer
wissenschaftlichen Abhandlung macht, sich einer Nachtseite des
menschlichen Lebens gegenübergestellt sieht, daß es aber den
Ethiker und Ästhetiker entschädigt, etwas auf krankhafte Be-
dingungen zurückführen zu können, was ihren ethischen und
ästhetischen Sinn beleidigt. Seit diese Gedankengänge geäußert

wurden, sind drei Jahrzehnte vergangen, ohne daß es gelungen ist, das Pathologische im Sexualleben als solches zur allgemeinen Anerkennung zu bringen.

Immer noch leiden die Menschen, um die es sich hier handelt, doppelt: nicht nur an der Triebabweichung an und für sich, sondern mehr noch unter ihrer Verkennung; immer wieder drängen sich deshalb dem Forscher bei der Vertiefung in diesen Stoff die Goetheschen Worte auf „O, daß die Menschen so unglücklich sind".

Trotzdem wird man in diesem Buche nach Klage und Anklage vergeblich suchen. Ich habe mich befleißigt, alles zu vermeiden, was als Mangel an kühler Sachlichkeit angesehen werden könnte. Die Tatsachen sprechen für sich.

Den Manen Krafft-Ebings weihe ich dieses Buch. Wenn meine „Sexualpathologie" für unsere Zeit den gleichen Zweck erfüllt, wie die Psychopathia sexualis für seine, dann ist das Ziel das ich erstrebte, erreicht.

In unerhört schwerer Kriegszeit erscheint dieser erste Teil. Möge, wenn der zweite und dritte folgt, wieder in Europa Frieden sein. Mehr wie je wird dann der Arzt Leiden des Leibes und der Seele zu lindern und zu heilen haben. Auch die Leiden, von denen hier die Rede ist, bedürfen eines kundigen Fachmanns.

Berlin, den 1. November 1916
In den Zelten 19.

Magnus Hirschfeld.

Vorwort zur II. Auflage.

Kurz vor der Beendigung des Abschlußbandes dieses Lehrbuchs stellt sich die Notwendigkeit heraus, den vergriffenen ersten Teil neu erscheinen zu lassen. Von Veränderungen des Inhaltes konnte dabei abgesehen werden, da allgemeinere Forschungen auf sexualwissenschaftlichem Gebiet noch unter den Störungen im Sexualstoffwechsel (Bd. III) genügend Berücksichtigung finden konnten, während speziellere Arbeiten, die der bisher gegebenen Schilderung geschlechtlicher Entwicklungsstörungen eine neue Note hinzugefügt haben würden, nicht vorlagen.

Berlin, den 1. Dezember 1920.
Institut für Sexualwissenschaft.

Magnus Hirschfeld.

Inhaltsverzeichnis.

Sechstes Kapitel: Der Automonosexualismus

photographische Platte an Stelle des Spiegels — Liebe zum eigenen nackten Körper — Fall von sexueller Entspannung durch Muskelspiel — Erregung durch eigene körperliche Ausschmückung — Beziehungen zwischen Automonosexualismus, Eitelkeit und Koketterie — Unterschied zwischen Fetischismus und Automonosexualismus — Partieller Autismus — Fälle von Geschlechtserregung durch Aufsetzen von Perücken, Schminken, Nasenplastik — Monosexuelle Tanzevolutionen — Tanzende Derwische und Autoflagellanten — Automasochismus — Beobachtung sexueller Erregung durch Anlegen von Gürteln und Korsetts (sexuelle Schnürsucht) — Beobachtung eines Falles von Geschlechtserregung durch Anziehen eines Spitzenunterrocks — Zisvestitische und transvestitische Gestaltsveränderung — Schilderung eines automonosexuellen Transvestiten —. Soziales Verhalten automonosexueller Personen — Ist der Narzißmus eine normalsexuelle Durchgangsstufe? — Mangelnde Reaktion auf Außenreize — Ursachen dieses Defekts — Die Identifizierung der gleichen Person als Reizquelle und Lustquelle, als Subjekt und Objekt, als aktiver und passiver Teil — Spaltung der Persönlichkeit — Beziehungen des Automonosexualismus zu anderen Sexualstörungen — Schaulust und Automonosexualismus — Die negative Bedeutung des Automonosexualismus.

Verzeichnis der Abbildungen.

I. KAPITEL

Der Geschlechtsdrüsenausfall

Inhalt: Perioden der Geschlechtsentwicklung — Vierteilung der Geschlechtsunterschiede — Der extrasekretorische·und innersekretorische Anteil der Geschlechtsdrüsen (Keimsubstanz und Zwischensubstanz) — Die Folgen ausbleibender Geschlechtsdrüsenentwicklung — Schilderung eines Falles von Hodenhypo-
plasie (Eunuchoidismus) — Der Exzeß- und Defekttypus der Anandriden
— Angeborener Eierstocksmangel — Ursprung und Ursachen der Kastration
und Sterilisierung — Die soziale, religiöse, kriminalistische, vokale, therapeutische, prophylaktische und rassenhygienische Ätiologie — Beschreibung und Abbildungen von
Kastratensängern — Geschlechtsdrüsenverlust im Kriege — Hodenschüsse —
Hodentransplantation — Bericht über einen Spätkastraten — Der Geschlechtstrieb der Anandriden — Kastrationstechnik (Verschnittene, Halb-
verschnittene, Hämmlinge) — Zusammensetzung der erotisierenden Substanz —
Erworbener Eierstocksmangel — Abhängigkeit der Intensität und Ex-
tensität der Ausfallserscheinungen vom Zeitpunkt des Keimstockverlustes —
Präpubischer, pubischer und postpubischer Geschlechtsdrüsenausfall.

Verzeichnis der Abbildungen: Tafel I. Äußere und innere Sekretion der männlichen Geschlechtsdrüse. — Tafel II. Angeborener Geschlechtsdrüsenausfall (Eunuchoidismus). — Textbild: Hoden und Nebenhoden eines
Eunuchoiden. — Tafel III. Erworbener Geschlechtsdrüsenausfall (Kastratensänger). — Tafel IV. Geschlechtsdrüsenverlust im 20. Lebensjahre.
— Tafel V. Hodenverlust im Kriege. — Tafel VI. Spätkastrat.

In ihrer Entwicklung zeigen die Geschlechtsunterschiede
ein Bild, das erheblich von dem Verhalten abweicht, wie wir es
bei Eigenschaften finden, die beiden Geschlechtern gemeinsam
sind. Während der Entwicklungsgang hier nach Form und Zeit ein
ziemlich stetiger ist, indem ganz allmählich, meist nur durch
gleichmäßige Vergrößerung, aus der Urform ein Zustand empor-
wächst, der sich durch Jahrzehnte erhält und schließlich einer
langsamen Rückbildung verfällt, beobachten wir an den Geschlechts-
unterschieden, die Mann oder Weib als solche kennzeichnen, Zeiten
lebhafterer Geschlechtsentwicklung, in denen es zu wichtigen
Umgestaltungen und Veränderungen der entsprechenden Geschlechtscharaktere kommt. Diesen bewegten Zeiten folgen lange Pausen,
in denen die Entwicklung zwar keineswegs völlig, aber doch verhältnismäßig ruht. Die Geburt des Menschen ist beispielsweise für

die Geschlechtsentwicklung von nur untergeordneter Bedeutung. Im Gegensatz zu anderen Organsystemen bleibt das Genitalsystem von dem einschneidenden Zeitpunkt, in dem das Kind „das Licht der Welt erblickt", nahezu unbeeinflußt; es vergeht noch eine ganze Reihe von Jahren, bis es die ihm zukommende Tätigkeit aufnimmt.

Von den drei wichtigsten Perioden gesteigerter Geschlechtsentwicklung liegt die erste zwischen Befruchtung und Geburt, in der Zeit, welche in der fünften Embryonalwoche mit dem ersten Auftreten der Keimstöcke beginnt und anschließend im Laufe der folgenden zehn Wochen erst zur Bildung der inneren, dann der äußeren Geschlechtsorgane des Mannes und des Weibes führt.

Dann folgt bei beiden Geschlechtern bis weit über die Geburt hinaus ein langer Zeitraum des Keimschlafs, während welchem der Körper so sehr mit dem Aufbau seiner selbst beschäftigt ist, daß es ihm noch nicht gegeben ist, körperlich und seelisch über sich hinauszuwachsen. Erst wenn sich die Ausbildung des Körpers ihrem Abschluß nähert, machen sich neue durchgreifende Veränderungen bemerkbar. Dieses zweite Hauptstadium der Geschlechtsentwicklung beginnt durchschnittlich im dritten Jahrfünft des Lebens und erreicht nach dem zwanzigsten Jahr einen gewissen Höhepunkt, der durch mehrere Jahrzehnte anhält, bis dann namentlich bei dem weiblichen Geschlecht zwischen dem 40. und 50. Lebensjahre als dritte Entwicklungsperiode ein Rückbildungsvorgang einsetzt, das sogenannte Klimakterium, das sich, ebenso wie die Geschlechtsreife, primär an den Keimstöcken vollzieht. Wie alle Vorgänge in diesem sexuellen Zentralorgan, ist auch seine Involution von weitgehenden Allgemeinerscheinungen im körperlichen Befund und seelischen Befinden begleitet.

Eines der bedeutsamsten sexuellen Entwicklungsgesetze, dessen Kenntnis für das Verhältnis sexueller Störungen unerläßlich ist, besteht nun darin, daß die Geschlechtszeichen des Mannes und Weibes nicht von vornherein und unmittelbar als solche kenntlich sind, sondern sich aus einer allen Menschen gemeinsamen indifferenzierten Grundlage entwickeln. Die Geschlechtsdifferenzierung geschieht dergestalt, daß einige Partien der Uranlage sich zurückbilden, ohne jedoch jemals völlig zu verschwinden, andere dagegen stärker wachsen; daß ferner sich Spaltungen und Vertiefungen bilden, die bei dem einen Geschlecht bestehen bleiben, während sie sich bei dem andern wieder schließen. So entsteht aus der gleichen Urform der männliche oder weibliche Geschlechtstypus, womit allerdings nicht behauptet sein soll, daß dieser nicht, bevor er sichtlich in die Erscheinung trat, schon vorher präformiert, determiniert und endogen fixiert ist, ohne daß wir allerdings bisher in der Lage sind, dies nachzuweisen. Dem indifferenzierten und differenzierten Stadium geht noch ein latent-geschlechtliches voraus, in dem an dem Embryo auch von der beiden Geschlechtern gemeinsamen indifferenten Form noch nichts wahrgenommen werden kann.

Über die Frage, aus welchen Ursachen sich das Geschlecht das eine Mal nach männlicher, das andere Mal nach weiblicher Richtung entscheidet und differenziert, sind im Zusammenhang mit dem Problem der willkürlichen Geschlechtsbestimmung von gelehrten und ungelehrten Leuten allerlei Vermutungen aufgestellt worden, ohne daß die Frage als gelöst angesehen werden kann. Auf die darüber aufgestellten Theorien einzugehen, können wir uns um so mehr ersparen, als dem Gegenstand für das von uns zu behandelnde Gebiet sexueller Störungen eine praktische Bedeutung kaum zukommt.

Nur das sei hervorgehoben, daß die doppeltgeschlechtliche Anlage der Frucht offenbar auf Vererbungsgesetzen beruht, nach denen sich auf sie der väterliche und mütterliche Anteil und damit der männliche und weibliche Charakter gemeinschaftlich überträgt. So kommt es, daß stets von allen männlichen Eigenschaften auch im Weibe, von allen weiblichen auch im Manne zum mindesten Spuren vorhanden sind, ein sehr bedeutsames Naturgesetz, auf das schon die großen Vorläufer der Sexualwissenschaft, ein Darwin, ein Weißmann und Hegar die Aufmerksamkeit lenkten. So sagte Darwin[1]): „Wir sehen, daß in vielen, wahrscheinlich in allen Fällen die sekundären Charaktere jedes Geschlechts schlafend oder latent in dem entgegengesetzten Geschlecht ruhen, bereit, sich unter eigentümlichen Zuständen zu entwickeln.“ Und Weißmann[2]) bemerkt: „Die latente Anwesenheit der entgegengesetzten Geschlechtscharaktere in jedem geschlechtlich differenzierten Bion muß als allgemeine Einrichtung aufgefaßt werden.“

Wenn Darwin an der eben angeführten Stelle von den sekundären Geschlechtscharakteren im Gegensatz zu den primären spricht, so bedient er sich hier einer Einteilung, die sein englischer Landsmann, der bedeutende Naturforscher am Ende des 18. Jahrhunderts John Hunter mit folgenden Worten in die Wissenschaft eingeführt hatte: „Such I call secondary properties, which take place only in parts that are neither essential to life nor generation, and which do not take place till towards the age of maturity.“

[1]) Darwin, Das Variieren der Pflanzen und Tiere im Zustande der Domestikation. 2. Aufl. (Stuttgart 1893. Bd. 2, S. 59.)
[2]) Weißmann, Das Keimplasma, eine Theorie der Vererbung. (Jena 1892, S. 476.)

Diese Einteilung hat sich während eines vollen Jahrhunderts
sowohl für die ä u ß e r l i c h e Klassifizierung der Geschlechtsmerkmale als für die Theorien ihres i n n e r e n Zusammenhangs als
recht nutzbringend bewährt, bis sie sich schließlich doch mit dem
immer tieferen Eindringen in die sexuellen Vorgänge als u n z u -
l ä n g l i c h· erwiesen hat.

Man hat deshalb allerlei Neueinteilungen vorgeschlagen, unter
denen die von P o l l am meisten Anklang gefunden zu haben scheint.
Dieser Berliner Zoologe trennt zunächst die e s s e n t i e l l e n oder
germinalen Geschlechtsdifferenzen, unter denen er ausschließlich
die Geschlechtsdrüsen oder Gonaden versteht, von allen übrigen, die
er a k z i d e n t e l l e nennt. Diese wiederum teilt er in die genitalen
s u b s i d i ä r e n und die e x t r a g e n i t a l e n. In heiden dieser Hauptgruppen unterscheidet er dann die i n n e r e n und ä u ß e r e n Geschlechtsmerkmale. Zu den i n n e r e n g e n i t a l e n Geschlechtsorganen zählt er u. a. die Leitungswege, die Kopulations- und Brut-
organe, die akzessorischen Geschlechtsdrüsen, zu den i n n e r e n
e x t r a g e n i t a l e n die Stimmorgane und psychischen Eigenschaften, während er unter den ä u ß e r e n g e n i t a l e n die äußeren
Geschlechtsorgane und unter den ä u ß e r e n e x t r a g e n i t a l e n
die zahlreichen Geschlechtsunterschiede in der äußeren Erscheinung
begreift.

Mir selbst hat sich in zwanzigjähriger Praxis von rein klinischen
Gesichtspunkten aus für den Menschen die folgende V i e r t e i l u n g
d e r G e s c h l e c h t s m e r k m a l e· als sehr zweckmäßig erwiesen, die
ich daher auch diesem Buche zugrunde legen will:

I. Die e i g e n t l i c h e n G e s c h l e c h t s o r g a n e.
II. Die ü b r i g e n k ö r p e r l i c h e n Geschlechtsunterschiede.
III. Der G e s c h l e c h t s t r i e b.
IV. Die ü b r i g e n s e e l i s c h e n Geschlechtsunterschiede.

Jede dieser Gruppen läßt zahlreiche weitere Einteilungen zu.
So können wir die G e s c h l e c h t s o r g a n e zunächst wieder in v i e r
U n t e r a b t e i l u n g e n zerlegen:

a) in die S e k r e t i o n s o r g a n e (Eierstock und Hoden),
b) in die L e i t u n g s o r g a n e (Eileiter und Samenleiter),
c) in die A u f b e w a h r u n g s o r g a n e (Gebärmutter und Samenbläschen),
d) in die V e r e i n i g u n g s o r g a n e (Scheide und Glied).

Den G e s c h l e c h t s t r i e b teilen wir ebenfalls am besten in
vier· verschiedene Phasen und Komponenten ein; es sind dies:

a) die z e n t r i p e t a l e, von den sensorischen Nerven z u m G e -
h i r n verlaufende sexuelle E i n d r u c k s b a h n (Wahrneh-
mungs- und Vorstellungsbahnen),

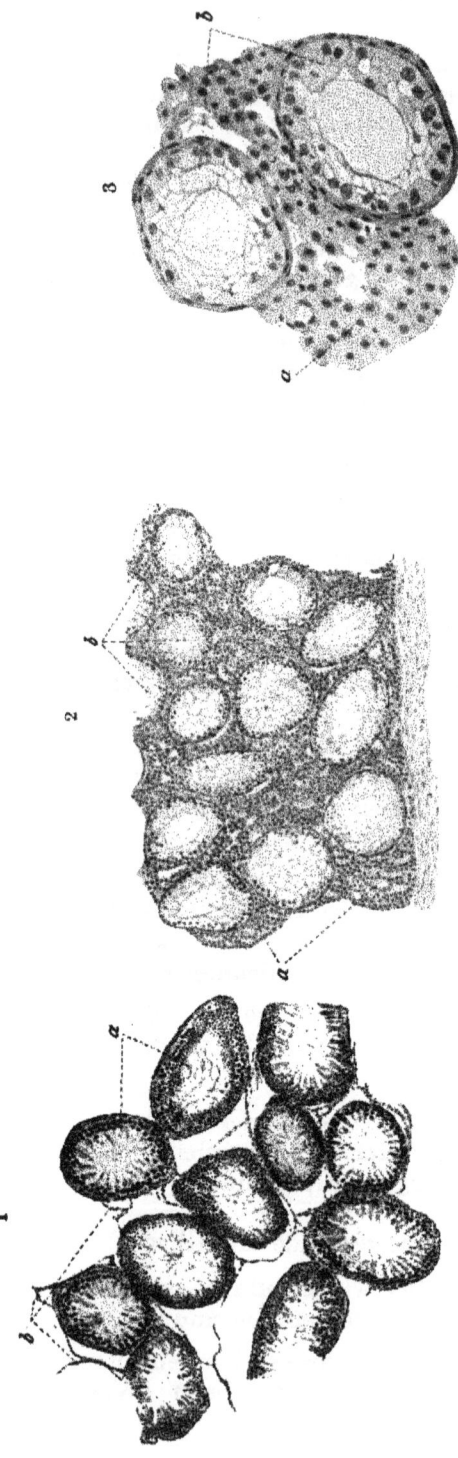

Curschmanns Katze J. Schnitt des normalen Hodens.
a - Querschnitt durch die Samenkanälchen (voll von Samenzellen).
b - Zweite Hälfte der Zwischensubstanz (Schwitzwirkt wein).

Schnitt durch den transplantierten Hoden. (Schwache Vergrößerung) (Ratte.)
a - einem gewucherte, vollkommen komplette Tubulusteine. Samenkanälchengruppen atrophiert, Samenzellen fehlend, nicht zur Entwicklung gekommen.
b - atrophische Samenkanälchen.

Schnitt durch den transplantierten Hoden (starke Vergrößerung)
Zwischen den atrophischen Samenkanälchen mächtige Lage von Zwischenzellen.
a - Zwischenzellen : b - atrophische Samenkanälchen.

Auf diesen mir von Prof. Steinach überlassenen Schnitten sehen wir das aus den Samenkanälchen und Samenzellen bestehende Keimgewebe, welches den generativen extrasekretorischen Anteil der Geschlechtsdrüse bildet. Dieser Teil verkümmert bei Überpflanzungen. Die zwischen den Samenkanälchen befindliche Zwischensubstanz, von Steinach Pubertätsdrüse genannt, ist der innersekretorische Anteil der Geschlechtsdrüse, welcher den Hauptbestandteil der Sexualhormone, das Andrin, liefert und sich bei Transplantationen stark auf Kosten der atrophierenden Keimsubstanz entwickelt.

A. Marcus & E. Webers Verlag, Bonn.

b) der von der äußeren Sexualreizung, vor allem aber von der intrasekretorischen Ladung abhängige z e n t r a l e Drang,

c) die z e n t r i f u g a l e, v o m G e h i r n zu den motorischen Nerven verlaufende A u s d r u c k s bahn (sexuelle Trieb- und Handlungsbahnen),

d) die regulatorischen H e m m u n g s bahnen.

Dem z e n t r i p e t a l e n Anteil des R e f l e x b o g e n s entspricht die T r i e b r i c h t u n g, dem z e n t r a l e n die T r i e b s t ä r k e, dem z e n t r i f u g a l e n die T r i e b e n t s p a n n u n g, während von der r e g u l a t o r i s c h e n Bahn die T r i e b h e m m u n g abhängt.

Die alte Zwei- bzw. Dreiteilung des Geschlechtstriebs in den Kontrektations-, Tumeszenz- und Detumeszenz-, auf deutsch den Annäherungs-, An- und Abschwellungstrieb haftet zu sehr am äußerlichen und dringt nicht mit genügender Schärfe in das eigentliche Wesen des Geschlechtstriebs ein.

Auf die beträchtliche Anzahl der übrigen k ö r p e r l i c h e n u n d s e e l i s c h e n G e s c h l e c h t s z e i c h e n, die Geschlechtsunterschiede zweiter und vierter Ordnung, wollen wir des näheren erst in dem Teil dieses Buches eingehen, in welchem von dem Auftreten d i s k o n g r u e n t e r Geschlechtscharaktere und den sexuellen Varianten ausführlicher die Rede sein soll.

Nur e i n e f u n k t i o n e l l e Z w e i t e i l u n g sei hier noch berührt, deren Kenntnis für das Verständnis sexueller Entwicklungsstörungen unumgängliche Voraussetzung ist. Sie betrifft das zweifellos überragendste Organ des ganzen Sexualsystems, die K e i m d r ü s e n. (Tafel I.)

An diesen können wir auf Grund sichergestellter Forschungen sowohl physiologisch als anatomisch einen e x t r a s e k r e t o r i s c h e n und i n t r a s e k r e t o r i s c h e n Anteil unterscheiden. Beim männlichen Geschlecht produziert und sezerniert der e x t r a s e k r e t o r i s c h e Geschlechtsdrüsenteil die männlichen Keimzellen, der i n t r a s e k r e t o r i s c h e einen Stoff, für den wir[3]) 1912 den Namen A n d r i n vorschlugen; beim Weibe gibt der extrasekretorische Teil die Eizellen, der intrasekretorische das G y n ä z i n ab. Während der Sitz der extrasekretorischen Funktion beim Manne die Samenkanälchen, beim Weibe die Graafschen Follikel sind, nimmt die innere Sekretion von den Leydigschen Zwischenzellen ihren Ausgang, so benannt nach F r a n z L e y d i g, der sie im Jahre 1850 zum ersten Male in einem Aufsatz: „Zur Anatomie der m ä n n l i c h e n Geschlechtsorgane und Analdrüsen der Säugetiere" geschildert hat. Auch die w e i b l i c h e Eierstocksdrüse besitzt eine analoge Zwischensubstanz.

---

[3]) In den „Naturgesetzen der Liebe" S. 179 ff.

Die Bedeutung dieser Zwischensubstanz erhellt aus ihrem wechselnden Verhalten; am massenhaftesten sind die Zwischenzellen in der Pubertätszeit vorhanden, so daß Steinach[4]), dem wir auf diesem Gebiet die durchschlagendsten Versuche und Forschungen verdanken, vorgeschlagen hat, sie geradezu Pubertätszellen, die Zwischensubstanz als Ganzes Pubertätsdrüse zu benennen. In den Hoden, welche Steinach zwecks Maskulierung auf kastrierte Weibchen überpflanzte, entwickelte sich die innersekretorische Substanz besonders stark, ebenso in den auf kastrierte Männchen transplantierten Eierstöcken.

Die gewaltige Bedeutung, welche das innere Sekret der Geschlechtsdrüsen auf den ganzen Organismus hat, zeigen am deutlichsten die Ausfallserscheinungen, welche man bei Menschen und Tieren beobachtet, denen die Keimdrüsen fehlen, sei es daß sie überhaupt nicht zur Entwicklung gelangten (wie bei den Eunuchoiden), sei es daß sie später auf operativem Wege entfernt wurden oder im Kriege durch Geschoßwirkung verloren gingen.

Daß außer der inneren Absonderung der Geschlechtsdrüsen auch noch andere Drüsen mit innerer Sekretion einen nicht unwesentlichen Einfluß auf die Ausbildung der Geschlechtscharaktere haben, ist wahrscheinlich, im einzelnen aber noch sehr wenig sichergestellt. Angenommen wird es von der Schilddrüse, der Thymusdrüse, der Zirbeldrüse und den Nebennieren, vor allem aber von der Hypophyse[5]) (Hirnanhang), nach deren Entfernung, wie Biedl[6]) berichtet, bei noch unreifen Tieren die Ge-

---

[4]) Vgl. besonders von E. Steinach, o. ö. Universitätsprofessor: Geschlechtstrieb und echt sekundäre Geschlechtsmerkmale als Folge der innersekretorischen Funktion der Keimdrüsen. I. Präexistente und echt sekundäre Geschlechtsmerkmale. II. Über die Entstehung des Umklammerungsreflexes bei Fröschen. III. Entwicklung der vollen Männlichkeit in funktioneller und somatischer Beziehung bei Säugern als Sonderwirkung des inneren Hodensekretes. Separatabdruck aus dem „Zentralblatt für Physiologie", Bd. 24, Nr. 13. Leipzig und Wien 1910. Franz Deuticke. Ferner: E. Steinach, Willkürliche Umwandlung von Säugetiermännchen in Tiere mit ausgeprägt weiblichen Geschlechtscharakteren und weiblicher Psyche. Arch. f. d. ges. Phys. Bd. 144 (1912). Derselbe: Feminierung von Männchen und Maskulierung von Weibchen. Zentralbl. f. Phys. Bd. 27 (1913). Derselbe: Entwicklung der vollen Männlichkeit in funktioneller und somatischer Beziehung als Sonderwirkung des inneren Hodensekretes. Zentralbl. f. Phys. Bd. 24.

[5]) Vgl. Mitteilungen aus der Biologischen Versuchsanstalt der Kaiserlichen Akademie der Wissenschaften. Physiologische Abteilung, Vorstand E. Steinach. „Über die Hypophyse bei feminierten Männchen und maskulierten Weibchen" von Josef Schleidt (vorgelegt in der Sitzung am 22. Januar 1914). Sonderabdruck aus dem akademischen Anzeiger Nr. 111. Wien 1914. Aus der Kaiserlich-Königlichen Hof- und Staatsdruckerei. In Kommission bei Alfred Hölder, K. u. K. Hof- und Universitätsbuchhändler.

[6]) Biedl: Innere Sekretion. Wien. Urban & Schwarzenberg. 2. Aufl. 1913. 2. Teil S. 108 f.

schlechtsreife ausbleibt, während es bei älteren zur Atrophie des Genitalapparats kommt. Bei Hypophysentumoren zeigen die Kranken eine Unterentwicklung der Geschlechtsteile mit Überreife des gesamten Organismus. Hochenegg, der wiederholt in Fällen von Akromegalie die Entfernung eines Hypophysentumors mit Erfolg vornahm, sah in einem solchen Falle, daß bei einer Patientin die Menstruation, welche schon mehrere Jahre verschwunden war, wiedereintrat, in andern Fällen hörte nach der Hypophysenoperation sogleich die Bartbildung, welche sich bei Frauen mit Hypophysenerkrankungen . in auffälliger Weise entwickelt, auf. Auch die von Tandler und Groß [7]) bei lebenden Kastraten (Skopzen) im Röntgenbild festgestellte Vergrößerung der knöchernen Hypophysengrube (sella turcica) ist ein beachtenswertes Zeichen.

Scheint nach alledem ein korrelativer Zusammenhang zwischen der Hypophyse und der Geschlechtsdrüse außer Zweifel zu stehen, so zeigen uns die klinischen Erfahrungen und Beobachtungen an Menschen mit nicht vorhandener oder bis zur Funktionslosigkeit verkümmerter Geschlechtsdrüse, daß in erster Linie doch die gänzlich mangelnde oder nur mangelhaft vorhandene Tätigkeit dieses Organs für die Geschlechtsentwicklung des ganzen menschlichen Organismus von ausschlaggebendster Wichtigkeit ist.

Mit der Schilderung des in dieser Hinsicht lehrreichsten Krankheitsbildes, des Geschlechtsdrüsenausfalls beginne ich daher die Beschreibung sexueller Entwicklungsstörungen.

Die hauptsächlichste Folge ausbleibender Geschlechtsdrüsenentwicklung — einer nicht gar so seltenen Sexualstörung — ist der Fortfall der äußeren und inneren Sekretion, die normalerweise von den Keimstöcken ihren Ausgang nimmt. Der Wegfall der äußeren Sekretion bedingt Unfruchtbarkeit, die Abwesenheit des inneren Sekrets bewirkt den Ausfall oder die abnorme Gestaltung zahlreicher Geschlechtsmerkmale, deren reguläre Entwicklung offenbar von dem Vorhandensein einer chemischen Substanz abhängt, die in den Zellen der Geschlechtsdrüsen entsteht und von hier aus dem Blute beigemischt wird.

In der Mehrzahl dieser Fälle, in denen beides — Spermatozoen und Andrin — fehlen, ist der Hodenbehälter leer, gelegentlich fühlt man in ihm verkümmerte Testikel, die auch bei dem inhaltlosen Skrotalsack versteckt, und zwar meist in einem Schlupfwinkel oberhalb des Leistenkanals liegen dürften, so daß man dann also nicht berechtigt ist, von Hodenmangel (Anorchie) zu reden, sondern nur von kongenitaler Hodenatrophie in Verbindung mit Kryptorchismus. Die Grundursache dieser schwerwiegenden Entwicklungsstörung hat sich

---

[7]) Dr. Julius Tandler und Dr. Siegfried Grosz: Die biologischen Grundlagen der sekundären Geschlechtscharaktere. Berlin. J. Springer. S. 51.

bisher nicht ermitteln lassen. Es hat eine gewisse Wahrscheinlichkeit für sich, daß es sich, wie bei fast allen sexuellen Anomalien, die
Unfruchtbarkeit zur Folge haben, um eine Degenerationsprophylaxe
handelt, indem die Unterentwicklung selbst schon auf dem Boden
organischer Belastung entstanden die Weiterentwicklung nicht mehr
tauglicher Stämme durch Sterilisierung unterbindet.

Ich will nun unter den von mir beobachteten Fällen von Hoden-
hypoplasie einen der typischsten schildern, wobei ich mich in der
Besprechung der erwähnten Vierteilung: Geschlechtsorgane, körperliche Geschlechtszeichen, Geschlechtstrieb, seelische Geschlechtszeichen bediene. (Tafel II.)

A., der im Jahre 1880 geboren ist, hat mich seit sechs Jahren
wiederholt zu Rate gezogen. Er ist der jüngste von neun Kindern;
seine 8 Geschwister, 6 Männer und 2 Frauen, sind gesund und sämt-
lich verheiratet. Auch die Mutter, an der A. sehr hängt, lebt noch
im 75. Lebensjahre und ist gesund, während der Vater in seinem
62. Jahre an Arterienverkalkung gestorben ist. Beide Eltern
litten an Leistenbruch. Als A. zur Welt kam, war seine
Mutter 44, sein Vater 46 Jahre alt.

Aus A.s Kindheit ist nichts besonderes zu bemerken, sie war von
der seiner Brüder kaum verschieden. Erst im Alter der Reife machte
sich der große Unterschied bemerkbar, der allerdings zunächst weder
ihm, noch der Umgebung auffiel, daß nämlich kein einziges
Zeichen der Geschlechtsreife auftrat. — Als A. mich
im Alter von 30 Jahren zum ersten Male aufsuchte, zeigten die
Geschlechtsorgane folgenden seitdem unverändert gebliebenen Be-
fund. An der Hodensackstelle findet sich nur ein quergerunzelter
Hautwulst, der genau in der Medianlinie eine stark hervortretende
Raphe (Hodensacknaht) erkennen läßt. Beide Hälften des
Wulstes sind leer. Der Leistenkanal ist geschlossen. Auch
vom Rektum aus ist kein Hode nachweisbar, dagegen ist eine kleine
Prostata deutlich fühlbar. Samenbläschen konnten nicht wahrgenommen werden. Der Penis gleicht dem eines etwa 4jährigen
Knaben; er ist im schlaffen Zustand 2 cm, im erigierten 5 cm lang.
Erektion ruft A. durch Onanie hervor, die er seit dem 12. Lebensjahre, wie er angibt, infolge Verführung durch andere Kinder
betreibt. Dabei ist niemals eine Ejakulation vorgekommen,
auch nicht Abgang von Prostatasaft. Es tritt aber trotzdem bei
der Masturbation ein starkes Lustgefühl auf, so daß A. bisher von
der Selbstbefriedigung nicht ablassen konnte.

Hinsichtlich der übrigen körperlichen Eigenschaften A.s ist zu
bemerken: er ist mit 182 cm größer als seine Eltern und übrigen
Geschwister. Trotzdem ist die Armspannweite mit 190 cm
noch größer, wie die Körperlänge. Die Extremitäten sind
länger, als es seiner Körperlänge entspricht. Der Becken-

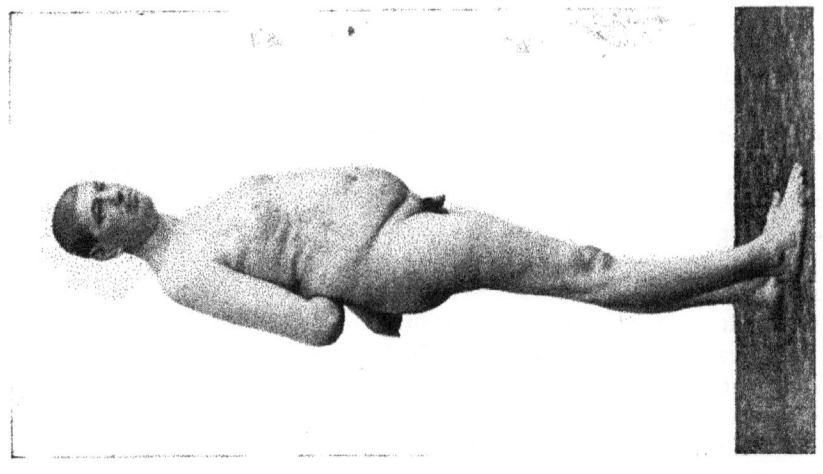

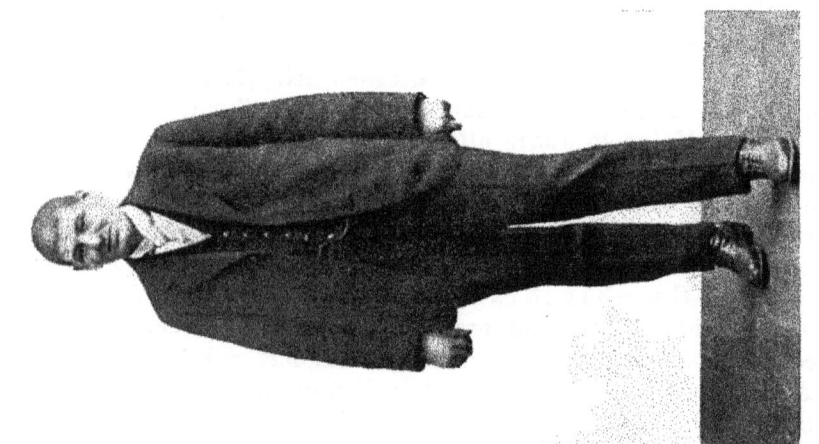

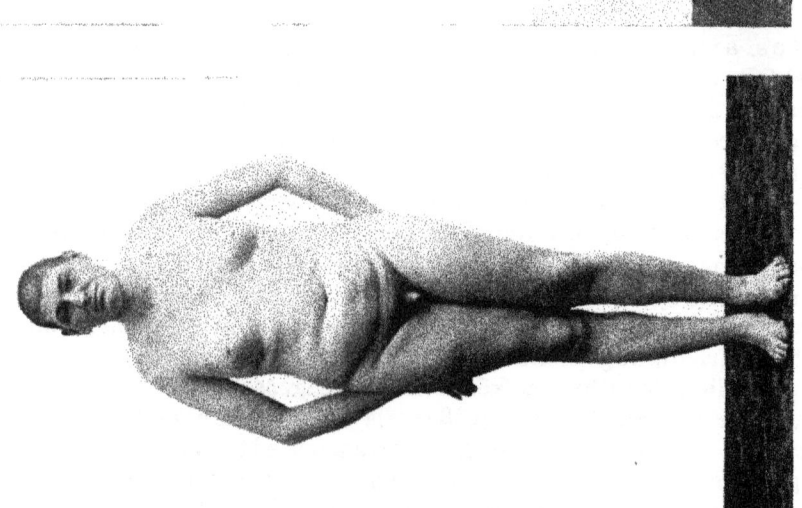

Die ausführliche Beschreibung dieses Falles (A) befindet sich im Text Seite 8 bis 11.

Hirschfeld, Sexualpathologie. I.

A. Marcus & E. Webers Verlag, Bonn.

gürtel zeigt einen Umfang von 102 cm, der Schultergürtel einen solchen von 182 cm. Dieses Verhältnis entspricht dem femininen Durchschnitte. Der Kopfumfang beträgt 54 cm. Die Körperhaut des A. ist vollkommen haarlos, nur in der Achselhöhle und an der Gliedwurzel findet sich ein kleines Büschelchen Haare. Von Barthaar ist auch nicht der leiseste Anflug vorhanden. Das Haupthaar reicht ziemlich weit in die Stirn hinein, die tiefe Querrunzeln hat. Auch sonst zeigt das Gesicht starke Falten, die ihm etwas Altes geben, während die glatte blasse Haut andrerseits jugendlich wirkt, so daß es ungemein schwierig ist, das Alter des Anandriden zu schätzen. Die Ohren sind ungewöhnlich groß und abstehend.

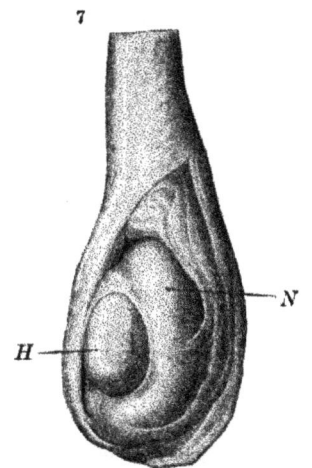

Sehr bezeichnend ist die Fettverteilung. Starke Fettansammlungen befinden sich zunächst in der Gegend der Brüste, die dadurch ein weibliches Gepräge tragen (Gynäkomastie), ferner in der Unterbauchgegend, am Gesäß, an den Hüften und Oberschenkeln; auch das Gesicht ist fett, es finden sich auch die charakteristischen Fettwülste in den oberen Augenlidern. Die ganzen Körperlinien sind infolge der Fettansammlungen weicher und abgerundeter wie bei den meisten hodentragenden Männern. Die Muskeln sind schwach und schlaff. A. klagt daher wie die meisten Männer ohne normalen Hoden über mangelnde Körperkraft und leichte Erschöpfbarkeit. Die Gefäßerregbarkeit der Haut ist stark. A. errötet sehr leicht. Die Schmerzempfindlichkeit ist erheblich.

Hoden *(H)* und Nebenhoden *(N)* eines Eunuchoiden nach Tandler und Groß. Der Hoden ist verkümmert, während der Nebenhoden übermäßig entwickelt ist.

Was bei A. zunächst auffällt, ist seine sehr hohe Stimme. Dementsprechend ist der Kehlkopf am Halse äußerlich kaum sichtbar und die Stimmbänder sind mehr als ein Drittel kürzer, als sie bei einem gleichaltrigen Manne zu sein pflegen. Ein Stimmwechsel hat seit seiner Kindheit nie stattgefunden. Die Schilddrüse ist sehr klein.

Pathologisch anatomisch waren in allen bisher zur Sektion gelangenden Fällen von Eunuchoidismus Testikel nachweisbar; sie waren aber stets in funktionsunfähigem Zustande und sehr klein, so maß der von Tandler und Groß bei der Obduktion eines 28jährigen Mannes gefundene in seiner größten Ausdehnung nur 13 mm; die Nebenhoden sind im Gegensatz zu den Hoden meist stark entwickelt. Samenzellen sind nicht, Leydigsche Zwischenzellen entweder gar nicht oder nur spärlich vorhanden. Die Kanalikuli des Hodens stellen sich als bindegewebige Fäden ohne Lumen dar, die der Nebenhoden haben ein feines Lumen zwischen einer bindegewebig muskulären Wandung. Daher erklärt sich der im Verhältnis zum Hoden beträchtliche Umfang des Nebenhodens.

Höchst beachtenswert ist nun, daß bei A. ein nach Richtung und Stärke vollkommen normaler Geschlechtstrieb vorhanden ist. Der Hauptanlaß, der ihn zu mir führte, war die Frage, ob er mit seiner Beschaffenheit wohl eine Ehe eingehen könne. Ich riet ihm von diesem Schritte ab, es sei denn, daß er ein älteres Mädchen fände, dem er sich über seine Entwicklungshemmung und Zeugungsunfähigkeit vorher vollkommen anvertraute. Auf rein wirtschaftlicher kameradschaftlicher Grundlage sei eine Ehe denkbar, auf sexueller nicht.

Auch die Frage nach der Heilbarkeit seines Zustandes konnte ich nicht bejahend beantworten. Kollege Stabel, mit dem ich über die chirurgische Seite des Falles konferierte, machte den Vorschlag, dem Patienten einen gesunden Hoden zu implantieren, der frisch dem Skrotum eines Mannes entnommen sei, der sich aus irgendeinem Grunde einen Hoden exstirpieren lassen wolle. Es werden gelegentlich solche Wünsche von Personen geäußert, die sich über ihr geschlechtliches Leben unglücklich fühlen. Doch würde es sich natürlich nur um ein Experiment handeln, das nach den Tierversuchen von Steinach, Brandes und anderen immerhin als aussichtsvoll bezeichnet werden kann.

Inzwischen ist der Versuch in diesem europäischen Kriege tatsächlich auch bereits am Menschen ausgeführt worden. Am 31. August 1915 hat Dr. Lichtenstern in Wien auf Veranlassung von Prof. Dr. Steinach einem Soldaten, der durch eine Verletzung bei einem Sturmangriff beide Hoden verloren hatte, um den aufgetretenen Ausfallserscheinungen Einhalt zu gebieten und eine Rückkehr der Libido und Potenz zu erzielen, den Leistenhoden eines 40jährigen Mannes eingesetzt, und zwar auf eine wundgemachte Muskelstelle des Obliquus externus. Es ergab sich, daß die Transplantation von Hoden tatsächlich eine beim Menschen mit Erfolg ausführbare Operation ist und daß sich die Folgen des Geschlechtsdrüsenverlustes mit Ausnahme der Unfruchtbarkeit durch die Überpflanzung von Hodengewebe wirklich beseitigen lassen[8]). Ich komme noch ausführlicher auf diesen Fall zurück.

Das letztemal suchte mich A. in der Frage seiner Kriegsverwendungsfähigkeit auf. Er selbst hielt sich infolge seiner

---

[8]) Vgl. Münchn. med. Woch. vom 6. Mai 1916, S. 675.

Körperbeschaffenheit, namentlich wegen seiner leichten Ermüdbarkeit, dem Felddienst nicht gewachsen, wollte aber gern sich durch Bureau- oder Kammerdienste dem Vaterlande nützlich machen. Ich bescheinigte den objektiven Befund meiner Beobachtungen, ohne über die Frage der Militärtauglichkeit dem Urteil der Musterungsärzte vorzugreifen. Später erfuhr ich, daß er aus D.A.Mdf. Anlage 1 D u. E 58⁹) als dauernd untauglich ausgemustert worden sei.

Einiges noch über die geistigen Fähigkeiten A.s. Er ist ein tüchtiger und fleißiger, selbständiger Kaufmann, der gut für seine Mutter sorgt. Seine Intelligenz muß als gut, Gedächtnis als sehr gut bezeichnet werden. Er hat großes Interesse für Politik und kommunale Angelegenheiten und erfreut sich in der kleinen Stadt, in der er lebt, einer allgemeinen Beliebtheit. Er ist für seine Person sehr anspruchslos und mäßig, ist freundlich und bescheiden. Er ist aber oft sehr herabgestimmt und der Ausdruck seines Gesichts muß, wie auf dem beigefügten Bilde ersichtlich, als recht bekümmert bezeichnet werden.

Auch die anderen Personen mit angeborenem Defekt der Geschlechtsdrüsen, welche ich bisher zu beobachten Gelegenheit hatte, zeichneten sich durch gute geistige Befähigung aus, einer war sogar ein hervorragender Schriftsteller, dagegen war bei allen außer A. der Geschlechtstrieb entweder überhaupt nicht oder nur sehr schwach entwickelt. Erwähnen will ich noch, daß einer dieser „Eunuchoiden" seit seinem 15. Lebensjahre an Hämorrhoidalblutungen litt, die sich vollkommen regelmäßig nach Verlauf von 28 Tagen wiederholten, mehrere Tage anhielten, sein Allgemeinbefinden stark angriffen und ganz den Eindruck von Menstruationsäquivalenten machten.

Außer dem hier geschilderten, mehr durch ungehemmte als gehemmte Entwicklung ausgezeichneten Typus gibt es noch einen zweiten Typus des Anandriden, den infantilen. Auch hier kommen bei gleichem äußeren Genitalbefund die sekundären Geschlechtsmerkmale nicht zur Entwicklung, es tritt aber an deren Stelle kein exzessiver Höhen- und Fettwuchs auf, sondern der ganze Körper bleibt auf der Stufe stehen, die der normalsexuelle Mensch kurz vor der Pubertät erreicht hat. Ich hatte vor einiger Zeit einen solchen Menschen in Beobachtung, der mit 27 Jahren vollkommen den Eindruck eines zwölfjährigen Knaben machte. Mit

---

⁹) Dienstanweisung zur Beurteilung der Militärdienstfähigkeit und zur Ausstellung von militärärztlichen Zeugnissen (D.A.Mdf.) vom 9. Februar 1909. Berlin 1909. Ernst Siegfried Mittler & Sohn, Kgl. Hofbuchhandlung, Kochstr. 68—71. Seite 159 heißt es unter 58 D: „Verlust oder diesem gleichzuachtender Schwund beider Hoden, letzteres unter der Voraussetzung einer ungünstigen Beeinflussung des allgemeinen Körperzustandes"; und unter 58 E: „Erhebliche Leiden der Geschlechtsorgane, welche andauernd Beschwerden verursachen (Zwitterbildung)."

der hohen kindlichen Stimme, dem zierlichen Körperbau — Patient
wog 80 Pfund —, den kindlichen Bewegungen kontrastierte eigenartig die Intelligenz und das bedeutende positive Wissen dieser Person. Er hatte wegen seines jugendlichen Aussehens Schwierigkeiten,
eine seinen Kenntnissen entsprechende Lebensstellung zu finden.
Ein Geschlechtstrieb war in diesem und den Fällen ähnlicher Art,
die ich sah, n i c h t vorhanden, doch bestand bis zu einem gewissen
Grade die verstandesgemäße kummervolle Empfindung, durch den
Ausfall eines von den Normalen hochgeschätzten Lebensgutes be-
nachteiligt zu sein.

Ich habe zwischen den beiden Typen des Anandriden — dem
E x z e ß - u n d D e f e k t t y p u s — auch M i s c h f o r m e n gesehen,
so einen 32jährigen Menschen, einen Musiker, der bei infantilem
Genital- und Körperbefund weibliche Brüste aufwies.

Beim w e i b l i c h e n Geschlecht ist bei a n g e b o r e n e m
E i e r s t o c k s d e f e k t der i n f a n t i l e Typus der weitaus vor-
herrschende. Es handelt sich hier um jene Fälle von g e n i t a l e r
H y p o p l a s i e u n d A p l a s i e, über die bereits die alten Gynäkologen als Ursache weiblicher Unfruchtbarkeit vielfach berichtet
haben. Sie hielten sich in ihren Beschreibungen allerdings mehr
an die kleine atrophische Gebärmutter, an die oft kaum sichtbare
Vaginalportion, die kurze, enge Scheide, die schlaffen, welken, oft
sehr wenig oder gar nicht behaarten äußeren Geschlechtsteile und
vor allem an den Mangel der Menstruation, als an die wegen ihrer
Winzigkeit der digitalen Untersuchung kaum zugänglichen v e r -
k ü m m e r t e n O v a r i e n, von deren Funktionslosigkeit aber offenbar die Unterentwicklung der übrigen Teile sowie alle übrigen Ausfälle abhängig sind.

Die hauptsächlichsten Ausfallserscheinungen bei nicht vorhandener innerer und äußerer Eierstockssekretion sind die S t e r i l i t ä t
und die mangelnde Ausbildung der Geschlechtscharaktere. Wie die
Geschlechtsorgane selbst, so verharren auch die Brüste auf kindlicher
Stufe mit Brustwarzen und Warzenhof von viel geringerem Umfange, als dem Alter entsprechen würde. Infolge ausbleibender Fett-
ausfüllung fehlen am Schulteransatz und an den Hüften die runden
Linien; das Becken ist schmal. Exzessive Bildungen, wie Dispro-
portion der Gelenke und Atypie in der Behaarung, sind dabei verhältnismäßig selten.

Gleichwohl ist infolge des Mangels weiblicher Somacharaktere
die Differentialdiagnose zwischen einfacher Unterentwicklung und
virilem Habitus in derartigen Fällen nicht immer leicht zu ziehen.
Ein wesentliches Unterscheidungsmerkmal ist der Geschlechtstrieb,
der bei Hypoplasie und Aplasie entweder gar nicht, oder nur sehr

schwach vorhanden ist, wenn vorhanden sich aber in normaler Richtung bewegt, während er bei viriler Beschaffenheit fast niemals
fehlt, jedoch von der Norm abzuweichen pflegt. In intellektueller
Beziehung zeigen Frauen mit Eierstocksdefekt kein Manko.

Im Anschluß an den angeborenen empfiehlt es sich, noch
einiges über den erworbenen Geschlechtsdrüsenausfall
zu sagen. Dieser Gegenstand beansprucht unsere volle Aufmerksamkeit in erster Linie aus biologischen, dann auch aus historischen
Gründen, weniger allerdings wegen seiner Häufigkeit in unseren
Breiten und Zeiten, in denen der als Kastration bezeichnete Eingriff bei beiden Geschlechtern verhältnismäßig nur noch selten vorgenommen wird. Es handelt sich hier vermutlich um die älteste
Operation, die von Menschen an Menschen und Tieren vorgenommen
wurde. Der Ursprung der Kastration verliert sich in eine so
graue Vorzeit, daß es kaum noch möglich ist, mit einiger Sicherheit
anzugeben, wie die primitive Menschheit auf diesen Gedanken ver-
fiel. Ich vermute, daß man zunächst die Entmannung als Strafe
oder Schändung vorgenommen hat, sei es im Kriege, wo sie sich
bei wilden Völkerschaften bis heute erhalten hat, sei es im Frieden,
um nach dem naiven Rechtsgrundsatz: „Womit du gesündigt hast,
sollst du auch bestraft werden," Notzuchts- und andere Sittlichkeits-
verbrechen zu ahnden. Herrschte doch früher allgemein die bei
vielen noch jetzt gültige Meinung, daß in den äußeren Geschlechtsorganen der Sitz der Geschlechtslust und des Geschlechtstriebes zu suchen sei.

Nachdem man nun aber bei den Sträflingen wahrgenommen
hatte, welchen tiefgreifenden Einfluß die Kastration auf Körper
und Seele im allgemeinen ausübte, lag es nahe, auch aus anderen
Motiven, als dem der Bestrafung eine Zerstörung der Geschlechtsdrüsen vorzunehmen. Bei Tieren, und zwar bei vielen Arten geschah es, um für Haus und Hof Masttiere und Lasttiere zu gewinnen — erkannte man doch leicht, wie die Tiere nach Verlust der
Keimstöcke an Fettreichtum, Schmackhaftigkeit und Geduld zu-
nahmen —, bei den Menschen dagegen waren die verschiedensten
Wünsche maßgebend.

So erschien es bei vielen Völkern den Hausherrn wünschens-
wert, in ihren Familien Personen zu besitzen, denen sie, ohne von
Eifersucht geplagt zu sein, ihr vollstes Vertrauen entgegenbringen
konnten. Dadurch gelangte man namentlich in Asien zu der Einrichtung der „Haussöhne", sogenannter Eunuchen, die dank ihrer
Anhänglichkeit, Schweigsamkeit, Gewissenhaftigkeit und vielseitigen Brauchbarkeit allmählich zu sehr einflußreichen Stellungen
emporstiegen. Sind doch die Obereunuchen, meist Personen von

feiner Bildung und hoher Klugheit, heute noch die ersten Hof-
beamten türkischer und persischer Herrscher.

Wurde bei den Mohammedanern mehr aus praktischen, so wurde
bei den Christen mehr aus i d e a l i s t i s c h e n Gesichtspunkten „u m
d e s H i m m e l r e i c h e s w i l l e n" kastriert. Im Zusammenhang mit
der a s k e t i s c h e n Lebensanschauung von der „sündigen Fleisches-
lust" bewirkten einige Bibelstellen, wie Matth. 19, 12; Kol. 3, 5; Jes.
56, 3, daß im ersten Jahrtausend unserer Zeitrechnung namentlich im
Osten des römischen Reichs zahllose christliche Priester aller Rang-
klassen sich kastrieren ließen, für die Kastration Propaganda machten und selbst kastrierten. In der S k o p z e n sekte, den Lipowanern,
haben sich Nachwirkungen dieser religiösen Verschneidung als einer
„Gott wohlgefälligen Verstümmelung" bis in unsere Tage erhalten.

Ein weiterer Grund, die männlichen Keimstöcke vor der Reife
auszulösen, war die dadurch erzielte Beeinflussung der S t i m m -
w e r k z e u g e. In meinen „Naturgesetzen der Liebe"[10]) heißt es
hierüber: „Die Sangeskunst der italienischen Verschnittenen war im
ganzen Mittelalter weit gerühmt. Noch während des ganzen 18. Jahrhunderts wurden zu diesem Zweck in den Kirchenstaaten jährlich
mehr als 2000 Kinder kastriert. ,La voix des castrats imite celle
des chérubins au ciel', lautete ein weitverbreiteter Spruch, und an
den Schaufenstern fast jedes Heilgehilfen und Barbiers in Rom konnte
man lesen: ,ici on châtre à bon marché' oder ,qui si castrano ragazzi à
buon mercato' (hier wird billig verschnitten). R o s s i n i schrieb 1827
die Oper ,Aureliano in Palmyra' für den Kastraten V. e l u t t i, und
N a p o l e o n soll zu Tränen gerührt gewesen sein (ému jusqu'aux lar-
mes), als der Kastrat C r e s c e n t i n i vor ihm in ,Romeo und Julia'
sang." Ich hatte selbst noch Gelegenheit, mir in Rom einige
Kastratensänger aus dem berühmten Chor der Peterskirche vorstellen zu lassen. Von einem der hervorragendsten, dem ausgezeichneten Ältisten der Sixtinischen Kapelle Prof. Alessandro M o r e c h i
bringe ich ein Bild. (Tafel III.) Es zeigt uns an dem in früher Jugend
kastrierten Manne, der bereits das fünfzigste Lebensjahr überschritten hat, das charakteristische glatte und fette Kastratengesicht.

G e g e n w ä r t i g wird die Kastration in Europa und Amerika
fast nur noch zu t h e r a p e u t i s c h e n und p r o p h y l a k t i s c h e n
Zwecken vorgenommen. Zu Heilzwecken bedient man sich ihrer bei
den verschiedenen Neubildungen an den Geschlechtsdrüsen, hauptsächlich bei Krebs und Tuberkulose der Testikel sowie zystischen
Entartungen der Ovarien, außerdem, um eine i n d i r e k t e Wirkung
zu erzielen, bei der Osteomalazie der Frauen und der Prostata-Hyper-
trophie der Männer. Man meinte nämlich wahrgenommen zu haben,
daß diese Leiden sich nach Entfernung der Keimstöcke z u r ü c k -

---

[10]) Loc. cit. S. 173.

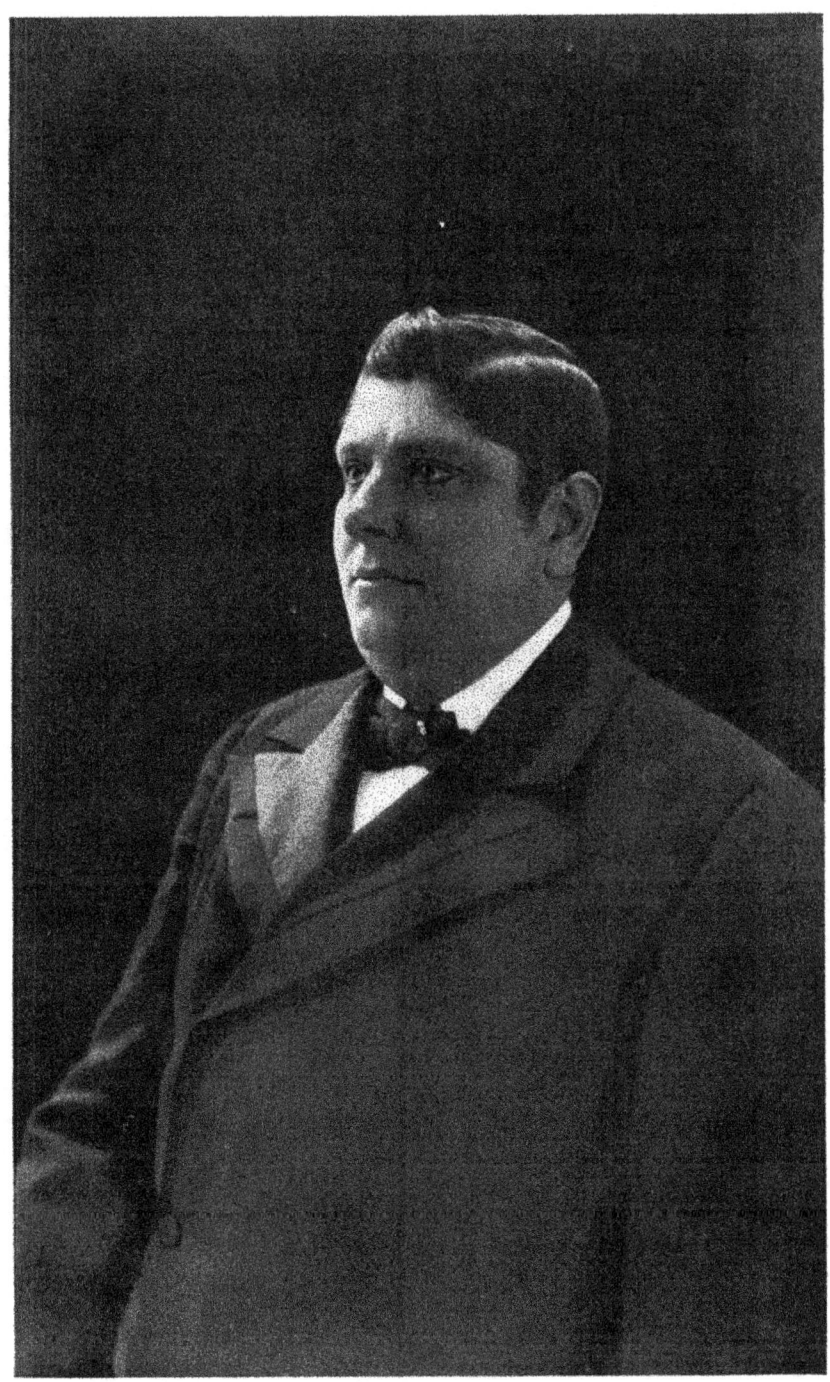

8

Der Altist Professor Alessandro Morechi (vgl. im Text Seite 14).

A. Marcus & E. Webers Verlag, Bonn.

bilden, doch ist dies namentlich bei der Altersvergrößerung der Vorsteherdrüse mehr wie zweifelhaft.

Auch bei den psychischen Sexualstörungen hat man zur Kastration seine Zuflucht genommen, und zwar sowohl bei quantitativen als qualitativen Abweichungen von der Norm. So kenne ich verschiedene Fälle, in denen Personen die Entfernung der Hoden an sich haben ausführen lassen, weil sie einer ihnen höchst peinlichen Neigung zu exzessiver Onanie nicht Herr werden konnten. Auf die relative Heilwirkung der Kastration bei pathologischer Stärke oder Richtung des Geschlechtstriebs komme ich gelegentlich zurück.

Fällt bei den letztgenannten Leiden die heilende · und vorbeugende Wirkung zusammen, so ist der rein prophylaktische Gesichtspunkt dort maßgebend, wo die Kastration zur Unfruchtbarkeitsmachung vorgenommen wird, um Geisteskranke und Verbrecher zu „sterilisieren". In Amerika bestehen dahin abzielende Gesetze, von denen eines, das Gesetz des Staates Indiana vom 9. März 1907, als Beispiel angeführt werden soll. Es lautet: „Da bei der Fortpflanzung die Vererbung des Verbrechens, des Blödsinns und der Geistesschwäche eine höchst wichtige Rolle spielt, wird von der gesetzgebenden Versammlung des Staates Indiana beschlossen: daß es für eine jede in diesem Staate bestehende Anstalt, die mit der Obhut über unverbesserliche Verbrecher, Blödsinnige, Notzüchtiger und Schwachsinnige betraut ist, zwingende Vorschrift ist, nebst dem gewöhnlichen Anstaltsarzt zwei erfahrene Chirurgen von anerkannter Tüchtigkeit aufzunehmen, deren Pflicht es ist, den geistigen und körperlichen Zustand solcher Insassen zu prüfen, die von dem Anstaltsarzt und dem Verwaltungsrat hierzu bezeichnet werden. Wenn es nach dem Urteile dieses Sachverständigenkollegiums und des Verwaltungsrats nicht ratsam ist, eine Zeugung zuzulassen, und wenn keine Wahrscheinlichkeit besteht, daß sich der geistige Zustand des betreffenden Insassen bessern werde, dann sollen die Chirurgen berechtigt sein, eine Operation zur Verhütung der Zeugung vorzunehmen, die nach ihrer Entscheidung am sichersten und wirksamsten ist."

Die Schlußbemerkungen beziehen sich darauf, daß man statt zu der Entfernung der Testikel vielfach auch nur zur Vasektomie, der Durchschneidung der Samenstränge, geschritten ist. Für die Sterilisation genügt dieser Eingriff, ob auch für die radikale Ausschaltung des Geschlechtstriebs, ist nach den bisherigen Erfahrungen unsicher. In Europa hat man sich aus meines Erachtens sehr berechtigten Rücksichten nicht zu ähnlichen Bestimmungen entschließen können, trotzdem einige Sachkenner, wie Näcke, dafür eingetreten sind.

Alle angeführten Formen der Kastration, die kriminalistische, soziale und religiöse sowohl wie die vokale, therapeutische, prophylaktische und rassenhygienische werfen wichtige Schlaglichter auf den innigen Zusammenhang, welcher zwischen der Funktion der Geschlechtsdrüsen und allen übrigen körperlichen und seelischen Geschlechtscharakteren vorhanden ist. Die Veranlassungen, aus denen man sich zu Kastrierungen entschlossen hat, sind damit allerdings noch immer nicht erschöpft, so will ich den Fall eines Kastraten anführen, den ich selbst seit längerer Zeit zu beobachten Gelegenheit habe. (Tafel IV.)

Es ist der im Jahre 1883 geborene Sopransänger B. Als er 21 Jahre alt war, wurde auf ihn ein Attentat verübt. Ein Amerikaner, der von einer heftigen Leidenschaft zu ihm erfaßt wurde, hatte ihn auf eine Reise nach Italien mitgenommen. Eines Tages, während B. schlief, versetzte ihm dieser Mann wohl aus Eifersucht mehrere heftige Stiche mit einem spitzen Stilett in die Genitalgegend, die den Hodensack durchbohrten und beide Hoden schwer verletzten. Der Attentäter tötete sich dann sogleich selbst; ein Kellner, der das Gastzimmer, in dem der Vorfall sich abspielte, betrat, fand die Leiche des Herrn über dem stark blutenden Körper des bewußtlosen Jünglings. Ein hinzugerufener Chirurg entfernte die beiden zerrissenen Hoden gänzlich.

Als ich B. zehn Jahre später zum ersten Male sah, bot er folgenden Befund: Man sieht in der Genitalgegend 3 große Narben, eine von einem Einstich herrührende, rechts oberhalb der Schambehaarung, eine Ausstichnarbe an der rechten Seite des Hodensacks und eine breite Einschnittnarbe oberhalb der linken Leiste, die von der Eröffnung des infolge der Verletzung entzündeten Zellgewebes herrührt. Beide Hoden fehlen völlig. Die Haut des ganzen Körpers ist ungemein dünn und durchsichtig, dabei äußerst spröde, die Nägel sind brüchig. Die Körperbehaarung ist seit der Kastration fast vollkommen geschwunden, die Muskulatur ist schlaff und weich, es fehlt die Elastizität und dementsprechend auch Ausdauer und Manneskraft. Dagegen hat sich seit der Kastration ein reichliches Fettpolster entwickelt; vor allem sind Brüste entstanden, die einen ganz weiblichen Eindruck machen, sich prall anfühlen und beim Abtasten einen deutlichen Brustdrüsenkörper wahrnehmen lassen. Taillenweite ist 70 cm. Achselbehaarung fehlt gänzlich, das rotblonde Haupthaar ist lang, dicht und weich; der bereits vor der Kastration ziemlich stark vorhandene Bartwuchs hat nach dieser fast gänzlich aufgehört. Der Kehlkopf ist klein, von außen nicht sichtbar, die Stimme demzufolge hoch. B. besitzt eine schöne weibliche Gesangsstimme, die sich noch ständig erhöht. Er singt jetzt Sopran bis B, während er vor vier Jahren bis Fis kam. Auch in seinen

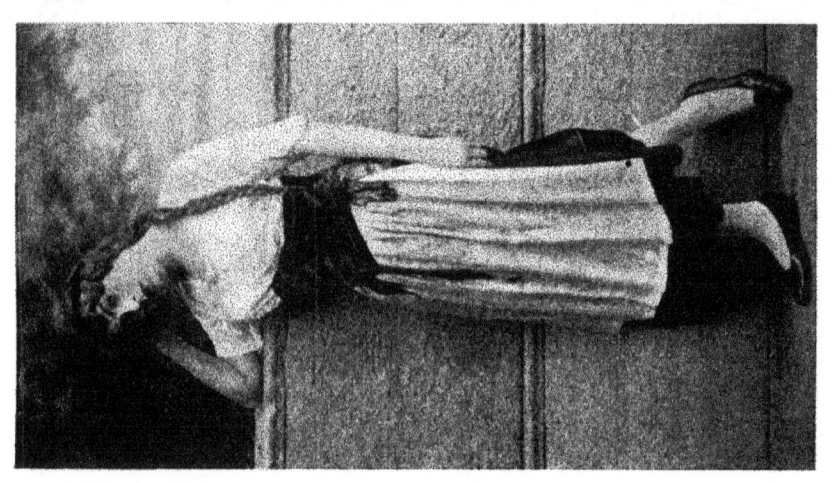

9

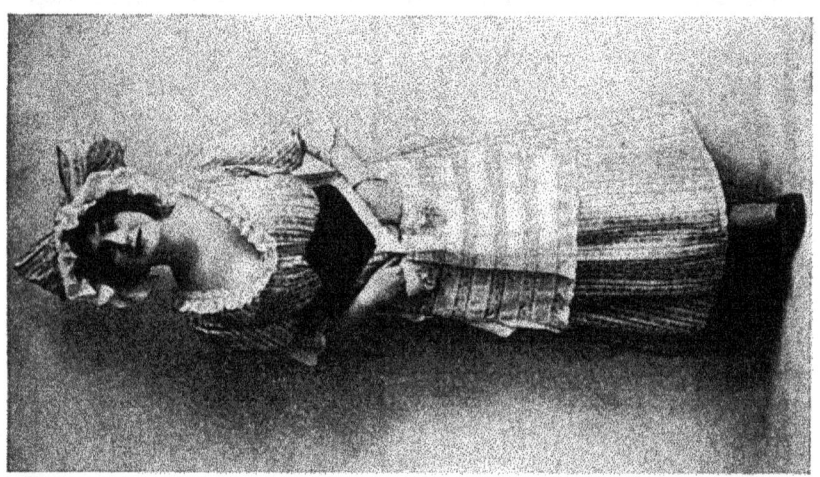

10

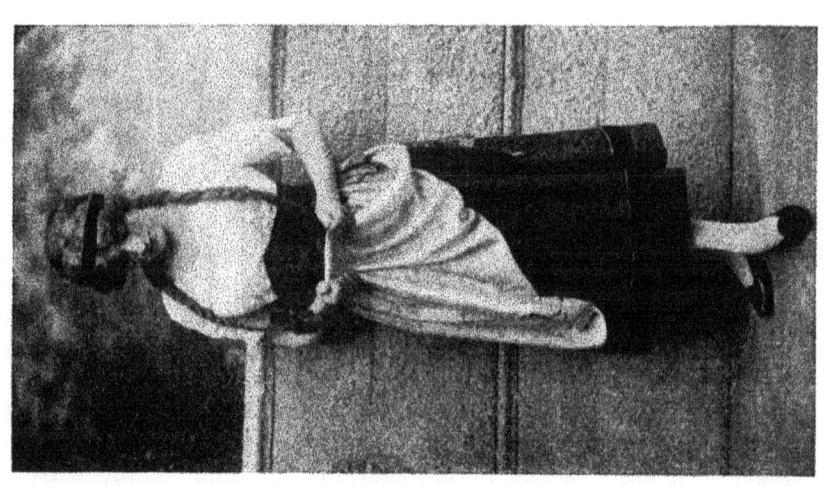

11

Die Bilder zeigen uns B. in seinem jetzigen Beruf als Sopransänger in Frauenrollen. Körperbau, Geistes- und Gefühlsleben entwickelten sich nach dem Verlust der Testikel weiblich. Der Geschlechtstrieb erlosch.

graziösen Bewegungen, in Neigungen und Gewohnheiten erscheint er feminin. Er liebt sehr Schmuck, Parfüms, sowie süße Speisen. Bemerkenswert ist eine nachweisliche Periodizität. Ganz regelmäßig treten Zeiten ein, in denen er sich „unwohl" fühlt; er leidet dann an Schwindel, Mattigkeit, Kopfweh, starker Gereiztheit und seelischer Verstimmung. Aber auch außerhalb dieser Perioden ist eine starke reizbare Nervenschwäche unverkennbar. Namentlich Angstzustände machen ihm im Wachen und im Schlaf viel zu schaffen. Sein Geschlechtstrieb ist seit der Kastration völlig erloschen. Dagegen treten bei ihm eigenartige Muttergefühle auf; er ist außerordentlich kinderlieb und würde am liebsten selbst ein Kind zur Welt bringen können. Endlich besteht, vermutlich im Zusammenhang mit der Operation, bei B. eine totale Verstopfung. Ohne Klystiere oder starke Abführmittel ist überhaupt keine Stuhlentleerung möglich.

In intellektueller Hinsicht zeigt sich B. von leichter Auffassungsgabe und vielseitigen Interessen. Daß die Intelligenz der Kastraten gelegentlich sogar den Durchschnitt weit überragen kann, zeigen historisch beglaubigte Beispiele, wie die des Feldherrn Narses, des Kirchenvaters Origenes, des Philosophen Abélard, des portugiesischen Staatsmanns Carlo Brocchi und anderer, von denen wir wissen, daß sie dem Geschlecht der Geschlechtslosen angehörten. Was unseren B. betrifft, so spricht und singt er außer deutsch ganz geläufig französisch, italienisch und englisch. Er ist sehr musikalisch. Seine Hauptneigungen sind: Theater, Mode und Blumen. Dabei ist er einem starken Stimmungswechsel unterworfen, träumerisch, scheu, furchtsam und neigt zum Übersinnlichen. Er ist einige Jahre nach der Kastration in Rom vom evangelischen zum katholischen Glauben übergetreten. —

Die häufigsten Fälle von unbeabsichtigtem Geschlechtsdrüsenverlust ereignen sich wohl im Kriege. Daß namentlich in einem so furchtbaren Kampfe wie es der gegenwärtige Weltkrieg ist, in dem der Hagel der Geschosse wahllos Millionen Leben vernichtet und keinen Teil des Körpers verschont, auch Genitalverletzungen vorkommen, liegt auf der Hand. Ähnlich wie die Hirnschüsse haben auch die Hodenschüsse durch die Ausfallserscheinungen, die sich ihnen anschließen, in oft überraschender Weise die Zusammhänge bestätigt, die zwischen den oberen und unteren Zentralorganen einerseits und dem übrigen Körper andererseits bestehen.

Im Anfang des Krieges, als die übererregten Gemüter der Völker dazu neigten, die wirklichen Schrecknisse des Krieges noch durch erfundene Grausamkeiten zu überbieten, konnte man außer von ausgestochenen Augen und abgehackten Händen auch mancherlei von ausgeschnittenen Genitalien hören. Ich habe diese Angaben, soweit ich ihnen nachgehen könnte; in keinem einzigen Falle bestätigt gefunden, trotzdem ja auch wilde Völkerschaften, denen man solche Akte mit Vorliebe anhängt, genugsam an diesem Weltkriege beteiligt sind.

Daß aber solche willkürlichen Verstümmelungen in früheren Kriegen tatsächlich vorgekommen sind, erwähnte ich oben bereits flüchtig. Frauen gegenüber ist die analoge Grausamkeitshandlung, über die namentlich aus russischen Progromen Mitteilungen vorliegen, das Abschneiden der Brüste. Allen derartigen Erzählungen, die sich aus unscheinbaren Vorkommnissen, etwa Stoß gegen die Testikel oder Mammae und infolgedessen geäußerten Schmerzen lawinenartig steigern, ist mit größter Vorsicht zu begegnen. Als ein Beispiel von Geschlechtsdrüsenverlust durch den Feind bringe ich aus meiner Bildersammlung die bereits anderweitig von mir veröffentlichte Photographie eines italienischen Soldaten, der aus dem Feldzug gegen Abessynien ohne äußere Geschlechtsteile zurückkehrte. Angeblich wurde er verstümmelt, es kann sich aber auch um die Wirkung eines Bajonettstiches oder eines Geschosses handeln. Uns interessieren an ihm vor allem die deutlich wahrnehmbaren Veränderungen andrinloser Menschen: die Fetteinlagerung an den typischen Stellen, die Brustentwicklung, das eigenartig griesgrämige mißmutige Gesicht, daß das Lächeln verlernt zu haben scheint: die facies anorchistica oder castratica, Erscheinungen, denen man noch so oft in den Straßen Stambuls oder auf den Kutschböcken in Bukarest begegnet. (Tafel V.)

Übrigens war der Zweck des Hodenraubs im Krieg nicht nur die Schändung und die Vernichtung zweier wichtiger Lebensgüter, der Fortpflanzungs- und Begattungsmöglichkeit, sondern auch der mehr oder weniger beabsichtigte Zweck, den Verstümmelten kriegsdienstunfähig zu machen. Von den Kastraten, die ich gesehen habe, zeigte sich keiner den Anforderungen des Felddienstes gewachsen. So legte mir erst kürzlich ein 38jähriger Kastrat das Gutachten eines Chirurgen vor, der ihm im Jahre 1901 wegen geschlechtlicher Triebstörung auf heftiges Andrängen doppelseitig kastriert hatte. Auch dieser Kollege führte aus, daß er infolge der durch die Operation gesetzten Veränderung im Nervenleben die Fähigkeit Militärdienst zu tun bei dem Attestaten für geschwunden erachte. Vor allem sei der Patient „ungewöhnlich schnell und leicht erschöpft".

Ich will aus diesem Feldzug noch kurz über den oben bereits gestreiften Fall von Hodenverlust berichten, über den Lichtenstern in der Münchner medizinischen Wochenschrift (vom 6. Mai 1916) ausführliche Mitteilungen gemacht hat. Der Fall betrifft einen 29jährigen Gefreiten, der am 13. Juni 1915 bei einem Sturm durch einen Gewehrschuß in den linken Oberschenkel

Hodenverlust im Kriege (vgl. Seite 18 im Text)   Tafel V.

12

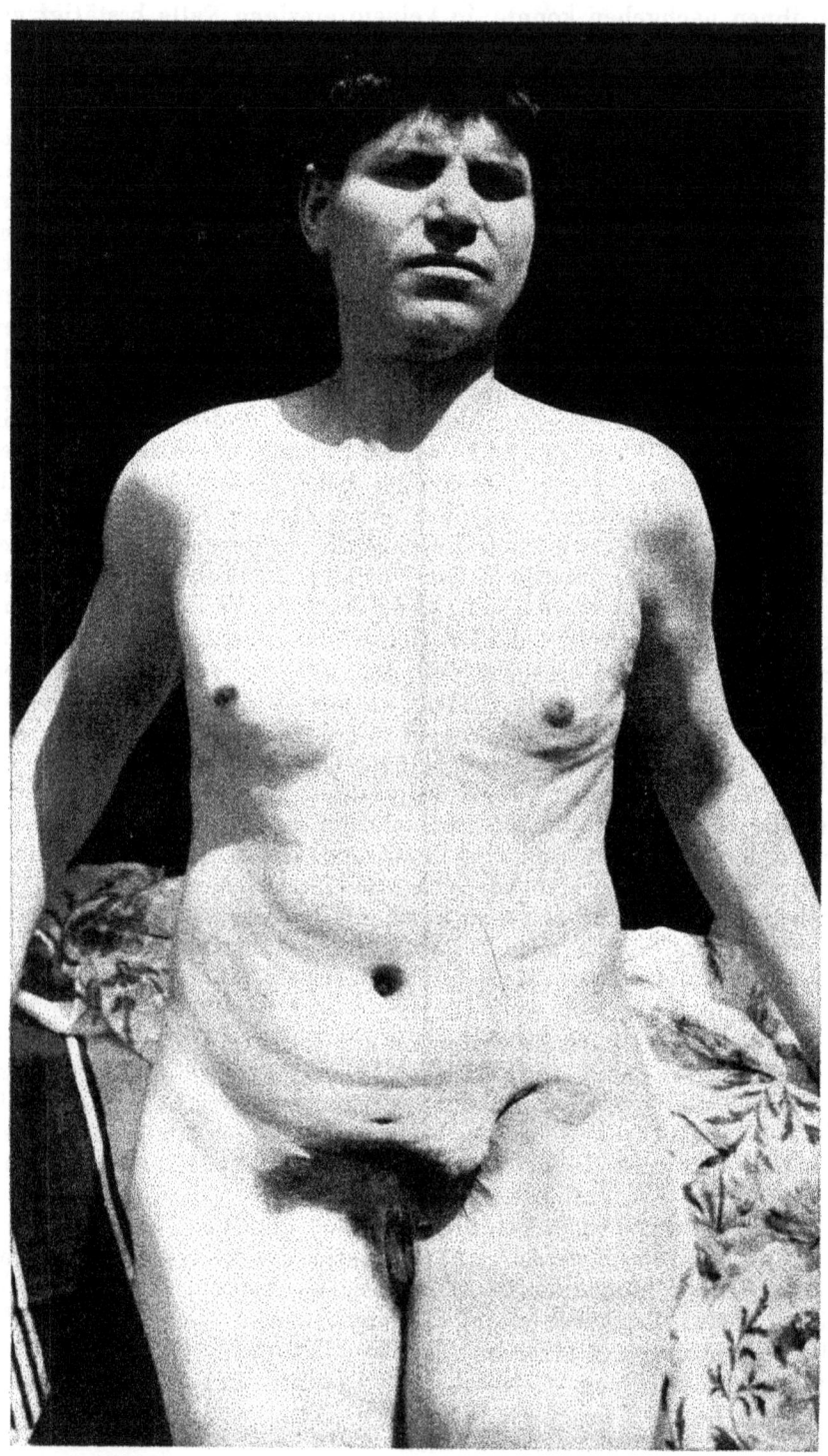

Der verstümmelte Soldat zeigt in typischer Weise die Behaarung, Fettablagerung und

verletzt wurde. Der Einschuß befand sich 2 cm oberhalb des
äußeren Endes der Genitokruralfalte, der Ausschuß an der Innen-
seite des linken Oberschenkels unterhalb der Ansatzstelle der
Adduktoren. Das Geschoß war ein Explosivgeschoß, das nach
Angabe des Mannes nach dem Austritt aus dem Oberschenkel
explodierte und den Hodensack, beide Hoden und die Urethra
schwer beschädigte. Der Kranke ging in seinen Unter-
stand zurück, blieb dort eine Zeit lang liegen, wurde später auf
den Hilfsplatz getragen, verbunden und von da in ein Kriegslazarett gebracht. Er bemerkte, daß beim Urinieren der größte
Teil des Harns sich durch die Wunde im Hodensack entleerte und
nur ein geringer Teil auf normalem Wege ausgeschieden wurde.
Im Lazarett wurde eine Zertrümmerung und Gangrän beider Hoden
und Verletzung der Urethra festgestellt. Am nächsten Tage wurden
wegen hohen Fiebers und drohender Allgemeininfektion beide
gangränösen Hoden entfernt.

Wenige Tage nach Entfernung der Testikel schwand das Fieber
und die Eiterung nahm ab, der Kranke urinierte fast den ganzen
Harn durch die perineale Wunde. Es bedarf wohl kaum eines Hinweises, daß seine sexuelle Libido infolge der Verletzung anfangs
stark herabgesetzt war, immerhin hatte er in den ersten 2 Wochen
bei erotischen Gesprächen seiner Nachbarn zweimal Erektionen.

Als er am 7. Juli 1915 in die chirurgische Abteilung des Wiener
Lazarettes aufgenommen wurde, ergab sich folgender Befund:

„Großer, kräftiger Mann, die inneren Organe sind normal; auffallend ist eine
gewisse Gleichgültigkeit gegenüber der Außenwelt. Am Damm befindet sich eine hand-
tellergroße granulierende Wunde, die dem der vorderen Wand beraubten Hodensack
entspricht; dieser ist leer, von den Testikeln nirgends ein Rest zu finden;
in den beiden oberen seitlichen Winkeln der Wunde sieht man die granulierenden
Stümpfe der beiden ligierten Samenstränge, in der Mitte liegt die Urethra frei, in
der vorderen Wand eine 1 cm große Lücke. Die Prostata zeigt per rectum untersucht
normale Größe und normale Konsistenz; der mittels Katheter entleerte Harn ist klar. Zur
Schließung der Urethralwunde wird ein Verweilkatheter eingelegt. Im Laufe der nächsten 14 Tage reinigt sich die Wunde vollkommen und beginnt sich zu epithelisieren;
die Fistelöffnung schließt sich, so daß der Katheter entfernt werden kann. Patient
steht auf und uriniert auf normalem Wege.

Der Kranke zeigt eine entschiedene Teilnahmslosigkeit gegenüber seinen Kameraden
wie auch gegen die Vorgänge im Krankenzimmer; er liest nicht und zeigt auch für
die Kriegsereignisse kein Interesse. Auf Anfrage gibt er an, absolut keine Libido
und keine Erektion mehr zu haben. Die genaue Beobachtung zeigte, daß
bis zum 31. August, also durch fast 6 Wochen eine Erektion sich
nicht mehr zeigte und daß trotz verschiedener beabsichtigter
Anlässe jede Libido fehlte. Der Kranke saß meistens bei seinem Bette oder
am Fenster, aß sehr reichlich, schlief viel und befaßte sich mit nichts.

Die physischen Folgen des Verlustes beider Hoden mani-
festierten sich in einer auffallenden Zunahme des Fettansatzes,
besonders ausgeprägt am Halse, der dem Kranken einen merkwürdigen stupiden Eindruck verlieh. Die Barthaare, insbesondere der Schnurrbart, fielen ganz aus, die Behaarung nahm

2*

ab, am auffallendsten war dies an der Linea alba, die fast haarlos wurde, so daß die Schamhaare sich horizontal von der Bauch-
haut abgrenzten."

In Kenntnis der gelungenen Transplantationen Steinachs
bei den Säugetieren beschloß nun der leitende Arzt der chirurgischen
Abteilung Dr. Robert Lichtenstern, im Verein mit Steinach den Versuch zu machen, durch Transplantation eines
gesunden Hodens von einem andern Manne die Folgen des Hodenverlustes bei dem Soldaten zu beseitigen. Über die Vornahme der
Operation, ihren Verlauf und Erfolg berichtet der Kollege wie
folgt:

„Es ergab sich die Gelegenheit, von einem 40 Jahre alten Manne, der eine links-
seitige kongenitale Hernie mit Kryptorchismus hatte und wegen häufiger schmerzhafter
Einklemmungen des Hodens operiert werden mußte, den Leistenhoden zur Transplantation zu erhalten, da ein Herunterziehen des Hodens sich in dem Falle als unmöglich erwiesen hatte und mit der Entfernung des Hodens ohnehin gerechnet werden mußte. Eine
vorher exakt vorgenommene klinische Untersuchung wie Prüfung nach Wassermann
und Pirquet ergaben ein gesundheitlich intaktes Individuum.

Der von Steinach mikroskopisch untersuchte Leistenhoden, der hauptsächlich aus interstitieller Substanz bestand, war für den Versuch einer
Implantation besonders geeignet.

Zuerst wurde der kryptorchistische Patient narkotisiert, die Hernie in typischer
Weise nach Bassini geschlossen und der Testikel im Zusammenhang mit seinen Ge-
fäßen so isoliert, daß eine rasche Abtragung möglich war. Inzwischen war der andere
Patient narkotisiert und vorbereitet. Nun wurde bei diesem in der rechten Inguinal-
gegend ein Hautschnitt wie zu einer Herniotomie gemacht. Bei dem andern Patienten
wurde der Hoden abgetragen und in die Hautwunde des zu Implantieren-
den gelegt, um die Körpertemperatur zu erhalten, und jetzt wieder rasch die Hernien-
operation beendigt. Von dem etwa kleinzwetschengroßen Hoden wurde die Epididymis rese-
ziert und dieser in zwei Hälften geschnitten. Nach Freilegung und Spaltung der Faszie des
Obliquus externus wurde der Muskel an einer Stelle durch zarte Skarifikationen
wund gemacht und die eine Hodenhälfte mit der Wundfläche auf diese Muskelstelle aufgesetzt. Durch zarte Katgutnähte, die die Albuginea rings an den Muskeln fixierten,
und eine Naht, die seitlich den Muskel faßte, dann durch die Kuppe des Hodens ging
und wieder einen Teil des Muskels faßte und über der Spitze des Hodens zart geknüpft wurde, war ein inniger Kontakt zwischen Hodenwundfläche
und dem skarifizierten Muskel hergestellt. Die Faszie wurde nicht genäht,
um jeden, die Ernährung des Transplantates störenden Druck auf den Hoden zu vermeiden.
Die Hautwunde wurde durch Naht vollkommen geschlossen. Dieselbe Operation
wurde auf der andern Seite mit der andern Hodenhälfte ausgeführt.

Reaktionsloser Verlauf. In den ersten 24 Stunden wurden fortwährend heiße
Tücher auf den Verband gelegt, um eine Hyperämie dieser Partie behufs bestmöglicher
Durchblutung zu erzielen.

Am 6. September (7 Tage nach der Operation) beobachtete
der Kranke in der Frühe vor dem Urinieren eine leichte Erektion; in den nächsten Tagen traten die Erektionen mit ver-
stärkter Intensität auf, und zwar sowohl bei Tag als auch bei
Nacht. 10 Tage nach der Operation stand der Kranke auf. 14 Tage nach dem
Eingriff gab der Kranke freudig erregt an, daß eine Libido wieder
da sei, daß er sich ungemein frisch und wohl fühlte; er hatte erotische Träume
mit kräftigen Erektionen. Das Beisammensein mit weiblichen Individuen löste Libido
wie Erektionen aus. Um sich zu überzeugen, ob ein Koitus ausführbar sei, wurde

dem Kranken 4 Wochen nach dem Eingriff ein Urlaub in seine Heimat (er ist Bauer in einem kleinen Orte) gegeben. Nach seiner Rückkehr gab er an, sich geschlechtlich sehr kräftig zu fühlen, einige Male koitiert zu haben, wobei er eine Ejakulation einer geringen Menge grauen Schleims mit normaler Empfindung gehabt habe.

Das Aussehen des Kranken war ein sehr gutes, er zeigte eine auffallende Hebung seiner Intelligenz, sein Gesichtsausdruck war ein frischer, der Fettansatz am Halse im Schwinden, am schütteren Bart eine deutliche Zunahme zu bemerken.

Der eingeheilte implantierte kryptorchische Hoden war mittelzwetschengroß. Die histologische Untersuchung ergab Atrophie der Samenkanälchen und völliges Verschwinden der Samenzellen. Die interstitielle Substanz, also die Pubertätsdrüse, war hingegen mächtig gewuchert und bestand aus Lagern von aneinandergehäuften Leydigschen Zellen normaler Struktur.

Die weitere Beobachtung des Patienten bis heute, also durch fast 9 Monate — von Steinach selbst besitze ich noch briefliche Bestätigungen aus späterer Zeit — hat gezeigt, daß alle physischen und psychischen Merkmale des Hodenverlustes sich zurückgebildet haben. Seine Intelligenz ist in auffallender Weise gegenüber der Zeit vor der Operation gehoben. Sein geschlechtliches Leben ist normal, er hat die Absicht zu heiraten. Die mikroskopische Untersuchung des Ejakulates, das aus etwa 3—4 Tropfen glasigen Sekretes besteht, ergab reines Prostatasekret."

Im allgemeinen haben ja die Einpflanzungen von Drüsen mit innerer Sekretion nicht gehalten, was man nach tierexperimentellen Versuchen von ihnen erhoffte; gewöhnlich ging ihre Tätigkeit über kurz oder lang durch bindegewebige Veränderungen des Drüsenkörpers zugrunde, doch scheint die Steinachsche Methode der Überpflanzung vor den bisherigen den Vorzug zu verdienen. Jedenfalls ist ihr Ergebnis schon jetzt von hohem wissenschaftlichen Wert.

Einen ähnlichen Fall wie den eben beschriebenen soll übrigens der amerikanische Arzt Lepinasse in einer amerikanischen Zeitschrift (dem Journal Am. soc. d. assoc. 1913) veröffentlicht haben. Es war ihm gelungen, bei einem Manne, der durch eine Verletzung beide Hoden verloren hatte, durch Implantation von Hodenstückchen in die Musculi recti die geschlechtliche Funktion wieder zu erwecken, deren Bestehen er dann durch zwei Jahre beobachten konnte.

Ich füge diesen Fällen, die sich auf Geschlechtsdrüsenausfall im 20. und 30. Lebensjahr beziehen, nun noch die lehrreiche Schilderung eines von mir bobachteten Spätkastraten an (Tafel VI):

C. ist 49 Jahre alt, Kaufmann. Vor 3 Jahren veranlaßte er einen Chirurgen, ihm beide Hoden herauszunehmen, indem er kategorisch erklärte, er würde, falls der Arzt den erbetenen Eingriff verweigerte, Selbstmord begehen. Der Grund seines Verlangens sei „eine unselige Leidenschaft, die er nicht unterdrücken könne"; es zöge ihn nämlich zu ganz schmutzigen, obdachlosen Leuten hin,

mit denen er in Parks Onanie treibe. Zweimal sei er bereits dabei
in Anlagen ertappt worden und wegen Erregung öffentlichen Ärger-
nisses mit Gefängnis bestraft worden. C. stammt aus einer frommen
Familie und ist selbst sehr religiös, aber „weder Beten, noch Beich-
ten, nicht Gelübde und Kasteiungen hätten ihn von der furchtbaren Besessenheit erlösen können"; deshalb bliebe ihm nur dieser
Weg „als einzige Hoffnung und letztes Rettungsmittel".

Der Chirurg, an den C. sich wandte, setzte ihm auseinander,
„daß die Erfolge dieser Operation bei derartigen Störungen noch
unsicherer seien, als die der Hypnose," allerdings übe die Kastration
selbst auch einen s u g g e s t i v e n Einfluß aus. Trotz dieser Aufklärung und der wiederholten A b m a h n u n g der Krankenhausärzte
ließ C. nicht von seinem Drängen ab, immer aufs neue versichernd,
daß, wenn man ihn nicht „aus Erbarmen operiere, er bestimmt in den
Tod gehen würde". In dem ärztlichen Krankenbericht heißt es:
„Eine weitere Verweigerung der Kastration würde C. bei seiner
damaligen seelischen Gemütsverfassung zum Selbstmord getrieben
haben." Darauf wurden, nachdem C. einen Revers unterschrieben
hatte, bei dem körperlich gesunden kräftigen Manne beide Hoden
aus dem Skrotum herausgenommen, und zwar in stationärer Beband-
lung, aus der C. 12 Tage später nach Heilung der Schnittwunden
entlassen wurde.

Als C. mich d r e i J a h r e n a c h d i e s e m E i n g r i f f aufsuchte,
weil ich mich in Sachen eines noch von früher her gegen ihn schwe-
benden Verfahrens gutachtlich über ihn äußern sollte, stellte ich
folgenden Befund fest:

C. ist bei mittlerer Größe 186 Pfund schwer. Er gibt an, nach
der Kastration viel dicker geworden zu sein. Besonders starke Fett-
ablagerungen finden sich in der Unterbauch- und Hüftgegend, sowie über den Brüsten, ohne daß man indes von Weibbrüstigkeit
(Gynäkomastie) sprechen könnte. Die Haut schimmert g e l b l i c h
w ä c h s e r n, ist stellenweise leichenfarben und fast glatt. Haare,
die an der Brust reichlich vorhanden waren, sind nach der Operation
n a h e z u   v ö l l i g g e s c h w u n d e n, ebenso ist es am Oberschenkel.
Die vor der Operation abrasierten Schamhaare sind n u r g a n z
s p ä r l i c h in weißer Farbe wiedergekommen. Auch der Bartwuchs
ist bedeutend geringer geworden. Die Stimme ist sehr hoch, soll es
aber auch schon vor der Kastration gewesen sein. Das Becken ist sehr
breit, war aber ebenfalls schon vor der Operation so. Muskelkraft
ist mäßig; man bemerkt fibrilläres Zucken. Die Reflexe sind gesteigert. Das Membrum hat sich nicht verändert; es ist meist in
die Skrotalbaut eingezogen. An dieser sieht man auf beiden Seiten
die gut verheilten Schnittnarben. Das leere Skrotum hebt sich
wulstartig nur wenig von der Umgebung ab. Das Glied erigiert
sich zeitweise, doch ohne geschlechtliche Erregung; beispielsweise

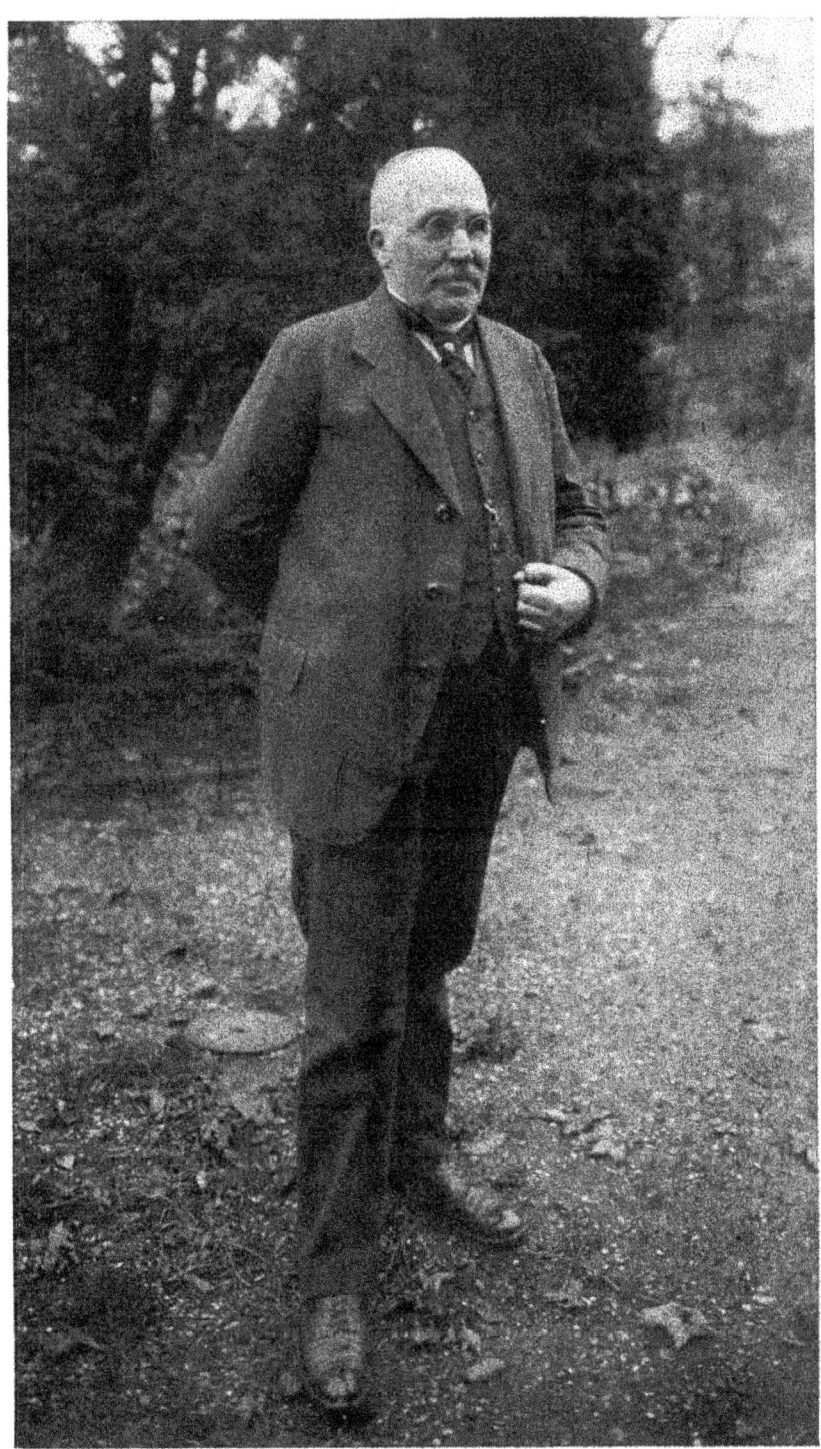

Die genaue Schilderung des Falles (C.) befindet sich im Text Seite 21 bis 23

wacht C. früh durch den Druck der gefüllten Harnblase häufig mit Erektionen auf.

Der Geschlechtstrieb, von dem C. früher immer gepeinigt wurde, ist „wie erloschen"; er sei jetzt ganz kalt. An den Personen, bei deren Anblick er früher in eine so heftige sinnliche Erregung geraten sei, ginge er jetzt „ganz ruhig" vorüber. Es käme ihm zwar, wenn er ihnen begegne, häufig der Gedanke, was er früher in gleicher Lage ausgestanden haben würde. Doch sei er jetzt vollkommen beherrscht und ohne Bedürfnis, sich ihnen zu nähern oder gar mit ihnen zu verkehren. Er könne sich nicht glücklich genug preisen, daß er durch die Operation nun endlich „frei" geworden sei. In einem späteren Briefe von C. heißt es: „Raten Sie ruhig, lieber Herr Doktor, denen, die von dem Leid befreit sein wollen, zur Kastration; oft wenn ich durch die Stadt gehe und ich denke an mein früheres Leben, dann werde ich so überwältigt, daß mir die Tränen in die Augen kommen, früher gebunden an einen furchtbaren Bann und jetzt so sicher geborgen."

C. zeigt eine erhebliche Affekterregbarkeit; er weint häufig, bricht aber auch leicht in fröhliches Lachen aus; beides, Weinen und Lachen, nimmt nicht selten einen krampfartigen Charakter an. Er ist sehr gutmütig, gefällig, arbeitsam, lebt sehr zurückgezogen und geht täglich in die Kirche. Gedächtnis und Intelligenz sind gut und haben gegen früher keine Abnahme erfahren.

C. lebt bei einer älteren Schwester, deren Mann infolge eines Unfalls gelähmt ist. Er ist der Schwester, an der er sehr hängt, in der Wirtschaft und der Pflege des Kranken sehr behilflich. Ich fragte die Schwester, die mit dem Schicksal ihres Bruders vertraut ist, welche Veränderungen sie nach dem Eingriffe an ihm wahrgenommen hätte. Ihre Antwort ist so charakteristisch, daß ich sie im Wortlaut wiedergeben will. „In seinem Aussehen habe ich nur bemerkt, daß er gleich nach der Operation sehr fett wurde, ohne daß er mehr aß; in seinem Wesen hat er sich sehr verändert, er ist nicht mehr so ruppig wie früher, auch nicht so heftig und reizbar. Er ist jetzt ganz sanftmütig geworden und immer abends zu Hause, während es ihn früher immer nach draußen trieb. Nur ist er oft so traurig und still. Wenn ich ihn dann frage: ,Fritz, was ist dir?' sagt er nur: ,mir ist so hohl, so leer'. Als neulich ein Soldat aus dem Felde bei uns war und das Lied von Radecke ,Aus der Jugendzeit' sang, warf Fritz sich bei der Stelle: ,o, wie liegt so weit, was mein einst war', auf das Sofa und weinte bitterlich. Wir konnten ihn gar nicht beruhigen."

Aus den hier beschriebenen Kastratenfällen erhellt, daß die Entfernung der Geschlechtsdrüsen in der Tat wohl geeignet ist, den Geschlechtstrieb herabzusetzen, ja unter Umständen völlig zum Verschwinden zu bringen. Es ist dieser früher vielfach bestrittene Erfahrungssatz für die therapeutische Bewertung der Kastration natürlich von hohem Belang. Allerdings muß sogleich hinzugefügt werden, daß dieser Feststellung eine allgemeine Gültigkeit nicht innewohnt; denn es liegen eine ganze Anzahl verbürgter Mitteilungen vor, nach denen sexuelle Bedürfnisse bei Kastraten verbunden mit potentia coeundi (natürlich nicht generandi [11]) außer Zweifel gestellt sind. Die Erektionsfähigkeit erleidet überhaupt, wie auch die Fälle B. und C. bestätigt haben, eine verhältnismäßig nur geringe Einbuße. Über sexuelle Exzesse ist sowohl von Gewährsmännern berichtet worden, die sich mit den Eunuchen in der Türkei, in Ägypten, Persien und China beschäftigt haben, als auch von denen, welche die Skopzensekte studiert haben. Soll man doch sogar in römischen Bordellen früher zur Befriedigung von Frauen, die vor Befruchtung Furcht hatten, Kastraten gehalten haben.

Wie erklärt sich wohl dieses verschiedene Verhalten des Geschlechtstriebes nach dem angeborenen oder erworbenen Ausfall der Geschlechtsdrüsen? Türkische Ärzte, mit denen ich einmal in Konstantinopel über den Gegenstand sprach, meinten, daß die geschlechtlich erregbaren Eunuchen entweder Kryptorchisten seien, bei denen ein Hoden, als sie verschnitten wurden, noch über dem Leistenring saß bzw. beim Schnitt nach oben auswich, oder sogenannte Hämmlinge. Es gibt nämlich hinsichtlich der Technik von alters her drei Arten von Kastraten, erstens die Ganzverschnittenen, bei denen das Skrotum samt dem Membrum virile entfernt wird (diese Kastraten leiden im Orient vielfach an Zystitis und Nephritis, da trotz peinlicher Sauberkeit nicht selten Infektionskeime in die unverschlossene Harnröhrenmündung eindringen), zweitens die den antiken Spadones entsprechenden Halbverschnittenen, denen nur das Skrotum mit den Testikeln genommen wird. Diese werden entweder aus dem geöffneten Hodenbehälter herausgelöst, oder mit diesem zusammen fortgeschnitten. Die dritte Gruppe sind die Thibii oder Hämmlinge, die sogenannten „Burmisch"-Eunuchen, bei denen die Hoden in frühester Kindheit zwischen Steinen zerquetscht oder zerhämmert werden.

Die Erklärung islamitischer Kollegen, daß bei erhaltener sexueller Libido noch irgendwo im Körper verstecktes Hodenparenchym vorhanden sein müsse, hat gewiß manches für sich; doch darf nicht übersehen werden, daß die im Blute krei-

---

[11] Gänzlich ausgeschlossen ist auch diese nicht; so soll nach der Überlieferung die Mutter des Aristoteles die Tochter eines Kastraten gewesen sein. Man muß annehmen, daß in solchen Fällen die Samenbläschen noch lebende Samenzellen beherbergten.

sende und die Gehirnzellen speisende erotisierende Substanz nicht ausschließlich aus den interstitiellen Hodenzellen stammen dürfte, sondern noch aus zwei anderen Drüsengruppen, die mit der inneren Testikelsekretion in engem Zusammenhang stehen. Die eine Gruppe setzt sich aus den Komponenten des Sperma zusammen, das bekanntlich nicht nur aus den Spermatozoen, den Keimzellen, besteht, sondern auch aus einer Zwischenflüssigkeit, die vor allem aus der Prostata, sowie in geringerem Maße aus den Cowperschen Drüsen und den Drüsen der Samenbläschen stammend, den Spermatozoen beigemischt wird. Diese Sekrete sondern sich auch bereits vor der Reife, wenn schon in sehr winzigen Mengen, ab; sehr viel stärker, wenn Keimzellen produziert werden, am stärksten bei sexueller Erregung, wo sie sich oft ohne Beimengung von Keimzellen nach außen ergießen. Nach Entfernung der Hoden atrophieren alle diese Drüsen in hohem Grade, sie stellen aber, namentlich wenn sie bereits einmal in Funktion getreten waren, ihre Saftbildung und Absonderung nicht mehr völlig ein.

Die zweite hier in Betracht kommende endokrine Gruppe enthält die Absonderungen anderer Drüsen des großen polyglandulären Systems, vor allem Sekrete der Schilddrüse, Thymusdrüse und besonders der Hypophyse, so daß es sich bei der chemischen Substanz, welche die im Sexualzentrum ruhenden Kräfte lebendig macht, um einen recht kompliziert zusammengesetzten Stoff handeln dürfte.

Ganz ähnlich wie bei dem männlichen Geschlecht zeigt auch bei dem weiblichen der Geschlechtstrieb nach der Entfernung der Keimstöcke kein einheitliches Verhalten. In der Mehrzahl der Fälle geht sowohl die Lust zum Verkehr (Libido), als die Lust im Verkehr (Orgasmus) sehr stark zurück. Nicht selten aber erhält sich beides auf früherer Höhe, so bei zwei von mir beobachteten Mädchen, von denen mich die eine sechs, die andere neun Jahre nach stattgefundener Ovarienexstirpation konsultierten. Sogar Fälle von gesteigerter Libido nach Eierstocksausfall sind veröffentlicht worden; so zitiert Loewenfeld[12]) einen Bericht von Barrus, der bei der Sektion einer an periodischer Manie leidenden Frau, die heftig masturbierte und sich auch auf außereheliche Verkehr einließ, vollkommen kongenitalen Mangel von Uterus und Ovarien fand.

---

12) Hofrat Dr. L. Löwenfeld: Die sexuelle Konstitution und andere Sexualprobleme. Wiesbaden. Bergmann.

Im übrigen geben die Ausfallserscheinungen, welche man nach Entfernung der Ovarien gefunden hat, einer, nachdem H e g a r sie im Jahre 1872 zum ersten Male vornahm, sehr häufig ausgeführten Operation, ein gutes Bild von der vielseitigen n a c h i n n e n gerichteten Wirksamkeit dieser Organe. Vielfach hat man bei den kastrierten Frauen nur den Eindruck eines vorzeitigen Klimakteriums, entsprechend der dem Klimakterium und der Kastration gemeinsamen Funktionseinstellung der Eierstöcke. Im einzelnen hat man folgende Ausfälle, Rückbildungen und Veränderungen beobachtet, dei deren mit unseren eigenen Beobachtungen übereinstimmender Schilderung wir die übersichtliche Literaturzusammenstellung in dem Werk von T a n d l e r und G r o ß [13]) zugrunde legen:

a) M i t d e r a u s b l e i b e n d e n E i a b s t o ß u n g erlischt die M e n s t r u a t i o n, ebenso auch die Menstruationswelle, zu der die Molimina menstrualia, wie Schwankungen in Blutdruck, Puls, Körpertemperatur, Muskelkraft gehören.

b) Die s u b s i d i ä r e n G e n i t a l o r g a n e bilden sich z u r ü c k. M a r t i n [14]) gibt in dem Aufsatz: „K a s t r a t i o n d e r F r a u e n" folgende Schilderung: „Der Uterus wird kleiner, hart. Die Portio verwandelt sich in ein kleines Wülstchen, der Muttermund wird eng; das Flimmerepithel des Uterus und der Tuben schwindet. Das Ligamentum latum atrophiert unter Rückbildung seiner Gefäße w i e im p h y s i o l o g i s c h e n K l i m a k t e r i u m. Es tritt Fettschwund oder Fettansatz in dem Beckenboden, Schrumpfung der Scheide mit Verklebung ihres Lumens, Colpitis adhaesiva, Kläffen des Introitus, häufig mit Prolaps der eingetrockneten Scheidenwandungen ein."

c) D i e B e c k e n m a ß e v e r k ü r z e n s i c h. K e p p l e r [15]) fand bei den von ihm operierten Frauen regelmäßig eine Verkürzung der Konjugata, die bei den jüngsten 2—3 cm betrug.

d) D i e S t i m m e kastrierter Frauen wird meist r a u h e r, t i e f e r, s t ä r k e r, „männlicher". B o t t e r m u n d schreibt in seinem Aufsatz: Über die Beziehungen der weiblichen Sexualorgane zu den oberen Luftwegen [16]): „Während beim männlichen Geschlechte eine knabenhafte hohe Stimmlage der Entfernung der Hoden folgt, ist beim Weibe ein Tieferwerden der Stimmlage und Annäherung an den männlichen Stimmcharakter beobachtet."

e) Die H a u t kastrierter Frauen wird im allgemeinen weißer, die P i g m e n t a t i o n des Warzenhofes, der Perineal- und Analregion s c h w i n d e t, ebenso hellen sich abnorme Pigmentbildungen und früher vorhandene Chloasmen auf.

---

13) Loc. cit. S. 52 ff.
14) In Eulenburgs Real-Enzyklopädie.
15) K e p p l e r: Das Geschlechtsleben des Weibes. Wien. med. Woch. 1891.
16) Monatsschr. f. Geb. u. Gyn. 1896.

f) Dagegen kommt es zu unweiblicher **H a a r b i l d u n g**; besonders häufig ist das Auftreten von Barthaar und Brusthaar (in der Umgebung der Mammae) beobachtet worden[17]).

g) Der **F e t t a n s a t z** vermehrt sich nach der Kastration vielfach ganz erheblich. **G l a e v e c k e**[18]) stellte bei den von ihm operierten Personen beträchtliche Zunahme des Körpergewichts in 57,5%, bedeutende Fettaufspeicherung in 42,5% der Fälle fest. Teilweise hängt die Fettersparnis mit dem Sinken des Sauerstoffverbrauchs zusammen, der sich nach Entfernung der Eierstöcke bis auf 20% gegen früher verringern soll[19]).

h) Fast stets verändern sich nach der Kastration die **B r ü s t e**, und zwar entweder dergestalt, daß sie sich verkleinern, flacher und härter werden, wobei der eigentliche Drüsenkörper merklich atrophiert, oder aber, es findet ein Anschwellen der Brüste mit Milchsekretion statt. Solche Fälle sind von **T h e o d o r L a n d a u**[20]), **G r ü n b a u m**[21]) und anderen Gynäkologen ziemlich häufig beobachtet und beschrieben worden. **G r ü n b a u m** konnte unter 21 Fällen 14mal nach Entfernung der Eierstöcke eine entweder kolostrumartige oder milchähnliche Absonderung der Mammae nachweisen.

i) Endlich sind auch vielfach **n e r v ö s e u n d p s y c h i s c h e B es c h w e r d e n** angeführt worden, die bei Frauen post castrationem auftreten. Im wesentlichen entsprechen diese Erscheinungen denen, die wir in einem der nächsten Kapitel bei den klimakterischen Störungen erwähnen werden. **L i e s a u**[22]) hebt auf Grund von 50 exakt beobachteten Fällen namentlich hervor: „**W a l l u n g e n**, die sich in einem blitzschnell von unten zum Kopf aufsteigenden Hitzegefühl kundgeben, wobei es gleichzeitig zum Erröten der Haut an den betreffenden Körperteilen, besonders im Gesicht, kommt."

Über den Einfluß der Kastration auf den **G e s c h l e c h t s t r i e b** der Frauen war bereits oben die Rede.

Sowohl beim weiblichen, wie beim männlichen Geschlecht hängt die **I n t e n s i t ä t u n d E x t e n s i t ä t** der Ausfallserscheinungen in hohem Grade **v o n d e m Z e i t p u n k t a b**, in dem die Tätigkeit der Geschlechtsdrüsen aussetzte. Je früher es geschah, um so mehr nähern

---

[17]) Vgl. u. a. **H e r f f**: Verhandlungen der deutschen gynäkologischen Gesellschaft Wien H. 6. S. 482. Referat im Jahresbericht über die Fortschritte der Geburtshilfe und Gynäkologie 1895, S. 547.

[18]) **G l a e v e c k e**: Körperliche und geistige Veränderungen im Archiv für Gynäkologie Nr. 35.

[19]) **L o e w y** und **R i c h t e r** in Du Bois' Archiv Suppl. 1889, S. 174.

[20]) **L a n d a u**: Über einige Anomalien der Brustdrüsensekretion. D. med. Woch. 1890, Nr. 33.

[21]) **G r ü n b a u m**: Milchsekretion nach Kastration. D. med. Woch. 1907.

[22]) **L i e s a u**: Der Einfluß der Kastration auf den weiblichen Organismus. Freiburg i. B. Inaug.-Diss. 1896.

sich die Wirkungen der e r w o r b e n e n Aplasie den Erscheinungen,
die wir bei der a n g e b o r e n e n Unterentwicklung beschrieben
haben; in je späterem Lebensalter der Ausfall eintritt, um so un-
deutlicher und unbestimmter werden die körperlichen und seelischen
Folgen, o h n e a l l e r d i n g s j e m a l s v ö l l i g a u s z u b l e i b e n.
Wir können von diesen Gesichtspunkten den p r ä p u b i s c h e n,
p u b i s c h e n und p o s t p u b i s c h e n G e s c h l e c h t s d r ü s e n-
a u s f a l l unterscheiden.

Der. Infantilismus

Bereits im vorigen Kapitel war im Zusammmenhang mit dem Geschlechtsdrüsenausfall vom Infantilismus die Rede. Wir erwähnten dort, daß sowohl beim männlichen, als weiblichen Geschlecht nicht selten mit der Aplasie und Hypoplasie der Testikel oder Ovarien ein Stehenbleiben des Organismus auf

kindlicher Entwicklungsstufe v e r b u n d e n ist. Es wurde auch bemerkt, daß der I n t e l l e k t in solchen Fällen k e i n e s w e g s i m m e r
eine Schwächung, sondern ebenso oft eine dem Lebensalter entsprechende, ja nicht selten eine darüber hinausgehende, wenn auch
häufig nur einseitige Stärke aufweist.

Hinsichtlich des G e s c h l e c h t s t r i e b e s ist bei diesen Zuständen ein d r e i f a c h e s Verhalten beobachtet worden. Entweder
er fehlt völlig, oder er ist in mäßigem Grade auf die Kohabitation
gerichtet, die aber dann oft wegen organischer Fehler (hauptsächlich
wegen Gliedkleinheit und Aspermie) nicht oder nur mangelhaft
ausgeführt werden kann. Die d r i t t e Möglichkeit ist, daß der Geschlechtstrieb überhaupt nicht nach dem Koitus mit erwachsenen
Personen verlangt, sondern ·andere, und zwar vielfach s p i e l e -
r i s c h e S e x u a l h a n d l u n g e n m i t g e s c h l e c h t s u n r e i f e n
P e r s o n e n anstrebt.

Auch in k ö r p e r l i c h e r Beziehung ist keineswegs immer ein
P a r a l l e l i s m u s zwischen infantiler Beschaffenheit der Genitalorgane und dem übrigen Organismus vorhanden. Es findet sich sogar bei genitaler Verkümmerung nicht selten Riesenwuchs vor, so
daß man von einem I n f a n t i l i s m u s g i g a n t i c u s oder auch
von einem Gigantismus infantilis gesprochen hat. B r i s s a u d meint
sogar, daß jeder Riese ein infantiles Gepräge hat und auch A n t o n
stellt Riesenwuchs mit geringer Entwicklung des Genitales und kindlicher Geistesverfassung als eine Trias zusammen. Die gemeinsame
Ursache dieses Symptomenkomplexes dürfte in einer durch Erkrankung der H y p o p h y s e bewirkten inneren Sekretionsanomalie zu
suchen sein. Ich selbst fand bei zwei der größten Riesen, die sich
im Berliner·Panoptikum zur Schau stellten und die ich persönlich
zu untersuchen Gelegenheit hatte, einem russischen und schottischen,
den ganzen G e n i t a l a p p a r a t v o n p r ä p u b i s c h e r B e -
s c h a f f e n h e i t. Umgekehrt findet man übrigens bei kleinen Menschen, namentlich Kretins, nicht selten auffallend große Genitalien.

Legen wir die Definition von L a s é g u e zugrunde, welcher den
Infantilismus als eine Hemmungsbildung bezeichnete, die durch die
F o r t d a u e r d e r p h y s i s c h e n u n d s e e l i s c h e n M e r k m a l e
d e r K i n d h e i t über die Reifezeit hinaus charakterisiert ist, so
·können wir entsprechend unserer Einteilung der Geschlechtsunterschiede v i e r Grundformen unterscheiden, die einzeln für sich oder
auch verbunden miteinander vorkommen, es sind

    I. Der g e n i t a l e Infantilismus,
    II. Der s o m a t i s c h e Infantilismus,
  III. Der p s y c h i s c h e Infantilismus,
  IV. Der p s y c h o s e x u e l l e Infantilismus.

Der genitale Infantilismus ist gekennzeichnet durch ein mehr oder weniger starkes Zurückbleiben der Genitalien auf kindlicher Stufe. Der Penis gleicht dem eines geschlechtsunreifen Knaben, nicht selten dem eines Neugeborenen. Der Hodenbehälter ist in einigen Fällen überhaupt nicht vorhanden, in anderen klein, er enthält entweder zwei kindliche Hoden, oder nur einen (Monorchismus) oder auch keinen, indem das normale Herabsteigen des Hodens durch den·Leistenkanal aus der Leibeshöhle in das Skrotum auf einer oder auf beiden Seiten unterblieben ist.

In dieser Störung, dem Kryptorchismus, haben wir eine der wichtigsten infantilen Genitalerscheinungen zu erblicken. Dabei ist zu bemerken, daß auch die infantilen Hemmungsbildungen an den Genitalorganen keineswegs immer parallel laufen. Es kann beispielsweise das männliche Glied recht groß sein und dabei doch doppelseitiger Kryptorchismus mit völliger Samenlosigkeit·bestehen (Tafel VII). Ich hebe dies besonders hervor, weil in einem Falle, den ich zum Zwecke eines Wiederaufnahmeverfahrens zu begutachten hatte, der Vorgutachter gemeint hatte: „Ein Mann, dessen Geschlechtsglied so gut entwickelt sei, müsse geschlechtlich als völlig normal angesehen werden." Daß doppelseitiger Kryptorchismus bestand, war von dem Herrn Kollegen nicht beachtet oder bemerkt worden. Eine mikroskopische Untersuchung des Samens, die, als wir sie vornahmen, vollkommene Azoospermie ergab, hatte überhaupt nicht stattgefunden. Der Angeklagte, ein Dorfschullehrer, der kleinen Mädchen, Schülerinnen, an den Genitalien „gespielt" hatte, wurde zu vier Jahren Zuchthaus verurteilt, die er auch zum größten Teile verbüßte. Trotzdem mehrere Psychiater bei D. nach seiner Entlassung neben genitalem Infantilismus, psychischen und psychosexuellen Infantilismus feststellten, war ein Wiederaufnahmeverfahren bisher nicht zu erwirken. Mit Rücksicht auf die prinzipielle Bedeutung des sehr typischen· Falles von pädophilem Infantilismus seien aus dem von mir und Dr. Burchard abgegebenen Gutachten die hauptsächlichsten Stellen hier wiedergegeben:

Von den Angehörigen des früheren Lehrers D., geboren den 1. Oktober 1855 zu ...., sind wir ersucht, ein sachverständiges Gutachten darüber abzugeben, inwieweit bei demselben zur Zeit krankhafte Störungen der Geistestätigkeit vorliegen, ferner, inwieweit diese bereits zur Zeit der Begehung der strafbaren Handlungen bestanden haben, welche im Jahre 1908 zu seiner Verurteilung führten, und ob, beziehungsweise in welchem Grade infolge dieser krankhaften Störungen der Geistestätigkeit seine freie Willensbestimmung damals im Sinne des § 51 StGB. ausgeschlossen·war.

Wir haben Herrn D. dieserhalb mehrere Monate hindurch gemeinsam beobachtet, wiederholt eingehend untersucht und exploriert und bei seinen Angehörigen und Bekannten Erkundigungen über sein Verhalten, seine Eigenarten und sein Vorleben eingezogen.

Nachdem wir uns auf Grund dieser Unterlagen ein klares, eindeutiges Urteil über den Geisteszustand des Herrn D. gebildet haben, geben wir unser Gutachten im folgenden ab:

Vorgeschichte: Die Eltern des Herrn D. entstammten sehr verschiedenen Gesellschaftsschichten, der Vater, Dorfschullehrer, einer Bauernfamilie, die Mutter, Tochter eines adligen Majors, aristokratischen Kreisen. Nach dem Tode des Großvaters mütterlicherseits hatte sich die Großmutter nicht mehr um ihre Kinder gekümmert und sie der Pflege fremder Leute überlassen.

Der Vater des D. soll ein eigentümlicher, ungewöhnlich jähzorniger Mann gewesen sein. Er wurde einmal wegen Mißhandlung eines Schulkindes bestraft; es ging von ihm auch das Gerücht, daß er sich mit Kindern geschlechtlich zu schaffen machte. Doch fehlen positive Anhaltspunkte für diese Annahme.

Von den acht Geschwistern D.s zeigen zwei Brüder Eigentümlichkeiten in psychischer Hinsicht, der eine soll u n g e w ö h n l i c h s c h w a c h beanlagt sein, so daß er in der ganzen Gegend als „Trottel" gilt, der andere ist wegen seines geradezu krankhaften Geizes bekannt, der sich in der unsinnigsten und absonderlichsten Weise äußert. Ein dritter Bruder leidet — ebenso wie D. selbst — a n e i n e r M i ß b i l d u n g d e r Genitalien.

.D. war ein schwächliches, aber nicht gerade krankes Kind, das eine Reihe neuropathischer Züge zeigte, unter denen am bemerkenswertesten ist, daß er bis zum vierzehnten Lebensjahre das Bett näßte. Er lernte in der Schule leidlich, versagte nur damals schon völlig im Rechnen. In seinem dreizehnten Jahre warf ihm sein jähzorniger Vater einen faustgroßen Feldstein an den Kopf, so daß er schwerverletzt besinnungslos zu Boden sank. Seither leidet er häufig an Schwindelanfällen und Kopfschmerzen. Mit 19 Jahren kam er, nachdem er schon seit seiner Konfirmation unter Aufsicht des Vaters in der Dorfschule unterrichtet hatte, auf die Präparandenanstalt, versagte hier aber so völlig im Rechnen und in der Mathematik, daß ihm der Rat erteilt wurde, d i e A n s t a l t z u v e r l a s s e n, da er die Aufnahmeprüfung für das Seminar doch nicht bestehen würde. Er ging deshalb nach Hause, wurde aber von seinem Vater, der darauf bestand, daß er Lehrer werden sollte, gezwungen, eine andere Präparandenanstalt zu besuchen, und wurde denn auch, nach einjährigem Aufenthalt in dieser, mit 20¹/₂ Jahren probeweise ins Seminar aufgenommen. Seine Leistungen in demselben waren nach seinen eigenen Angaben und nach Ausweis seiner Zeugnisse kaum mittelmäßig. Es gelang ihm nicht, sich zu konzentrieren, seine Gedanken verließen ihn häufig, sein Gedächtnis versagte, so daß er oft nicht wußte, was er eben gelesen hatte. Nur durch eisernen Fleiß erreichte er es, daß er nach vierjährigem (anstatt dreijährigem) Besuch des Seminars die Abgangsprüfung notdürftig bestand. Nachdem er an zwei Stellen kürzere Zeit (5 Monate bzw. 1¹/₂ Jahre) unterrichtet hatte, wurde er N a c h - f o l g e r d e s L e h r e r s i n Z., d e s s e n T o c h t e r e r g e h e i r a t e t h a t t e. In dieser Stellung blieb er 21¹/₂ Jahre bis zu seiner Dienstenthebung Ostern 1908.

Bezüglich des Geschlechtslebens des D. ermittelten wir, daß er seit dem 15. Jahre onaniert hat, worauf er durch Reibungen des Gliedes beim Trabreiten kam, und im Alter von 24 Jahren zum ersten Male mit einer Prostituierten den Beischlaf ausübte. Er hat gelegentlich vor der Verheiratung und in der Ehe regelmäßig, wenn auch in Zwischenräumen von einigen Wochen, mit seiner Frau koitiert, bis im Alter von etwa 40 Jahren sich ein merkliches Nachlassen der sexuellen Potenz bei ihm bemerkbar machte, so daß er den Beischlaf nur selten a u f V e r l a n g e n s e i n e r F r a u mit immer größerer Mühe vollziehen konnte. In späteren Jahren trat dann, namentlich nach größerer geistiger Anstrengung, schlaflosen Nächten oder irgendwelchen Aufregungen, ein sehr heftiger Drang bei ihm auf, k l e i n e n M ä d c h e n a n d e n Geschlechtsteilen zu spielen, der zu den Handlungen führte, die seiner Verurteilung zugrunde lagen. Seiner Angabe nach geriet er, wenn die Versuchung im Zusammensein mit den Kindern während des Unterrichts an ihn herantrat, in einen Zustand völliger Benommenheit und handelte, während Denken und Überlegen schwanden, unter dem Einflusse eines ihm selbst unklaren unwiderstehlichen Zwanges. Seiner Angabe nach hat D. in diesen Jahren außerdem an periodisch, etwa alle vier Wochen, auftretenden, einige Tage anhaltenden ängstlichen Beklemmungen gelitten.

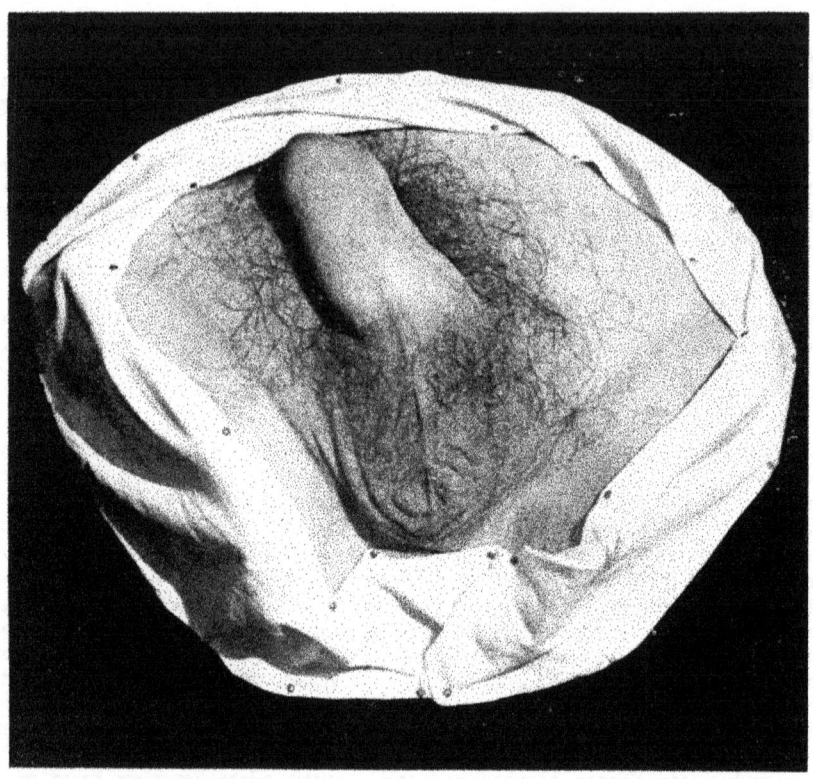

Dieses Bild ist die **Photographie** eines **Wachsabdrucks** (Moulage), der von den Geschlechtsorganen des wegen Kinderschändung zu vier Jahren Zuchthaus verurteilten **kryptorchen Infantilen** genommen wurde, der eingehend im Text Seite 31 bis 38 beschrieben ist.

Hirschfeld, Sexualpathologie. I.   A. Marcus & E. Webers Verlag, Bonn.

Das sonstige Verhalten des D. vor und während dieser Zeit glauben wir nicht charakteristischer schildern zu können als dadurch, daß wir die diesbezüglichen Angaben der Ehefrau im Wortlaut folgen lassen. Wir tragen keinerlei Bedenken, denselben unbedingten Glauben zu schenken, weil wir uns von dem schlichten, peinlich wahrheitsliebenden und absolut offenen Charakter der Frau hinlänglich durch eigene Beobachtung überzeugen konnten, weil ihre Mitteilungen sich ferner mit den Angaben anderer Personen, die D. kannten, völlig decken und weil die Schilderungen endlich so unverkennbar den Stempel innerer Wahrscheinlichkeit und guter Beobachtung tragen, daß wir aus sachverständiger Überzeugung mit absoluter Bestimmtheit versichern können, daß es für die Frau absolut unmöglich wäre, derart charakteristische, in allen Einzelheiten harmonisch zusammenstimmende Erscheinungen eines pathologischen Zustandsbildes im ganzen oder im einzelnen zu erfinden, oder auch nur auszuschmücken.

Die Frau berichtet folgendes:

„Während unseres Zusammenlebens ist mir an meinem Mann immer große Zerstreutheit und G e d a n k e n l o s i g k e i t aufgefallen. Ferner war er in seinen Entschlüssen ganz unberechenbar, was er heute für richtig hielt, fand er am nächsten Tage ganz falsch und änderte am kommenden Tag seine Meinung schon wieder. Oft blieb er auch fest bei einem Entschluß und im entscheidenden Augenblick tat er doch anders, wie er sich vorgenommen hatte, worüber er sich stets sehr ärgerte. Mitteilungen, die ich ihm zu machen hatte, hörte er oft an, ohne ihren Sinn gefaßt zu haben, so daß er am nächsten Tag fest davon überzeugt war, ich hätte ihm nichts gesagt. So habe ich den Vorwurf hören müssen, ich handle bei wirtschaftlichen Angelegenheiten eigenmächtig, ohne es mit meinem Mann besprochen zu haben, während er in Wirklichkeit nur vergessen hatte, daß es so zwischen uns verabredet war.

Für den Unterricht in der Schule bereitete sich mein Mann immer sehr gewissenhaft vor, hat mir aber oft geklagt, wie nutzlos er oft arbeiten müsse, wenn er ein paar Stunden für eine Lektion präpariert habe, dann wisse er nachher nicht, was er getan, und die ganze Arbeit sei vergeblich gewesen. Er ließ sich dann am Morgen früh wecken, denn er sagte, dann sei sein Geist frischer und er könne mit mehr Erfolg arbeiten. Schriftliche Arbeiten anzufertigen wurde ihm besonders schwer. Bei Konferenzarbeiten ließ er sich von seinen Kollegen helfen, aber auch Briefe einfachen Inhalts machten ihm Mühe, da er immer nicht den rechten Ausdruck finden konnte. Damit er nun nicht so viel Zeit darauf verwenden sollte, h a b e i c h i h m d i e s g a n z a b g e n o m m e n, oder wenn dies nicht ging, d a b e i g e h o l f e n, ebenso beim Verfassen der Aufsätze für die Schule, wo es darauf ankam, einfache Ausdrücke zu benutzen. Die Hefte der Schüler mußte er, trotzdem er sehr viel Zeit darauf verwandte, meistens zweimal nachsehen, weil sonst immer Fehler stehen blieben. Oft verließen ihn die Gedanken in der Schule auch ganz, so daß er z. B. beim Rechenunterricht zu mir kommen mußte, um sich wieder zurecht helfen zu lassen, was ich sehr unnatürlich fand, da er doch mehr gelernt hat wie ich. Viel schuld an all diesem war wohl, daß er es im Amt ziemlich schwer hatte. Viele Jahre hat er g e g e n 150 K i n d e r allein unterrichten müssen.

Da dies alles sehr anstrengend war, wurden seine Nerven immer schlechter. Er klagte viel über Druck im Kopf, so manchmal, wenn er so sehr abgespannt aus der Schule kam, hat er zu mir die Befürchtung ausgesprochen, er würde einmal wahnsinnig werden. Viele Jahre litt er auch schon an S c h l a f l o s i g k e i t, hat hiergegen verschiedene Mittel angewandt, die wohl für eine Zeit etwas halfen, nachher war's doch wieder das Alte. Viel hatte er auch mit Schwindelanfällen zu tun, ebenso mit Kreuzschmerzen. Der Arzt erklärte dies alles für Zufälle nervöser Art, hielt es für dringend notwendig, daß mein Mann längere Zeit Urlaub nehme, weil sonst Schlimmes zu befürchten sei. Es ist vom Urlaubnehmen aber nicht viel geworden.

In unserm persönlichen Verhältnis war mein Mann recht oft sehr verletzend; wenn ich ihm deshalb Vorstellungen machte, sagte er mir immer, ich dürfte ihm das nicht übelnehmen, ich wisse doch, daß er manchmal nicht anders könne, und er meine das nicht so. Ich habe auch wirklich Beweise gehabt dafür, daß er mich wirklich

lieb hatte, und doch konnte er das rauhe Wesen nicht ablegen. Einmal fand er mich
außerordentlich fleißig und sparsam und ein andermal war ich verschwenderisch und
unpraktisch. Viel Grund zu Zerwürfnissen gab auch die Neigung meines Mannes, allerlei
Sachen auszuplaudern, die niemand zu wissen brauchte. Wenn er mit Menschen zu-
sammenkam, habe ich vorher ihm immer vorgerechnet, was er alles nicht sagen dürfte,
für eine kurze Zeit hielt das vor, ich konnte aber nicht immer vorher wissen, was er
wohl sagen könnte, nachher sah er dann ganz gut ein, daß er dieses oder jenes nicht
hätte sagen müssen. In der Schule hat er auch oft erzählt, was nicht dahin gehörte,
sogar Sachen erzählt, die er wirklich geheim hielt und wo er es sogar mir zur Pflicht
gemacht hatte, nicht darüber zu sprechen. So wollte er z. B. nicht, daß wir über
unsere Vermögensverhältnisse sprechen sollten, in der Schule aber hat er erzählt, wieviel wir hätten und auch wo wir's angelegt hätten. Er hat sich durch das, was er
in der Schule gesprochen und was nicht dahin gehörte, viele Feinde gemacht. Wenn
ich ihn hierauf aufmerksam machte, tat es ihm auch leid, und wünschte er, es lassen
zu können. Er sagte dann: I c h   k a n n   n i c h t   a n d e r s ,   s o   w a r   s c h o n   m e i n
V a t e r   u n d   s o   b i n   i c h   a u c h .   Wenn ich ihm dann vorhielt, man müsse doch
den festen Willen haben, dann jammerte er wieder: Ich habe doch keinen festen Willen,
der fehlt mir ja eben.

Über unser eheliches Verhältnis kann ich mir eigentlich gar kein Urteil erlauben,
weil ich darin keine Erfahrung habe, wie es eigentlich sein soll. K i n d e r   b l i e b e n
u n s   v e r s a g t . Nach Aussagen zweier Ärzte lag die Schuld an meinem Mann. In
letzter Zeit hat er mich vernachlässigt. Ich nahm aber an, dies brächte das zunehmende
Alter, auch wohl der Gesundheitszustand meines Mannes so mit sich. Ich habe auch
gefunden, daß sich mein Mann nur a u s   P f l i c h t g e f ü h l mir näherte, er glaubte
auch, sich mir gegenüber deshalb entschuldigen zu müssen, er könne doch nicht dafür.
Von den Verfehlungen meines Mannes habe ich nicht früher eine Ahnung gehabt, als
wie er angezeigt war. Er sagte dann hierüber zu mir, daß er viel in schlaflosen Nächten
gekämpft habe und sich selbst verachtet um seines Tuns, er habe auch so oft den festen
Entschluß gefaßt, es sollte nicht mehr vorkommen, in der Schule nach einigen Unter-
richtsstunden sei es dann doch wieder geschehen, und zwar ganz gedankenlos und ohne
das Bewußtsein, etwas U n e r l a u b t e s zu tun. Ich habe ihn in der Zeit oft des Nachts
stöhnen gehört, auf meine Frage, was ihm fehle, erhielt ich aber immer nur die Antwort: Ich kann nicht schlafen. Nachdem hat mir mein Mann gesagt, daß es der Abscheu vor sich selber gewesen sei, der ihn gequält. Er habe auch manchmal den Vor-
satz gefaßt, sich mir anzuvertrauen, damit ich ihm helfe, doch hat er wieder nicht den
Mut dazu gehabt, da er fürchtete, er könne mich verlieren, und das schien ihm doch
das Schlimmste.

Nachdem ich nun dies alles erfahren hatte und mein Mann schon angezeigt war,
schien es mir immer, als wenn er noch nicht auf Strafe rechnete, er schien es nicht
zu glauben, wenn es ihm gesagt wurde; erst nachdem er verhaftet war, kam es ihm so
recht zum Bewußtsein, daß ihn Strafe erwartete. Da ist mir der Gedanke an eine
Geistesgestörtheit bei meinem Mann gekommen und habe ich es eigentlich nicht recht
begreifen können, wie mir der Gedanke nicht früher gekommen ist, wenn ich an so
manche kleine Begebenheit dachte. Es fällt mir noch ein, daß, wenn ich ihm irgendeine Sache klarmachen wollte, er immer sagte: Nicht so schnell, so schnell kann ich
nicht folgen, d u   m u ß t   e s   m i r   k l a r m a c h e n   w i e   e i n e m   k l e i n e n   K i n d e .
Ein andermal haben wir lange Zeit über eine Sache gesprochen, die so leicht verständlich
war, kamen aber zu keinem anderen Resultat, als daß mein Mann sagte: ‚Ich glaube es dir,
weil du's sagst, einsehen kann ich es nicht'.“

Ergänzend möchten wir noch aus den mündlichen Mitteilungen der Ehefrau anführen, daß es ihr häufig aufgefallen ist, daß D. an gewissen, bisweilen ganz belang-
losen Sachen mit eigensinniger Zähigkeit haften blieb, sie sich absolut nicht aus dem
Sinn schlagen konnte und immer wieder darauf zu sprechen kam; daß er ferner vielfach eine gewisse Neigung zeigte, sich selbst herabzusetzen, kleine Versehen tragisch

zu nehmen und in übertriebenen Selbstbeschuldigungen aufzubauschen. Die Frau hatte oft den Eindruck, als ob er einen förmlichen Genuß in solchen Selbstvorwürfen fände.

Nach den Angaben seiner Kollegen bzw. Vorgesetzten, des Pastors O., der Oberlehrer B. und M., der Lehrer P. und R., soll D. auf sie schon seit 12 Jahren den Eindruck der Geistesschwäche gemacht haben. Sie haben bei ihm wahrgenommen, daß er nicht logisch zu denken vermag, daß er völlig willenlos und unselbständig ist, daß er keine Konferenzarbeit allein, sondern stets nur mit Hilfe der anderen Lehrer machen und eben Gelesenes nicht behalten und wiedergeben konnte.

Befund: D. ist ein grazil gebauter, mittelgroßer Mann von schlaffer Muskulatur und zarter, welker Haut, für seine Jahre stark gealtert. Der Gesichtsausdruck ist schüchtern, hilflos und verträumt, der Blick fragend und ausdruckslos. Es besteht hochgradige Kurzsichtigkeit auf beiden Augen. Das Gesicht ist asymmetrisch gebaut. Die Ohrmuscheln sind klein und wenig differenziert, die Ohrläppchen angewachsen. Das Haupthaar ist dünn und weich, die Körperbehaarung sehr spärlich. Die Stimme ist zart und hoch; es besteht ausgesprochene Neigung, in Fisteltönen zu sprechen und zu singen. Der Befund der Brustorgane bietet nichts Besonderes.

Der Penis ist normal entwickelt. Beide Hoden sind dagegen in hohem Grade verkümmert oder vielmehr in der Entwicklung zurückgeblieben. Sie liegen auch nicht den normalen Verhältnissen entsprechend im Hodensack, sondern sind in den Leistenkanälen verborgen. Die mikroskopische Untersuchung des Samens ergab das völlige Fehlen von Samenfäden (Azoospermie).

Reflexe und Gefäßerregbarkeit sind lebhaft; D. errötet leicht. Hände und Füße sind sehr klein. In dem psychischen Bilde fällt zunächst das Affektleben sowohl durch seinen leichten und raschen Wechsel wie durch seine matte Färbung eigenartig auf. Im allgemeinen herrscht eine verzagte, deprimierte Stimmung vor, die aber deutlich die Merkmale einer stumpfen Apathie und Teilnahmslosigkeit zeigt. D. kann stundenlang träumend vor sich hinbrüten und fährt, wenn man ihn anspricht, wie aus tiefem Schlafe auf. Die gewöhnlich bestehende Depression macht bisweilen einer ebenso apathischen, man möchte fast sagen blöden Euphorie Platz, die ihm selbst nicht recht klar und kaum bewußt zu sein scheint. Dauernd macht D. den Eindruck, als ob es ihm am liebsten ist, wenn man ihn völlig in Ruhe läßt. Sein Wesen zeigt eine ängstliche, devote Dienstwilligkeit und erinnert lebhaft an das Verhalten eines braven Schulkindes. Seine Intelligenz steht auf äußerst niedriger Stufe. Zwar verfügt er über eine ganze Reihe auswendig gelernter Begriffe und Kenntnisse, weiß aber mit denselben nichts Rechtes anzufangen. Für Zeitfragen und wissenschaftliche Betrachtungen fehlt ihm jedes Interesse; was er in der Zeitung liest, kann er nicht behalten. Einfache Denk- und Rechenoperationen machen ihm die größten Schwierigkeiten. Die Aufgabe 12×13 beispielsweise beantwortet er nach einer Minute mit 146 und muß auf die richtige Lösung erst gebracht werden. Sein Assoziationsvermögen ist äußerst gering. Selbst auf Begriffe aus dem Landleben, die ihm nahe liegen und geläufig sein müßten, findet er nur spärliche und seltsam sprunghafte Assoziationen, so knüpft er an das Wort „Acker" in langen Pausen Sämann... Buch... Tisch... Stock... Krücke...

Die Ergänzung einfacher Gedanken, das Lösen leichtester Rätsel macht ihm die größten Schwierigkeiten. Bei der leichtesten geistigen Anstrengung macht sich nach kurzer Zeit eine hochgradige Abspannung und Ermüdung auch physisch deutlich bemerkbar. Er wird rot im Gesicht, zeigt deutliche Pulsbeschleunigung und gerät in Transpiration. Wie wir bereits erwähnten, ist seine Merkfähigkeit äußerst gering. Den Inhalt einfachster Lesestücke kann er nur lückenhaft und ohne Hervorhebung des Wesentlichen reproduzieren.

Abgesehen von einer gewissen, in seiner geringen geistigen Regsamkeit wurzelnden Zähigkeit des Willens fehlt ihm jede Energie. Er ist leicht bestimmbar, fügt sich jedem fremden Willen und bekundet in seinem ganzen Handeln die denkbar größte Unselbständigkeit und Hilflosigkeit. Zur Zeit ist er in einer Pianofortefabrik beschäftigt, kann aber nur die leichtesten, rein mechanischen Arbeiten verrichten.

3*

Gutachten: D. zeigt gegenwärtig unverkennbar und zweifellos das Bild hoch-gradigen Schwachsinns. Affektleben, Intelligenz und Willenstätigkeit stehen auf gleich niedrigem Niveau. Es fragt sich nun, wann und wie dieser Zustand entstanden ist, inwieweit er zur Zeit der strafbaren Handlungen bestanden hat und bei der Beurteilung derselben in Betracht zu ziehen ist.

Es ist nicht ganz auszuschließen, daß gewisse eigenartige Töne und Färbungen des Zustandsbildes durch die langjährige Haft hervorgerufen sind. Das apathische Wesen, das übertrieben devote Verhalten mögen zum Teil darauf zurückzuführen sein. Die wesentlichen und für den Gesamtzustand charakteristischen Erscheinungen sind indessen hierdurch nicht zu erklären. Sie wurzeln zweifellos tief in der von Hause aus krankhaften psychischen Persönlichkeit des D., wie sie uns in seltener Übereinstimmung in der Vorgeschichte und dem objektiven Befunde entgegentritt.

Die psychischen Erscheinungen lassen in Verbindung mit den charakteristischen körperlichen Merkmalen keinen Zweifel darüber, daß wir es mit einem schwer belasteten und degenerierten Menschen zu tun haben. D. ist in seiner psy-chischen Entwicklung niemals über die Kindheit hinausge-kommen. Es besteht bei ihm ein ausgesprochener Infantilismus. Sicher steht dieser im Zusammenhang mit der Entwicklungs-hemmung seiner Geschlechtsorgane. Gegenüber der gutachtlichen Äuße-rung des Herrn Dr. S., der sich dahin geäußert hat, daß „D. mit diesem Geschlechts-glied nicht impotent sein könne" und „daß er geschlechtlich völlig normal sei", müssen wir folgendes feststellen: Größe und Beschaffenheit des Geschlechtsgliedes sind für die Potenz eines Mannes in keiner Weise ausschlaggebend. Seine ganze geschlechtliche Entwicklung und Individualität ist in erster Linie abhängig von den Keimdrüsen (Hoden), welche durch innere Sekretion dem Körper Säfte zuführen, die das Sexualzentrum im Gehirn erst zu seiner Tätigkeit anregen und die körperliche und geistige Geschlechtsreife bedingen.

Gerade diese ausschlaggebenden Geschlechtsorgane aber sind bei D. in hohem Maße verkümmert und niemals zu normaler Entwicklung gelangt. Sie sind in den Leistenkanälen zurückgeblieben, abnorm klein (wie bei einem etwa zehnjährigen Knaben) und enthalten in ihren Sekretionsprodukten auch keine Andeutung der wichtigsten Bestandteile, der männlichen Fortpflan-zungszellen, der Samenfäden.

Im Einklang damit sind auch die sekundären Geschlechtscharak-tere, Körperbehaarung und Stimme, deren Entwicklung bzw. Umbildung gleichfalls von der inneren Sekretion dieser Keimdrüsen abhängt, nur sehr unvollkommen im Sinne des männlichen Geschlechtstypus entwickelt.

Der psychische Infantilismus steht somit, da auch das Reif-werden der sexuellen und geistigen Individualität durch eine normale innere Sekretion der Keimdrüsen bedingt ist, im Ein-klange mit diesen körperlichen Hemmungserscheinungen.

Als weiteres schädigendes Moment kommt dann noch die schwere Kopfverletzung, die D. im dreizehnten Lebensjahre erlitten hat, in Betracht. Auf die durch diese be-dingten Veränderungen ist unserer Überzeugung nach die Neigung zu Schwindelanfällen, zur Benommenheit, die sich bis zu Dämmerzuständen steigert, zu gelegentlichen impul-siven Aufwallungen und zu triebartigen Handlungen im wesentlichen zurückzuführen.

Als geistiger Schwächling trat D. demnach ins Leben, kam in einen Beruf, dem er nicht gewachsen war, und dessen Anforderungen er nur mit fremder Nachhilfe und größter Anspannung seiner geringen geistigen Kräfte erfüllen, richtiger gesagt, den Anschein, sie zu erfüllen, wahren konnte. Er hielt sich in einem auf der Grenze des Zusammenbruchs balancierenden psychischen Gleichgewicht, bis das beginnende Rückbildungsalter seine ganze Persönlichkeit wieder in den Zustand des vollen seelischen Infantilismus versetzte. Die geistige Liebe zu seiner Frau, in der er Halt und Stütze seiner gefährdeten, hilflosen Existenz sah, blieb natur- und gewohnheitsgemäß bestehen, seine sexuellen Neigungen aber wurden wieder die unklar tastenden eines Kindes, denen die zwingenden Impulse einer psychopathischen, durch ein Kopftrauma und übermäßige geistige Anstrengungen aus jedem Gleichgewicht gebrachten Konstitution zeitweise jede Hemmung nahmen.

So waren seine strafbaren Handlungen im Grunde und psychologisch richtig bewertet sexuelle Spielereien eines Kindes mit Kindern, aber — und das ist für uns von ausschlaggebender Bedeutung — es waren die gefährlichen Spielereien eines Schwerkranken, dem bei seiner durch den Infantilismus bedingten geistigen Schwäche in Verbindung mit seiner hochgradigen Neuropathie alle psychischen Widerstände fehlten, die krankhaften Antriebe zu unterdrücken.

Unser Gutachten geht demnach dahin:

1. Es liegt bei D. gegenwärtig ein Zustand auf dem Boden der Degeneration entstandener, durch einen hochgradigen Infantilismus der gesamten Persönlichkeit charakterisierter geistiger Schwäche und eine schwere, teils konstitutionelle, teils erworbene Neuropathie vor.
2. Dieser Zustand bestand zweifellos auch zur Zeit der Begehung der strafbaren Handlungen, welche zur Verurteilung des D. führten und bedingt eine krankhafte Störung der Geistestätigkeit, welche die freie Willensbestimmung im Sinne § 51 StGB. ausschloß.

Da das Königliche Oberlandesgericht das mit diesem Gutachten begründete Wiederaufnahmeverfahren zurückwies mit dem Bemerken, daß „aus unserem gemeinsamen Gutachten nicht zur Genüge hervorgehe, daß der gegenwärtig bei D. bestehende krankhafte Zustand auch bereits zur Zeit der Delikte, die zu seiner Verurteilung geführt haben, vorgelegen habe, und daß ferner unser Gutachten keine Rücksicht auf die begleitenden Nebenumstände nehme, aus denen hervorgehe, daß D. bei seinen Handlungen Überlegung und Vorsicht beobachtet habe, mithin sich der Strafbarkeit derselben bewußt gewesen sei," brachten wir noch folgende ergänzenden Gesichtspunkte besonders zum Ausdruck:

„Unsere persönlichen Wahrnehmungen stützen sich allerdings auf den gegenwärtig bei D. vorliegenden Befund, bei dem die lange Freiheitsstrafe, die materiellen Sorgen und die seelischen Leiden zweifellos in hohem Maße zu berücksichtigen sind. In unserer gutachtlichen Beurteilung des Falles haben wir diesem Umstande aber nach Möglichkeit Rechnung getragen, und das Zustandsbild in der Weise rekonstruiert, wie es unserer Überzeugung nach zur Zeit der Delikte bestanden hat, wegen deren D. seinerzeit verurteilt worden ist. Es liegen bei ihm nicht nur Zeichen einer erworbenen geistigen Schwäche vor, auf die wir das teilnahmslose Verhalten, die geminderte Merk- und Erinnerungsfähigkeit, sowie die Energielosigkeit zurückführen können, sondern es bestehen zweifellos auch sehr charakteristische Zeichen einer ausgesprochenen geistigen Minderwertigkeit, ein Mangel an Urteilsfähigkeit und Einsicht, wie er zweifellos als Symptom des Infantilismus aufzufassen ist, einer Erscheinung, die der Persönlichkeit des D. sicher dauernd eigen gewesen ist und seine geistige Entwicklung in mancher Hinsicht auf kindlicher Stufe hat stehen bleiben lassen. Es kommt noch hinzu, daß dieser Zustand in der auch in körperlicher Beziehung infantilistischen Sexualentwicklung eine ausreichende Begründung findet, und daß der ganze Lebensgang des D. und alle uns über ihn gemachten Schilderungen diesem Bilde voll und ganz entsprechen. Wir haben kein Bedenken getragen, in diesem Zusammenhange auch den Angaben der Ehefrau eine erhebliche Bedeutung beizumessen, weil sie uns eine so anschauliche und innerlich in jeder Beziehung wahrscheinliche Schilderung von einem wissenschaftlich fest umschriebenen Zustandsbilde geben, daß es gänzlich auszuschließen ist, daß ein Laie, und 'sei er noch so intelligent, es in seinen wesentlichen Zügen in dieser durchaus charakteristischen Weise frei erfinden könnte. Dieses Zustandsbild, der bei D. vorliegende **Infantilismus**,· ist erst in den letzten Jahren eingehend erforscht und in seiner Bedeutung gerade für sexuelle Anomalien erkannt worden, so daß ihm bei der Urteilsfällung in ausreichender Weise noch gar nicht Rechnung getragen werden **konnte.**

Dieses **infantilistische Zurückgebliebensein** kommt aber ferner bei der Beurteilung der in Frage stehenden Delikte nicht nur an sich in Betracht, sondern auch als Ausdruck einer bei D. zweifellos bestehenden psychopathischen Konstitution, welche das. volle Bewußtsein und die Kritik seiner Handlungen in hohem Maße beeinträchtigte und somit den Fortfall seelischer Hemmungen bedingte, die der normale Mensch besitzt. Auch dieses Moment ist als Symptom einer konstitutionellen Anlage ein von Hause aus bestehendes und lag demnach bereits zur Zeit der Begehung der Delikte vor. Mit dieser Auffassung steht es in keiner Weise in Widerspruch, daß D. bei der Ausführung derselben gewisse Vorsichtsmaßregeln beobachtet hat, die seinem Handeln den Anschein des Planmäßigen und Überlegten geben. Wir begegnen einer solchen inneren Folgerichtigkeit und Zweckmäßigkeit fast stets bei Handlungen, die an sich mehr oder weniger der Herrschaft des Bewußtseins und der freien Willensbestimmung entzogen sind.

So werden beispielsweise in epileptischen und hysterischen Dämmerzuständen Reisen und andere komplizierte Unternehmungen in durchaus zweckentsprechender Weise zur Ausführung gebracht, so finden wir bei den infolge geistiger Störung ausgeführten Handlungen fast stets ein durchaus planmäßiges und vorsichtiges Vorgehen selbst dann, wenn die Handlungen selbst dem ·Bewußtsein gänzlich entzogen sind. Im speziellen Falle ist die Vorsicht, die D. beobachtete, auch als Ausdruck **eines instinktiven Schamgefühls, das bereits auf einer sehr niedrigen Stufe kindlicher Entwicklung** bestehen· kann, sehr wohl zu· erklären.

Es unterliegt mithin keinem Zweifel, daß der bei D. vorliegende Zustand krankhafter Veränderung seiner Geistestätigkeit sich ebenso wie die ihm zugrunde liegenden körperlichen Anomalien als ein dauernder charakterisiert, der bei ihm also auch zur Zeit der Begehung der in Frage stehenden Delikte bestanden hat, da er das wissenschaftlich wohl umschriebene Bild des Infantilismus zeigt, mithin eine hinter der Norm zurückgebliebene, auf kindlicher Stufe stehen gebliebene Entwicklung darstellt, über die D. in seinem psychischen Niveau nie herausgekommen ist.

Die Vorsicht, die D. bei den Ausführungen seiner Handlungen zum Teil beobachtet hat, schließt unserer im vorstehenden näher begründeten wissenschaftlichen Überzeugung nach in keiner Weise die Tatsache aus, daß ihm infolge krankhaft veränderter Geistestätigkeit die freie Willensbestimmung bei der Ausführung derselben fehlte.

Auf Grund dieser Erwägungen müssen wir an den Schlußfolgerungen unseres Gutachtens mit aller Bestimmtheit festhalten."

Dieser Fall ist deshalb so lehrreich, weil er ein grelles Schlaglicht auf die so lange unterschätzte pathologische Bedeutung des Kryptorchismus wirft.

Bis vor wenigen Jahren war man nämlich fast allgemein der Ansicht, daß Bauchhoden und Leistenhoden verlagerte, im übrigen aber· in Bau und Funktion normale Testikel seien. Tierzüchter und Tierärzte wiesen zuerst darauf hin, daß dies keineswegs der Fall ist, vielmehr sich nicht herabgestiegene Hoden sowohl makroskopisch wie mikroskopisch wesentlich von den skrotal gelagerten unterschieden. Sie sind kleiner, schlaffer, in der Schnittfläche glatter als

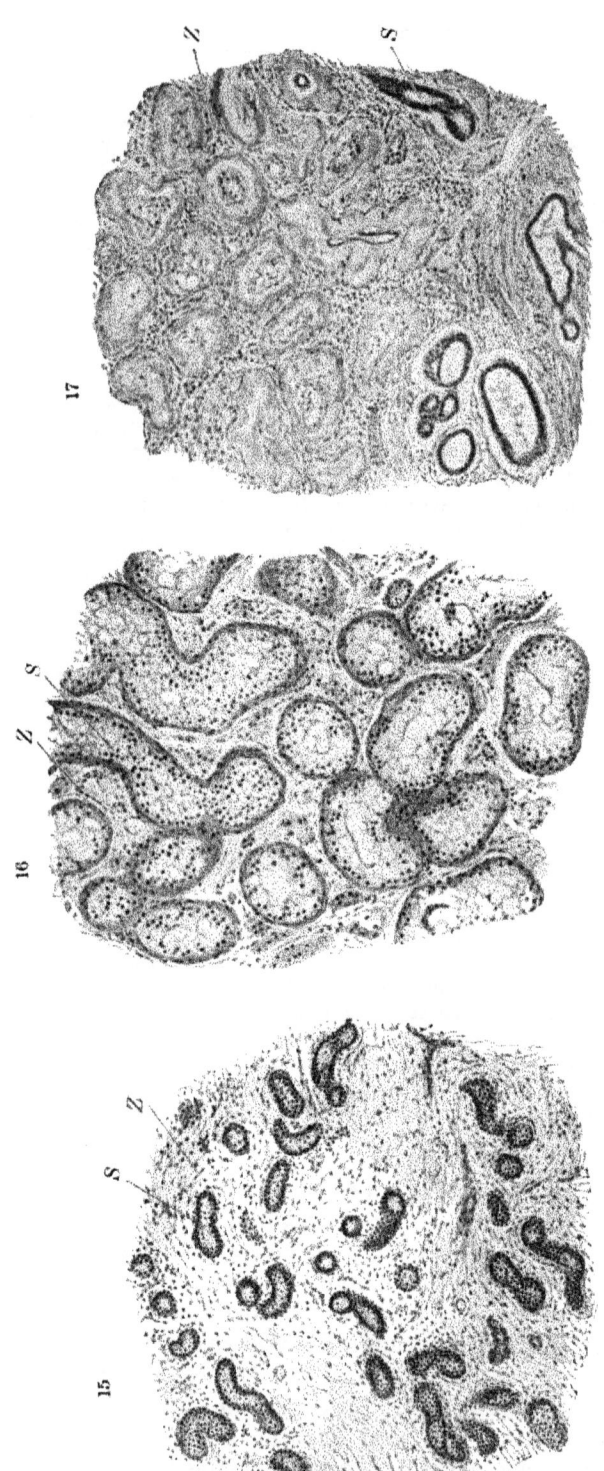

Bild 15 gibt den kryptorchen Hoden eines neunjährigen Knaben wieder mit mächtig entwickelter Zwischensubstanz *(Z)* und vereinzelten soliden Samenkanälchen *(S)*.

Bild 16 zeigt den kryptorchen Hoden eines 23jährigen Mannes mit gut entwickelter Zwischensubstanz *(Z)* und Samenkanälchen *(S)* ohne Spermatogenese.

Bild 17 stammt von dem kryptorchen Hoden eines etwa 40jährigen Mannes mit mäßiger Zwischensubstanz *(Z)* und völlig verödeten Samenkanälchen *(S)*, deren Lamina propria verdickt, hyalin ist.

Hirschfeld, Sexualpathologie. I.

A. Marcus & E. Webers Verlag, Bonn.

diese, im Querschnitt bräunlich verfärbt, ihr Mesorchium ist breiter, der Nebenhoden liegt der Hodenaußenfläche nicht so dicht auf. Vor allem zeigten B o u i n und A n c e l [1], welche kryptorche Hoden vom Schwein, Pferd, Hund und Schafbock unter dem Mikroskop untersuchten, daß die Samenkanälchen solcher Hoden keine Samenzellen, sondern nur Sertolische Zellen aufweisen. Das Zwischengewebe zeigt sich beträchtlich vermehrt. Die doppelseitigen Kryptorchisten sind steril, besitzen aber die sekundären Geschlechtscharaktere und einen normalen, nicht selten sogar sehr regen Geschlechtstrieb. Die Bezeichnung „K l o p f h e n g s t e“ bezieht sich auf kryptorche Pferde, die trotz vollkommener Unfruchtbarkeit geschlechtlich sehr erregt sind.

Ganz ähnlich liegen die Verhältnisse beim Menschen. So traf T a n d l e r in 20 Fällen von kryptorchen Hoden, die er untersuchen konnte, n i c h t e i n e i n z i g e s M a l S p e r m a t o g e n e s e an. Dagegen ist das Z w i s c h e n g e w e b e m e i s t m ä c h t i g e n t - w i c k e l t (vgl. Tafel VIII). T a n d l e r und G r o ß [2] gelangen auf Grund eigener und fremder Beobachtungen zu dem zusammenfassenden Schluß, „daß sich der kryptorche Hoden als ein i n s e i n e m g e n e r a t i v e n A b s c h n i t t e m i ß g e b i l d e t e r, i n s e i n e m i n n e r s e k r e t o r i s c h e n A n t e i l e m e h r o d e r w e n i - g e r n o r m a l e r e r w e i s e“. Die Meinung F i n o t t i s [3], daß Retention und Atrophie des Hodens der Ausdruck e i n e r E n t w i c k - w i c k l u n g s s t ö r u n g s i n d, i s t s i c h e r l i c h z u t r e f f e n d.

Auch das Zusammentreffen von K r y p t o r c h i s m u s und S c h w a c h s i n n, wie wir es in dem oben eingehend geschilderten Falle beschrieben, stellt, wenn auch keine regelmäßige, so doch auch keine vereinzelte, sondern ziemlich häufige P a r a l l e l e r s c h e i - n u n g z w i s c h e n g e n i t a l e m u n d p s y c h i s c h e m Infantilismus dar.

Als erster hat S t r o h m a y e r auf diese kongruente Hemmungs-

---

[1] B o u i n et A n c e l, Sur les variations dans le développement du tractus génital chez les animaux cryptorchides et leur cause. Bibl. anat. 13, 1904. — Sur la structure du testicule ectopique. Compt. rend. de l'assoc. des anat. 12, 1903. — Recherches sur la signification phys. et de path. gen., Nov. 1904. — Sur un cas d'hermaphrodisme glandulaire chez les mammifères. Compt. rend. des séances de la soc. de biol. 24. Dez. 1904. — Action de l'extrait de glande interstitielle du testicule sur le développement du skelette et des org. génitaux. Compt. rend. Ac. Sc. Paris 1906. 22. Janv. — La glande interstitielle du testicule chez le cheval. Arch. de zool. exp. et générale 1905. — La glande interstitielle du testicule et la défense de l'organisme I. Compt. rend. des séances de la soc. de biol. 1905. 25. Mars. — Sur un cas d'hermaphrodisme glandulaire chez les mammifères. Compt. rend. Soc. Biol. 57, 58.

[2] T a n d l e r und G r o ß, Die biologischen Grundlagen der sekundären Geschlechtscharaktere. Verlag Julius Springer 1913.

[3] F i n o t t i, Zur Pathologie und Therapie der Leistenhoden. Arch. f. klin. Chir. 1897.

bildung hingewiesen; neuerdings ist zu dieser Frage eine sehr wertvolle Arbeit von dem Oberarzt der Kgl. Landeserziehungsanstalt zu Chemnitz, Dr. Kellner[1]), unter dem Titel: „Hodenretention und Schwachsinn" erschienen. Er fand bei nicht weniger als 29,5% der geistig zurückgebliebenen Knaben Störungen des Deszensus.

Im einzelnen fanden sich unter 558 Knaben der Landeserziehungsanstalt, welche seit deren Eröffnung bis jetzt im Alter von 6—17 Jahren zur Aufnahme gelangten:

Kryptorchismus 54mal
Monorchismus 44mal
Leistenhoden beiderseits . . 30mal
Leistenhoden einseitig . . . 15mal
Unvollständiger Deszensus . 22mal
_____
.165mal.

Neben der Kleinheit der äußeren Genitalien und Störungen des Deszensus findet sich besonders häufig bei Infantilen Hypospadie. Schon vor vielen Jahren wies ich darauf hin, daß diese Hemmungsbildung oft mit mangelhafter Entwicklung der sekundären Geschlechtscharaktere namentlich des Kehlkopfs und der Behaarung vergesellschaftet ist.

Oft sind infantile Bildungen des Genitalapparates mit solchen des übrigen Körpers verbunden. Noch häufiger findet sich aber der somatische Infantilismus bei makroskopisch gut entwickeltem Genitalapparat; ja, es ist eine alte Beobachtung, daß wie Riesen meist relativ kleine, umgekehrt körperlich zurückgebliebene Menschen, Zwerge, Kretins und Bucklige verhältnismäßig große Membra und Skrota haben. Offenbar hängt dies mit dem polyglandulären Charakter des innersekretorischen Drüsensystems zusammen. Wie sich hier die Wechselbeziehungen im einzelnen abspielen, wissen wir nicht, möglicherweise ist es so, daß ein Überschuß von Hypophysensekret ein Minus von Hodensekret zur Folge hat, doch sind dies vorderhand nur Vermutungen.

Unter den Erscheinungen des körperlichen Infantilismus steht an erster Stelle ein ungewöhnlich jugendliches Aussehen, Vierzigjährige machen den Eindruck von Zwanzigjährigen. Es ist schwer, den kindlichen Gesichtsausdruck zu definieren oder zu beschreiben, den wir so oft bei Infantilen finden: eine gewisse Weichheit und Glattheit der Züge, eine gewisse Naivität und Unreife, die aber keineswegs mit Beschränktheit zusammenzufallen braucht, mischt sich mit einer aufgeweckten, freundlichen, frischen,

_____

[1]) Kellner, Hodenretention und Schwachsinn. Zeitschr. f. d. Erforsch. u. Behandl. d. jugendl. Schwachsinns Bd. 6. Verlag G. Fischer. Jena 1912.

nicht selten kecken Miene. Die meisten Infantilen lachen viel, sind läppisch, manche blicken aber auch ungewöhnlich finster. Das Altern tritt dabei meist unvermittelter, plötzlicher ein, wie bei ausgereiften Persönlichkeiten. Sehen wir den Mann, den wir mit 45 Jahren noch wie 25 aussehend fanden, nach wenigen Jahren wieder, so sind wir oft erstaunt, wie rasch und früh er gealtert ist.

Das Knochengerüst ist bei somatisch Infantilen vielfach zierlich, die einzelnen Knochen klein und dünn; im Röntgenbilde zeigt sich ein kindähnliches Persistieren der Epiphysenfugen; die inneren Organe sind proportional verkleinert, das kardiovaskuläre System ist hypoplastisch. Der Schädel ist wenn nicht hydrozephal · oder rachitisch verändert, meist klein. Der wahre Zwergwuchs ist eine extreme, wenn auch durchaus nicht die häufigste Form des körperlichen Infantilismus. Die Muskeln sind meist schwach und ziemlich schlaff. Sehr kindlich ist oft die Stimme, die Tonhöhe gleicht der von Knaben, die noch nicht mutiert haben, die Stimmfärbung ist weich. Das Lachen ist meist sehr hell. Sehr gering ist oft der Bartwuchs. Ich habe gegenwärtig einen 22jährigen Infantilen in Beobachtung, der noch keine Spur von Bartwuchs zeigt. Auch Körperbehaarung ist oft spärlich, vielfach überhaupt nicht vorhanden. Weibliche Infantile zeichnen sich durch schmales Becken, kleine Brüste und mangelndes Fettgewebe aus.

Da manchmal der ganze Organismus, nicht selten aber nur einzelne Organe und Funktionen den kindlichen Typus bewahren, können wir einen allgemeinen und teilweisen (generellen und partiellen) Infantilismus unterscheiden.

Die kindlichen Schriftzüge und ungelenken Bewegungen, die männlichen und weiblichen Infantilen oft eigentümlich sind, stellen einen Übergang zwischen körperlichem und psychischem Infantilismus dar.

Der psychische Infantilismus besteht darin, daß ein Individuum zeitlebens die seelische Art beibehält, wie wir sie normalerweise bei einem kleineren oder größeren Kinde vor oder während der Reifezeit finden. Dadurch ist eine gewisse Verwandtschaft zu leichteren Graden des Schwachsinns, der Debilität und Imbezillität gegeben, doch überwiegen bei weitem die Unterschiede. Es ist vielmehr das kindliche Gemüt, der kindliche Charakter, das kindliche Wesen und Urteil, ein gewisses kindliches oder auch kindisches Benehmen, das fortbesteht, während die Intelligenz viel weniger betroffen ist; ja diese ist oft recht gut, wenn auch·vielfach einseitig, ähnlich wie bei den im folgenden Kapitel zu besprechenden Wunderkindern, entwickelt. Hier ist auch an die schon oft geäußerte Erfahrung zu erinnern, daß Genies im Wesen und Aus-

sehen vielfach etwas auffallend Kindliches, Unbeholfenes an sich
haben.

Je nach dem Stehenbleiben auf frühkindlicher oder spätkind-
licher Stufe können wir von einer infantilen und juvenilen
Form des psychischen Infantilismus sprechen. Von den juvenilen
Typen entwirft Anton[6]), dem wir die beste Studie „über
geistigen Infantilismus" verdanken, folgende Beschreibung:
„Sie sind stets unselbständig, des Rates und der Anlehnung be-
dürftig. Das Gedächtnis und das Auffassungsvermögen ist gut erhalten. Die Aufmerksamkeit ist leicht eingestellt, aber flüchtig und
ohne Befähigung zu ausgiebiger Konzentration. Die Stimmungslage
ist meist heiter, aber in raschem Wechsel veränderlich; leicht ein-
geschüchtert und in Angst versetzt, durch die Stimmungen anderer
leicht induzierbar, meist gutartig, aber nach Kinderart egoistisch.
Wegen geringer Nachhaltigkeit der Affekte sind auch die Zuneigungen und Abneigungen sehr wechselnd. Die Urteilsleistungen
bringen es selten dahin, das Wesentliche, Wichtige vom Nebensäch-
lichen zu trennen; sie haften an den nächstliegenden, äußerlichen
Eindrücken; ihre Schlußbildungen sind häufig unlogisch.

Ihre Willensrichtung ist leicht ablenkbar; sie sind der Ein-
redung (Suggestion) sehr zugänglich und durch Nachahmungsimpulse
stark beherrscht, andererseits leicht voreingenommen, dann auch
unzugänglich gutem Rate, eigensinnig, besonders gegen nächste An-
gehörige — während der Fremde als solcher ihnen übermäßig im-
poniert. Sie bäumen sich mitunter auf gegen Bevormundung, doch
sind sie recht unvermögend zu eigenen, selbständigen Entschlüssen.

Der geistige Besitzstand und Bildungsschatz ist oft ganz respek-
tabel, doch sehr selten die Basis zu irgend einer eigenen Leistung.
Der Erwerb von Fertigkeiten ist oft ausgiebig, ja es sind Virtuosen-
und Künstlerleistungen möglich. Sie vermögen es sehr wohl, mit
anderen Menschen in Konnex zu treten, sind soziabel und engeren
Grenzen anpassungsfähig; gerne suchen sie Verkehr mit
viel jüngeren oder minderwertigen Genossen, oder
sie attachieren sich auch im späteren Leben nach
Kinderart an die Mutter. Auch die Art ihrer ganzen Lebens-
führung zeigt sich vielfach als Imitation. Die Motive ihres Handelns
entstammen momentanen Eindrücken oder sehr kurz blickenden Erwägungen; ihre Gefühlswerte sind vielfach an Tand
und irrelevante Dinge geknüpft. Sehr häufig besteht
gleichzeitig eine Neuropathie, ja die psychogenen und hypochondrischen Beschwerden sind meist alleiniger Anlaß zur ärztlichen
Evidenz."

---

[6]) G. Anton, Vier Vorträge über Entwicklungsstörungen beim Kinde. Über
geistigen Infantilismus S. 29.

Die i n f a n t i l e r e Form des Psychoinfantilismus ist von der Imbezillität und dem Idiotismus dadurch unterschieden, daß sie nicht, wie diese eine krankhaft abnormale Entwicklung, nicht eine Umartung des Gehirns darstellen, sondern ebenso wie die juvenile Form ein A u s b l e i b e n psychischer Weiterentwicklung. Mit Recht sagt A n t o n, es liegt ein kindlicher Psychomechanismus vor, aber ein Mechanismus der Gattung, wie er den Vollsinnigen eigen ist oder war, beim Schwachsinnigen liegt eine andere geistige Physiognomie vor, der den Vollsinnigen gemeinsame Psychomechanismus ist verzerrt, Aufmerksamkeit, Gedächtnis sind stumpfer, ungenauer, ihr Kombinationsvermögen viel mangelhafter. Perversionen und Echolalie, wie bei den Imbezillen, findet man bei den Infantilen nicht. Sehr hervortretend ist ihr Hang für Spiel und Tand.

. Ein gutes. Beispiel von P s y c h o i n f a n t i l i s m u s bietet der folgende, zur Zeit in meiner Beobachtung stehende Fall: H., Verkäufer in einem Modewarengeschäft, ist 24 Jahre alt. Trotzdem er ziemlich groß ist, macht er den E i n d r u c k e i n e s 16 j ä h r i g e n J u n g e n. Mimik und Gestik entsprechen völlig dieser Altersstufe. Er ist von kindlicher Fröhlichkeit, aber leicht verzagt und furchtsam, beispielsweise drückt ihn gegenwärtig die Angst nieder, er müsse ebenso wie seine Brüder, von denen nicht weniger als 9 im Felde stehen, Soldat werden. S e i n e S t i m m e g l e i c h t i n T o n h ö h e u n d M o d u l a t i o n e i n e r K n a b e n s t i m m e. Bartwuchs ist schwach. Über seine Neigungen schreibt er: „Ich liebe Bänder und Schleifen, auch Schmucksachen, besonders aber interessiere ich mich für Wäsche und sehe mir solche gern an, wenn sie sich in ganz sauberem, hübsch gebundenen, schön geordneten und mit etwas Parfüm angehauchten Zustande im Schrank befindet. Meine Wäsche ist stets in diesem Zustand und mit frisch grünen Bändern verziert vorzufinden. Immer bin ich hocherfreut, wenn ich meinen Wäscheschrank öffne und mir dieser liebe Anblick entgegenkommt." „Ich schwärme sehr für Blumen, und eine ganz besondere Liebhaberei von mir ist es, diese zu küssen oder aus halb geöffneten Rosen Wasser zu trinken. Meine Lieblingsblumen sind folgende: Schneeglöckchen, Himmelsschlüsselchen, Veilchen und das bescheidene Vergißmeinnicht." „Große Freude macht es mir, verschiedene Kleinigkeiten selbst zu nähen, wie Krawatten, Kissen und Sportmützen. Letzterer Gegenstand ist nicht ganz leicht eigenhändig ohne jegliche Anleitung herzustellen, aber es ist mir ganz gut gelungen, zwei Mützen zu arbeiten, die ich nun auch mit Vorliebe trage. Meine Mützen haben sogar hier in Berlin bei meinen Bekannten so Anklang gefunden, daß ich schon einige Bestellungen entgegengenommen habe. Meine anderen Brüder im Felde habe ich mit von mir angefertigten mit Daunen gefüllten Schlummerkissen versehen, die ihnen beim Emp-

fang eine sehr große Freude bereiteten und wohl auch ein nützlicher
Gegenstand für unsere armen Soldaten im Felde sind."

Sehr bezeichnend ist folgende Äußerung dieses Infantilen:
„Sehr gegen meine Geschmacksrichtung ist es, wenn ich mit dem
Wort ‚Herr' angerufen werde. Dann werde ich sofort von
nicht zufriedengestellter Stimmung überfallen und muß erst eine
Zeit ganz allein sein, bis ich wieder soweit hergestellt bin, um fröh-
licheren Mutes sein zu können. Da ich mich doch durchaus nicht
als die Erscheinung eines Herrn fühlen kann, ist es meine Absicht,
den nächsten neuen Anzug wieder mit kurzer Kniehose zu tragen,
damit mir die Anrede Herr weniger zugelegt wird."

Wir begegnen hier einem Symptom, das ich wiederholt bei
psychisch Infantilen gefunden habe und mir für ihre Eigenart besonders charakteristisch erscheint, der Abneigung, sich als Erwach-
sener zu fühlen und zu kleiden, verknüpft mit dem Drange,
sich kindlich, knabenhaft oder mädchenhaft zu geben
und anzuziehen. Das Entzücken dieser Infantilen sind die in
der Karnevalszeit gelegentlich veranstalteten Baby-Bälle, wo fast
alle Erwachsenen in kurzen Röcken und Hosen, viele Mädchen mit
Puppen im Arm, viele Herren mit Steckenpferden und anderem
Kinderspielzeug erscheinen.

In meiner Kasuistik findet sich der folgende Fall: M., 50 Jahre
alt, findet sich nur in Matrosenknabenanzügen glücklich. Er bildet sich dann ein, er wäre noch ein Junge von 12 Jahren.
Er zieht sich abends zu Hause einen Knabenanzug an,
von denen er sieben besitzt und setzt sich vor den
Spiegel; er ist dann geschlechtlich erregt, berührt aber nicht sein
Glied, „weil er dazu noch zu jung sei". Am liebsten spielt er
mit anderen Knaben Schule. Sonntag nachmittag geht er mit „den
anderen Jungen" nach den Rummelplätzen zum Karussellfahren und
Schaukeln. Er schenkt ihnen vorher Geld, dann kaufen sie sich zusammen Bonbons und Schokolade; sie spielen auch gern Ball. Auch
geht er mit den Knaben in die Volksbadeanstalt; er fühlt sich den
Jungen völlig gleichartig. „Willi und Kurt seien seine besten Freunde,
zu mir sagen sie Louis." Geschlechtliche Handlungen nimmt M. weder
mit Kindern, noch Erwachsenen vor. Wenn er sich Sonntags lange mit
seinen Kameraden herumgetummelt hat und den Abend zu Hause
dann in seinen Knabenanzügen verbringt, tritt öfter eine sexuelle
Entspannung ein, die ihn völlig zufriedenstellt.

Manche Infantile haben eine instinktive Abneigung gegen jedes
Haar an ihrem Körper. So steht gegenwärtig ein 41jähriger Infantiler in meiner Beobachtung, der sich an den Geschlechtsteilen
alle Haare abrasiert hat, ebenso an der Brust und in den Armhöhlen.
Ich besitze mehrere Bilder von ihm, auf denen er im Knabenanzug

mit kurzen Hosen, Wadenstrümpfen — auf die nackten Knie legt
er besonderes Gewicht — und Matrosenbluse mit freiem Hals dar-
gestellt ist. Er sieht auf diesen Bildern wie ein fünfzehnjähriger
Junge aus. Er ist verheiratet, kann aber mit seiner Frau nur sexuell
verkehren, wenn er sich zuvor als Knabe angekleidet hat. Seine
Frau, der dies anfänglich sehr zuwider war, hat sich schließlich
mit dieser „Narretei" abgefunden. Patient besitzt zwei Kinder (10
und 12 Jahre alt), mit denen er viel im Freien „nach Bubenart"
herumtollt. Im übrigen ist er Erbe einer sehr großen Fabrik, der
er erfolgreich vorsteht.

Ein ähnlicher Fall, der ein besonders markantes Beispiel von
psychischem und psychosexuellem Infantilismus bietet, ist in dem
folgenden von Burchard und mir ausgestellten Gutachten behandelt:

Der 40jährige Bierverleger R. K. ist von uns gemeinsam während mehrerer Monate
beobachtet, eingehend untersucht und wiederholt exploriert worden. Er hat ferner ein
umfangreiches Material in Form von Aufzeichnungen, Schreibübungen aller Art und
Bildern beschafft und uns zur Verfügung gestellt. An der Hand dieses in sich ge-
schlossenen und innerlich wahrscheinlichen Materials konnten wir uns über den Geisteszustand des K., insbesondere seine psychosexuelle Eigenart ein übereinstimmendes und
bestimmtes Urteil bilden, das wir im folgenden gutachtlich zum Ausdruck bringen.

K. ist am Todestage seines Vaters in ärmlichsten Verhältnissen geboren. — Über
die in der Familie vorgekommenen Krankheitsfälle und Belastungserscheinungen ist bei
dieser Sachlage naturgemäß relativ wenig zu ermitteln. Erwähnt sei, daß bei der Mutter
ein Bruchleiden vorliegt, daß zwei Geschwister bereits gestorben sind und daß ein
Onkel geisteskrank gewesen sein und einen ernsten Selbstmordversuch gemacht haben soll.

K. selbst war ein überaus kränkliches Kind, litt in den ersten Lebensjahren an
einer schweren Augenentzündung und bis zu dem 15. Jahre an Krampfanfällen, die,
der Schilderung nach, epileptischen Charakter getragen haben sollen.

K. war ein äußerst schlechter Schüler. Trotz seiner großen Anhänglichkeit an die
Mutter trat schon in frühen Kinderjahren, wenn er eben nicht an das Krankenlager
gefesselt war, bei ihm eine Neigung zu übermütigen Jungenstreichen deutlich zutage.
Auch weiß K. sich genau zu entsinnen, daß schon damals ein ihm — seiner eigentlichen Ursache nach, natürlich noch unklarer — Reiz für ihn darin lag, derartiger
Streiche wegen gezüchtigt zu werden oder auch nur darin, sich eventuelle
Züchtigungen vorzustellen. Mit 13 Jahren offenbarte sich die sexuelle Natur dieses Empfindens deutlicher, als K. eines Tages vom Lehrer auf das Gesäß geschlagen wurde, in der
darauffolgenden Nacht im Traume die gleiche Situation nochmals durchmachte und dabei
die erste mit lebhaftem Wollustgefühl verbundene Pollution hatte.

An dieses erste Zeichen beginnender Pubertät schlossen sich die übrigen Erscheinungen des Entwicklungsalters, Stimmwechsel, Bartwuchs und bewußtes Sexualempfinden,
an. Nach Abschluß der Geschlechtsreife war eine gewisse sexuelle Differenzierung bei
K. insofern eingetreten, als seine auf effektive Geschlechtsbetätigung zielenden Wünsche
und Neigungen auf erwachsene Personen weiblichen Geschlechts eingestellt waren. —
Diese in ihrer Richtung normale Sexualität konnte sich aber nicht zu voller Reife
entwickeln und mit der psychischen Individualität harmonisch verschmelzen, da diese
in allen ihren Fasern und Regungen eine kindliche blieb und
mit einem die ganze Persönlichkeit beherrschenden Drange,
Kind zu bleiben, auch der Sexualität den Stempel des bleibenden Infantilismus aufprägte und damit die Entfaltungs- und
Betätigungsmöglichkeit der normalen Sexualkomponente ver-

h i n d e r t e oder doch so weit abschwächte, daß es nie zu einer wirklich befriedigenden
normalgeschlechtlichen Entspannung kam.

Nur wenn das Bewußtsein und damit das in Wirklichkeit bestehende infantilistische
Seelenleben durch Alkoholwirkung in seinen Funktionen herabgesetzt war, gelang K.
in späteren Jahren bisweilen eine Annäherung an Personen weiblichen Geschlechts.
Doch blieb es auch dann nur bei unvollkommenen Versuchen sexuellen Verkehrs. Ein
solcher hat zu einer luetischen Infektion geführt, die eine längere Spritzkur erforderlich
machte und auf K.s ohnehin so gebrechliche nervöse Gesundheit und Widerstandsfähigkeit noch weiterhin schädigend einwirkte.

W i e   e r w ä h n t ,   b i l d e t e   d e r   W u n s c h   u n d   d i e   V o r s t e l l u n g ,   K i n d
z u   s e i n   u n d   a l s   K i n d   b e h a n d e l t   z u   w e r d e n ,   d a s   t r e i b e n d e   u n d   d i e
G e s a m t p e r s ö n l i c h k e i t   b e h e r r s c h e n d e   M o m e n t   i n   K . s   S e e l e n -
l e b e n .   Bereits dadurch, daß erotisches Lustgefühl und der erste Pollutionstraum sich
an eine Züchtigung in der Schule anschlossen, dokumentierte sich in gewissem Sinne
dieses infantilistische Empfinden in seiner sexuellen Bedeutung.

In welcher Weise es später die gesamte Sexualität durchdrang und beherrschte,
indem d a s   v ö l l i g e   A u f g e h e n   i n   d e r   R o l l e   e i n e s   K i n d e s   an sich geschlechtliche Entspannung bewirkte, werden wir bei der Schilderung des gegenwärtigen
Zustandes zu erörtern haben. In der Spätpubertät zeigten sich neben der damals bereits
vorherrschenden infantilistischen Komponente auch anderweitige Ansätze abnormen Ge-
schlechtsempfindens, namentlich darin, daß bei K. vorübergehend der Drang bestand,
Mädchenkleidung anzulegen.

K.s äußerer Lebensgang war ein mühseliger und schwieriger unter dem Drucke
der äußeren Umstände sowohl wie in Wechselwirkung mit den geschilderten Momenten
inneren Zwiespaltes. — Vom 17. bis 19. Lebensjahr war er Kuhhirt und hatte bei
dieser Beschäftigung besondere Gelegenheit, sich in sein geschlechtliches Phantasieleben einzuspinnen und dasselbe in einsamer Onanie zu betätigen. Später war er als
Hausdiener und Bierzapfer tätig und mußte — unter anderem häufiger Krankheiten
halber — vielfach die Stellung wechseln.

K. ist ein untersetzter, ziemlich kräftig gebauter Mann, an dem in Gesichtsausdruck und Haltung ständig e i n e   e i g e n a r t i g e   S c h ü c h t e r n h e i t   und
Zaghaftigkeit auffällt. Der Organbefund zeigt keine wesentlichen Abweichungen
von der Norm. Dagegen ist in der niedrigen, bei der geringsten Denkarbeit stark
gefurchten Stirn, in dem Mißverhältnis zwischen Hirn- und Gesichtsschädel,
der asymmetrischen Gesichtsbildung und dem wenig differenzierten Bau der ungleich
gestellten Ohren ein degenerativer Typus ausgeprägt. Von nervösen Erscheinungen
fällt eine — auf lebhafter Gefäßerregbarkeit beruhende — Neigung zum Erröten und
Erblassen neben gesteigerter Erregbarkeit der Sehnenreflexe besonders auf.

D e r   p s y c h i s c h e   B e f u n d   b i e t e t   a u f   a l l e n   G e b i e t e n   d a s   B i l d
v o l l k o m m e n e r   K i n d l i c h k e i t   u n d   m a n g e l n d e r   R e i f e .

Alle Interessen K.s drehen sich um den Angelpunkt dieser kindlichen Einstellung:
A u s   K i n d e r b ü c h e r n ,   M ä r c h e n   und F a b e l n   e i n f a c h s t e r   A r t   deckt
e r   s e i n e n   g e i s t i g e n   B e d a r f ,   zu Weihnachten füllt er einen langen Wunsch-
zettel aus, in dem er neben S p i e l s a c h e n   aller Art, Soldaten, Reifen, Ballspiel usw.
sich erbittet, wöchentlich einmal „ins Kino geführt zu werden", und auch äußerlich
g a n z   a l s   K n a b e   g e k l e i d e t   g e h e n   z u   k ö n n e n   u n d   a l s   s o l c h e r   b e -
h a n d e l t   z u   w e r d e n ,   i s t   I n h a l t   u n d   Z i e l   aller persönlichen Wünsche des
42jährigen Menschen. Ihm selbst ist nicht bewußt, wie stark sein sexuelles Empfinden
in dieser infantilistischen Gesamtindividualität begründet und mit ihr verflochten ist.

Im Umgange mit Knaben und namentlich in dem Gefühl, auch diesen noch unter-
geordnet, gewissermaßen kindlicher als die Kinder zu sein, findet seine Sexualität
a u c h   o h n e   w i r k l i c h e   g e s c h l e c h t l i c h e   B e t ä t i g u n g   ihre Entspannung.
Hieraus erklärt sich der Genuß, den er darin findet, s e i n e   ä u ß e r s t   m a n g e l -
h a f t e n   S c h r e i b ü b u n g e n   v o n   K n a b e n   k o r r i g i e r e n   und sich der darin
enthaltenen Fehler halber zurechtweisen und eventuell züchtigen zu lassen.

Zisvestitismus eines psychosexuellen Infantilen

19

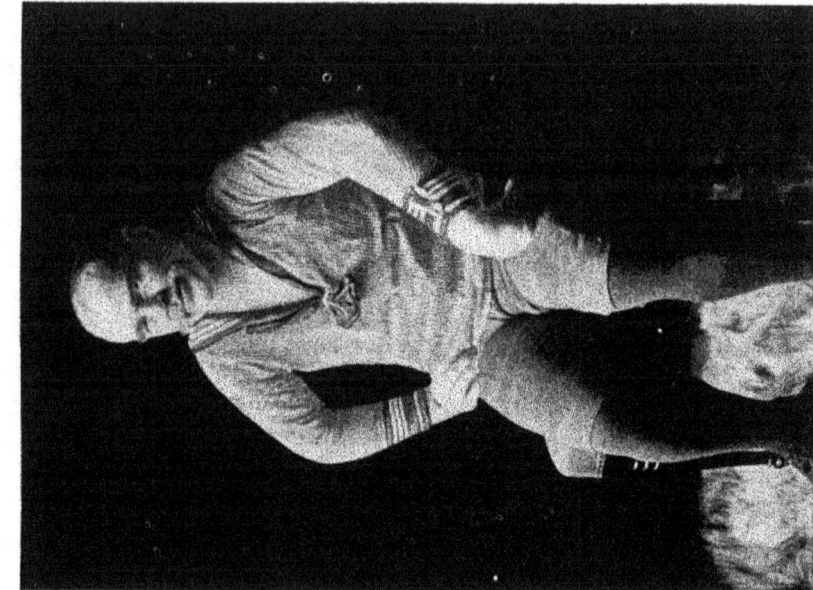

18

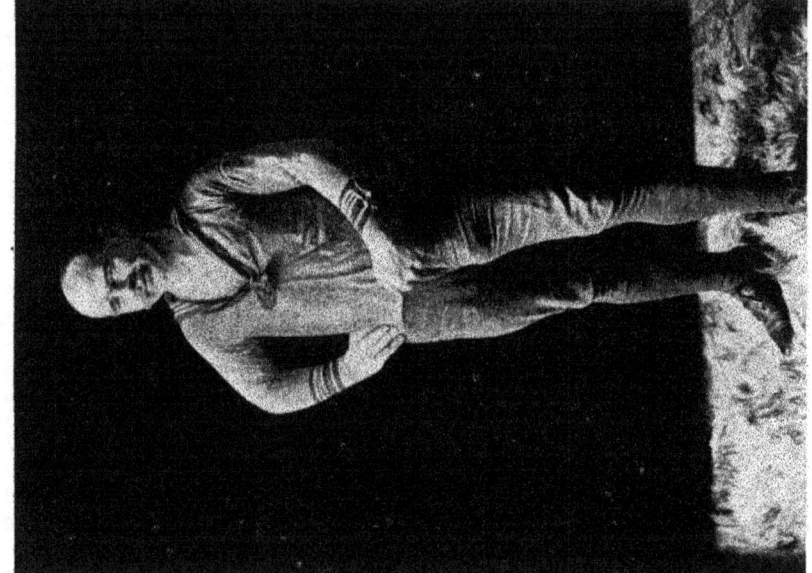

Abgesehen von dem mangelhaft entwickelten Intellekt in seiner Armut an Begriffen und Vorstellungen, an Verständnis und Urteilsfähigkeit, entspricht auch das labile Gefühlsleben in seiner Weichheit und Empfänglichkeit den rasch ausgelösten und wechselnden oberflächlichen Affektäußerungen und der gering entwickelten Willenstätigkeit, dem Mangel an Initiative und Energie, diesem so eigenartigen aber doch in sich harmonischen Bilde völliger Kindlichkeit. Wir besitzen von ihm Photographien, die ihn in Knabenkleidern zeigen. (Tafel IX.)

Gutachten: Die Gesamtindividualität des Herrn K. bietet ein Bild von seltsamer und charakteristischer Eigenart. Es handelt sich um einen geradezu klassischen Fall von psychosexuellem Infantilismus. — Trotzdem K.s äußere Geschlechtsorgane normal entwickelt sind, blieb er in seinem Fühlen und Empfinden völlig Kind. Da seine psychische Sexualität zu keiner harmonischen Reife und zu keiner dem Lebensalter entsprechenden Einstellung auf ein erwachsenes Sexualobjekt, bzw. nur zu ganz rudimentären Ansätzen einer solchen gelangte, verschmolz sie mit den Vorstellungen und Impulsen, welche bereits von frühester Kindheit an sein Triebleben beherrscht und bestimmt hatten. — Die Äußerungen des Sexualtriebes („Schulespielen“) sind an sich durchaus harmlose Kinderspiele, deren erotische Qualität nur für K.s subjektives Empfinden vorhanden ist und den Partnern völlig verborgen bleibt; sie können — objektiv bewertet — nicht als sexuelle Akte angesehen werden, sind es aber gleichwohl subjektiv infolge der abnormen kindlichen Vorstellungs- und Gefühlswelt des K. Diese tritt uns nun aber nicht nur in dem veränderten geschlechtlichen Benehmen entgegen und läßt die betreffenden sexuellen Akte demgemäß nicht etwa als isolierte Äußerungen geschlechtlicher Perversität erscheinen; sie beherrscht vielmehr sein seelisches Leben in allen seinen Regungen völlig. Er fühlt sich als Kind und will Kind mit Kindern sein.

Dem entspricht auch sein ununterdrückbarer Trieb, dies auch äußerlich dadurch zu dokumentieren, daß er selbst die Kleidung der Altersstufe trägt, die sein seelischer Zustand verkörpert. Dieser Drang, einem abnormen Altersempfinden in der Kleidung Ausdruck zu geben, ist wissenschaftlich als Zisvestitismus zu bezeichnen und dem bekannteren Transvestitismus (erotischen Verkleidungstrieb) innerlich verwandt.

Der Kontrast, in dem sein wirkliches zu diesem von ihm empfundenen Wesen steht, ruft das Verlangen hervor, dem letzteren dadurch, daß er sich seinen kindlichen Spielgefährten unterordnet, verstärkten Ausdruck zu geben, und begegnet sich darin mit der masochistischen Komponente, die der Art des sexuellen Fühlens entsprechender Weise eigen ist. — Wie völlig K. von dem Gefühl eigener Kindlichkeit beherrscht wird, geht am deutlichsten aus seiner eigenen naiven Schilderung der Art seines Umgangs mit Schulkindern hervor.

Eine so völlige Umwandlung der gesamten geistigen Persönlichkeit, bzw. ihre Verschiebung auf eine zurückliegende Altersstufe ist, wenn irgend etwas, als eine krankhafte Störung der Geistestätigkeit anzusehen, und Handlungen, welche auf dieser Basis wurzeln, können im Sinne des § 51 als der freien Willensbestimmung entzogen erachtet werden.

Demgemäß geht unser Gutachten dahin, daß bei Herrn K. zur Zeit der ihm zur Last gelegten sexuellen Delikte ein Zustand krankhafter Störung der Geistestätigkeit vorlag, der seine freie Willensbestimmung für dieselben im Sinne des § 51 ausschloß.

Wir haben uns mit den letztgeschilderten Fällen bereits beträchtlich der vierten Gruppe der Infantilismen, dem psychosexuellen Infantilismus genähert. Er ist dadurch gekennzeichnet, daß ein Individuum bezüglich der Äußerungen seiner Sexualität auf einer mehr oder weniger kindlichen Stufe stehen bleibt. Wir haben uns dabei weniger an das zu

halten, was bislang in sehr wenig zuverlässiger Weise über das sogenannte Sexualleben des Kindes ermittelt ist, als an die Tatsache,
daß die sexuelle Reizquelle bei dem sexuell zurückgebliebenen, nicht wie bei dem ausgereiften Menschen eine erwachsene
Person zu sein pflegt, sondern ein Kind, ferner, daß die Be-
tätigungsweise an diesen wesentlich eine spielerische
ist und vor allem, daß der Träger der sexuellen Empfindung und Verüber des Delikts sich selbst mehr oder weniger in-
fantil fühlt und benimmt. Auch hier — und darin liegt die Haupt-
schwierigkeit scharfer Sichtung — ist der Symptomenkomplex nicht
immer vollständig vorhanden oder nachweisbar.

So gibt es psychosexuelle Infantile, die nicht Kinder,
sondern im Gegenteil Greise lieben. Mit gutem Grunde sagt Julius-
burger⁰): „Das Gegenstück der Pädophilie, die Gerontophilie, ist
gleichfalls aufzufassen als der Ausdruck bleibender infantiler
Fixierung auf ältere Individuen." Ich habe wiederholt ausgesprochen infantile Leute gesehen, die in der Mitte der zwanzig zu
Greisinnen in Liebe entbrannten und sie auch ehelichten. So heiratete
ein 22jähriger Ingenieur eine kinderreiche Witwe von 63 Jahren,
ein 19jähriger Arbeiter eine 55jährige Matrone aus Liebe. Ein
anderer Infantiler — er ist einseitiger Kryptorchist — berichtete,
daß ihm beim Onanieren stets das Bild seiner Großmutter vor-
schwebe.

Auch in gewissen Formen des später abzuhandelnden Masochismus steckt viel Infantiles. Jede erfahrene Spezialistin auf maso-
chistischem Gebiet weiß zu berichten, daß zu ihren Hauptkunden
Männer zählen, mit denen sie Schule spielen muß, sie wollen von
ihr als der Erzieherin wie Schulknaben behandelt werden, man
soll ihnen Rechenaufgaben geben, die sie auf einer Schiefertafel
oder in einem Schreibheft lösen, sie zurechtweisen, in die Ecke
stellen, mit einem Rohrstöckchen züchtigen.

Einen typischen Fall dieser Art des Infantilismus will ich
aus meinem kasuistischen Material als Beispiel anführen: G., aus
einer Juristenfamilie, hat selbst Jura studiert, jedoch keine Prüfung
abgelegt. Er ist jetzt mit 36 Jahren Bureaubeamter mit einem Gehalt
von 100 Mark. Dabei ist er von großer geistiger Regsamkeit, nur
fehlt ihm der Wille und die Geduld, sich in eine gesteckte Aufgabe
mit ruhiger Gewissenhaftigkeit zu vertiefen. Körperlich macht er
den Eindruck eines hochaufgeschossenen Primaners von 18 Jahren,
während er in Wirklichkeit doppelt so alt ist. G. gibt an, er
fühle sich wie 16 Jahre, namentlich in Gesellschaft ihm sympathischer
älterer Frauen; in seinen Aufzeichnungen heißt es: „Ich brauche

---

⁰) Otto Juliusburger: Zur Lehre von psychosexuellem Infantilismus (Para-
thymie, regressive Psychopathie). Zeitschr. f. Sexualw. Bd. 1, H. 5, S. 198 ff.

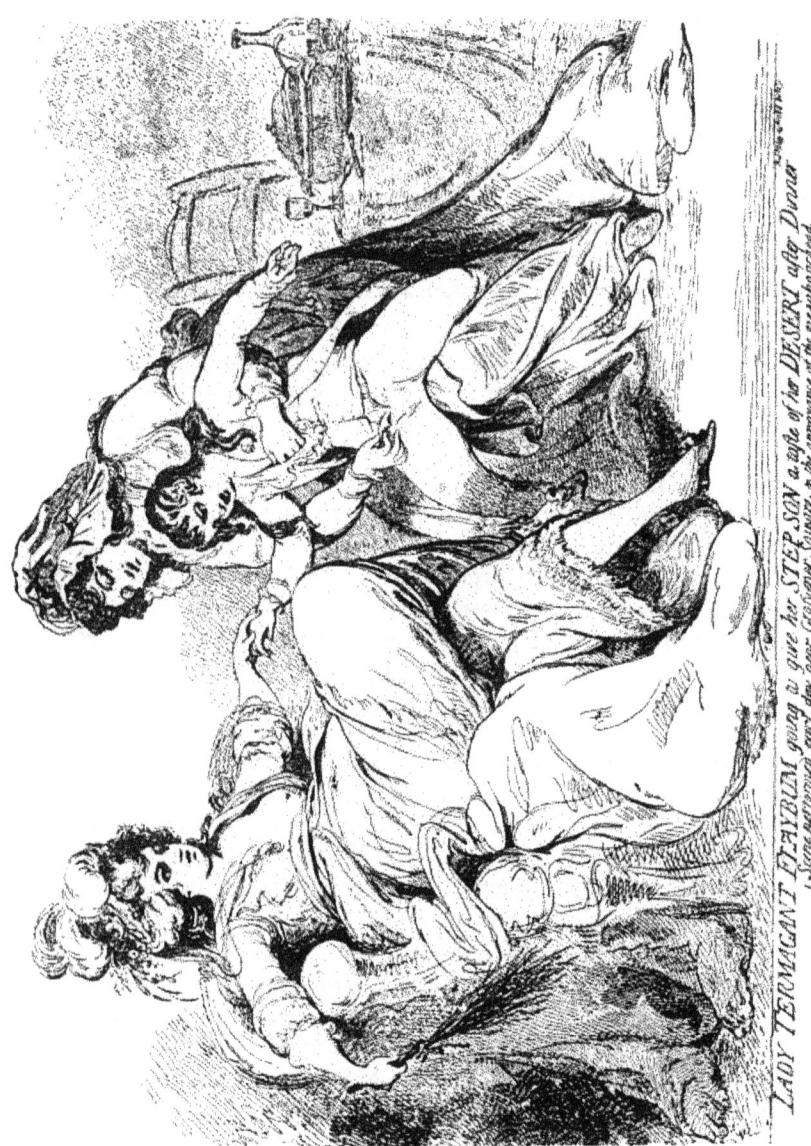

20

LADY TERMAGANT FLAYBUM going to give her STEP SON a taste of her DESERT after Dinner.
(Scene performed every day near Grosvenor Square to the annoyance of the neighbourhood.

Die „gestrenge Lady" hält in der rechten Hand eine Rute, um dem ihr zugeführten Knaben eine körperliche Züchtigung zu verabreichen (vgl. Text Seite 49).

Hirschfeld, Sexualpathologie. I.

A. Marcus & E. Webers Verlag, Bonn.

eine Frau, die in mir einen 16jährigen Jungen sieht, der eigensinnig, launisch und verwöhnt ist und den sie erziehen muß. Sie wird am stärksten wirken, wenn sie meine erotische Phantasie benutzt, um ihr Ziel zu erreichen. Ich bin zum Beispiel auf einem Spaziergang eigensinnig; wenn sie mir die Züchtigung, die ich erhalten werde, möglichst plastisch ausmalt, so bin ich im wahrsten Sinne des Wortes fasziniert. Ein gleiches Empfinden erwacht in mir, wenn ich mich vor ihren Augen entkleiden muß, während sie selbst in Straßentoilette vor mir sitzt." Ein anderes Mal schreibt er: „Ich möchte Schulaufgaben machen, die ich durch Schreibfehler, Unaufmerksamkeit usw. so schlecht mache, daß ich von einer Frau Strafe bekommen muß. Diese wird in Ohrfeigen und Androhung von Schlägen auf das entblößte Gesäß bestehen. Hierbei spielt das Gebrauchen von Worten wie ‚Hiebe, Striemen, Popo' usw. eine große Rolle. Es ist mir unmöglich, die Erzieherin, wenn sie solche Worte gebraucht, anzusehen. Vor allem muß sie mir das typische Knabenlaster, die Onanie verbieten. Sie selbst darf und soll das bei mir tun!"

G. besitzt eine große Sammlung von Bildern und Zeichnungen, auf denen Knaben und Jünglinge von Frauen gezüchtigt werden; die meisten sind englischen Ursprungs. Ich füge eines als Probe bei (Tafel X). Außer dem Drange von einer Frau als Schuljunge behandelt zu werden, leidet G. noch an einer andern seltsamen Zwangsvorstellung, von der er sich, trotzdem er ihre Lächerlichkeit einsieht, nicht loslösen kann, nämlich ein Pferd zu sein „aber nicht", wie er hinzufügt, „ein edles Rassepferd, sondern ein kümmerlicher Karrengaul, den eine Frau kutschiert". Seit es im Kriege so viele „weibliche Kutscher" gibt, fühlt er sich in seiner Erotik stark gesteigert. „Die weiblichen Kutscher", schreibt er, „wirken auf mich sehr stark erregend; wenn ich sie sehe, möchte ich gar zu gern ein ehemals kräftiges, durch die Frau nun abgewirtschaftetes Lastpferd sein."

In eine verwandte Masochistengruppe gehören auch die Infantilen, welche Mama-Briefe schreiben, überhaupt in der Geliebten ihre Mutter, nicht etwa die Mutter ihrer Kinder sehen und sie dementsprechend bezeichnen. Das klassische Beispiel dieser Gruppe ist der genialisch-infantile J. J. Rousseau.

In den zahlreichen von Masochisten für Masochisten geschriebenen Romanen finden sich oft Schilderungen dieser infantilen Perversion. Ich entnehme ein Beispiel für viele der in diesen Kreisen sehr geschätzten englischen Lebensbeschreibung von Julian Robinson[7]). Als dieser eines Tages mit Gertrude, seiner Ge-

---

[7]) Weiberherrschaft. Die Geschichte der körperlichen und der seelischen Erlebnisse des Julian Robinson, nachmaligem Viscount Ladywood. Von ihm aufgezeichnet zu

liebten, zusammen ist, verspürt er ein kleines Bedürfnis. Der Vorgang, der sich infolgedessen zwischen beiden abspielt, wird nun in dem Roman wie folgt geschildert:

„Ach, Mama", sagte ich, „bitte, bitte, ich weiß nicht, wie ich es dir beibringen soll, aber ich möchte zuerst noch etwas erledigen." „Du mußt mir es genau sagen!" „Ich kann nicht!" „Du mußt." „Nun denn, schon seit dem Gabelfrühstück, schon die ganze Zeit im Eisenbahnzug konnte ich nicht hinausgehen, und auch hier fand ich keine Gelegenheit dazu." Es ist so schrecklich, einem Weibe das sagen zu müssen. „Ich kann mir schon denken, was du meinst," sagte Gertrude schelmisch, „das kleine Baby will über das Töpfchen gehalten werden." „Ja", sagte ich errötend. „Nun dann sage: Bitte, Mama, darf ich aufs Töpfchen, bevor du mich bestrafst?" „Ach Gertrude!" ruft Julian aus. „Gertrude?" erwidert diese, „mein Herr, was gestatten Sie sich?" „Ach, bitte, Mama!" verbessert sich Julian, „ich wollte dich ja nur bitten, mir zu erlassen, daß ich den Satz sage." „Du m u ß t ihn sagen, wenn du auf die Seite gehen willst, oder du darfst nicht. Du hast die Wahl." „Und ich m u ß t e meiner schönen Viviana die garstigen Worte sagen" — schließt Julian Robinson seine Erzählung — „verschämt verbarg ich dabei mein Gesicht, was ihr wunderbares Vergnügen zu bereiten schien. Ich muß aber sehr natürlich und anziehend ausgeschaut haben, denn sie küßte mich." In so seltsamen Vorstellungen gefällt sich die üppige Phantasie dieser Infantilen, die sich dem Weibe gegenüber a l s K i n d fühlen.

Denn daß derartige Erzählungen wirklich dem Leben entnommen sind, habe ich aus spontanen Mitteilungen von Leuten ersehen, die niemals Schilderungen wie die des Julian Robinson zu Gesicht bekommen haben. So beschäftigte mich vor einiger Zeit der Fall eines jungen Offiziers, der eine schwere Granaterschütterung im Felde davongetragen hatte. Vor allem litt er seitdem an einem heftigen Tic convulsiv. Außerdem gab dieser Patient an, daß er bereits früher vielfach sexuelle Zwangsvorstellungen gehabt hätte, die er aber immer leicht wieder verscheuchen konnte. Seit seiner Verletzung im Kriege sei er dazu nicht mehr imstande. Er würde fortwährend von sehr peinlichen S e x u a l v o r s t e l l u n g e n beherrscht und könne sich ihrer nicht mehr erwehren. Diese Vorstellungen trugen einen ganz i n f a n t i l e n Charakter; er gibt von ihnen folgende Beschreibung: „Die stärksten erotischen Gefühle werden in mir ausgelöst, wenn ich sehe, wie kleine Kinder, insonderheit Knaben, v o n K i n d e r m ä d c h e n a b g e h a l t e n werden. Es gewährt mir den höchsten Reiz, mich an die Stelle des so verwarteten Kindes

einer Zeit, wo er unter dem Pantoffel stand. Erste und vollständige Übertragung aus dem Englischen von Erich Berini-Bell. Privatdruck. Leipzig 1909.

zu versetzen. Auch erregt es mich, wenn solche Kinder auf das entblößte Gesäß geschlagen werden. Ich selber könnte Kindern gegenüber n i e aktiv werden; schon der Gedanke daran ruft Unbehagen
und Übelkeit in mir hervor; alle meine Gefühle verstehen sich nur
in der Eigenschaft als passiver Zuschauer. Leider sind dies die
schönsten Gefühle, die ich seit meiner Verwundung kenne. Immer
wieder suche ich die Plätze auf, wo Kindermädchen sich in der geschilderten Weise den Kleinen widmen, stumm hefte ich meine
Blicke auf das Kindermädchen, daß das Kind sein Bedürfnis verrichten läßt. Ich bekomme dabei geschlechtliche Erregungen und
befriedige mich dann später daheim in der Erinnerung daran.“
Weiter berichtet Patient: Redensarten, die mich besonders aufregen,
sind: „Willst du wohl artig sein!?“ „Soll ich die Rute holen.“ „Soll
Fräulein haue, haue machen?“ „Willst du jetzt brav sein, du un-
gezogener Junge du?“ „Versprich das!“ „So, komm, nun sei wieder
lieb und gib Küßchen.“ Patient, der 25 Jahre alt ist, teilt auch
noch mit, daß er gern Knabenkleidung trägt, am liebsten würde er
als Kadett — er ist im Kadettenkorps erzogen worden — gehen.

Immerhin stellen nach meiner Erfahrung Fälle von psychosexuellem Infantilismus wie die letztgeschilderten S e l t e n h e i t e n
dar; die Mehrzahl der sexuell Infantilen ist nicht auf Personen vor-
geschrittenen Alters eingestellt, sondern ist pädophil.

K r a f f t - E h i n g, dem wir auch auf diesem Gebiet grundlegende Forschungen verdanken, meint, daß man die „P a e d o-
p h i l i a e r o t i c a“ als krankhafte Perversion und nicht als Perversität, also als Krankheit, nicht als Laster, erachten muß, wenn
ihr folgende v i e r Züge gemeinsam seien:

1. Es handelt sich um b e l a s t e t e Individuen.

2. Die Neigung zu unreifen Personen des anderen Geschlechtes
erscheint p r i m ä r (im Gegensatz zum Wüstling); die bezüglichen
Vorstellungen sind in abnormer Weise und zudem mächtig von Lustgefühlen betont.

3. Die d e l i k t u ö s e n Akte bestehen in b l o ß e r u n z ü c h-
t i g e r B e t a s t u n g und Onanisierung der Opfer. Gleichwohl führen
sie zur Befriedigung des Betreffenden, selbst wenn er dabei nicht
zur Ejakulation gelangt.

4. Die Pädophilen sind u n e r r e g b a r durch sexuelle Reize des
erwachsenen Individuums, an welchem der Koitus nur faute de
mieux und ohne seelische Befriedigung vollzogen wird.

Erweitern wir den ersten Punkt dahin, daß sich die erbliche Belastung bei Pädophilen sehr häufig im Sinne eines psychischen, soma-
tischen oder genitalen Infantilismus äußert, so können wir die v i e r
Krafft-Ebingschen Leitsätze auch heute noch · für den psychosexuellen Infantilismus als p a t h o g n o m i s c h ansehen.

4*

Ich will dafür aus meinem Material einige gute Beispiele beibringen:

M., 29 Jahre alt, Musiker, hat bisher noch nicht die Gerichte beschäftigt. Ein zwei Jahre älterer Bruder, Bäcker von Beruf, verbüßt zur Zeit wegen Unzucht an kleinen Mädchen im Rückfall eine fünfjährige Zuchthausstrafe. Der dritte der Brüder ist Lehrer. Die einzige Schwester ist Quartalstrinkerin und der Prostitution verfallen. Die Eltern sind geschieden. „Meine Mutter" — schreibt M. — „ist gesund, sehr gut und hat uns Kinder immer zum Guten und zu Gott angehalten. Aber der Vater war ein schwerer Säufer, stammt aus einer alten Trinkerfamilie, die Brüder, wie auch der Vater des Vaters starben als Vagabunden, zwei im Straßengraben, einer hängte sich auf; der Urgroßvater, ein Pastor, soll sich infolge einer unglücklichen Ehe dem Trunk ergeben haben." Der Vater unseres M. soll schon als Junge von 15 Jahren viel Schnaps getrunken haben. Wie die Mutter erzählt, ließ sie sich von dem Vater scheiden, weil er fast nie nüchtern und im Trunk „sehr tobsüchtig" war. Einmal habe er eine Geige, sein einziges Handwerkszeug, mit dem er sich auf Höfen spielend spärlich ernährte, „vor Wut in tausend Stücke geschlagen", auch habe er, wie die Mutter sagt, immer mit dem Messer nach Pferden gestochen. M. zeigt viele Degenerationszeichen: Vogelschädel von kaum 50 cm Umfang, Ohr- und Zahnmißbildungen, Abnormitäten in der Entwicklung der Finger, schwacher Bartwuchs, Hypospadie, sehr jugendliches Aussehen; man könnte ihn auf 17 Jahre schätzen. Er ist von gutartig kindlichem Wesen, in seinem Benehmen von grotesker Servilität und übertriebener Wichtigkeit. Er ist leicht betrübt und rasch getröstet, oft unmotiviert heiter. Daß er nicht unintelligent ist, wenn auch ziemlich verschroben, zeigen seine Aufzeichnungen, aus denen einige sehr bezeichnende Stellen, die sich auf sein sexuelles Empfinden beziehen, hervorgehoben seien:

„Der Unterschied zwischen einem Schulmädchen und einem erwachsenen Weibe war für mich von jeher ein derartig gewaltiger, wie man ihn sich kaum vorzustellen vermag. Diese wundervollen, entzückenden, herrlichen, zarten Formen der Schulmädchen, ihr ganzer, von Naturschönheiten strotzender Körper, die schöne, frische Sprache, der Duft, welcher ihnen eigen ist, und dann diese dicken, plumpen, großspurigen, klobigen Formen des Weibes, ihr voller, massiver Eindruck! Sind denn die Normalen blind, daß sie den Abstand nicht wahrnehmen? Ein Finger oder ein Ohr eines neunjährigen Mädchens reizt mich mehr als mehrere erwachsene, meinetwegen nackte Weiber."·

„Den Drang zu einem Schulmädchen, welchen ich auf Grund der Kulturgesetze nicht befriedigen kann, suchte ich bisher dadurch nach Möglichkeit auszugleichen, daß ich, ein solches Mädchen in meiner Nähe habend, sie sehend oder auch an der Hand, am Hals oder am Bein anfassend in ganz unauffälliger Weise onanierte, ohne daß das Mädchen etwas merkte. Nach solcher Onanie in Gegenwart des Mädchens verspürte ich ein wunderbares ‚Gehobensein‘, eine Leichtigkeit, etwas so Frisches, Munteres und außerordentlich Harmonisches in meinem ganzen Menschen, wie ich es bei einer Erwachsenen nimmer verspürte und auch nie verspüren werde. Nach dieser Onanie blieb ich mehrere Wochen ganz befriedigt, und das erwachsene Weib ekelte mich außerordentlich an.“

„Nun habe ich folgendes experimentiert. Ich habe mich mit dem Hemde, den Strümpfen, dem Beinkleid eines Schulmädchens zu Bett gelegt oder mich in ihrer sonstigen Bekleidung mit Stiefeln und Hut aufgehalten; dann verspürte ich ganz deutlich eine starke sinnliche Erregung. Ich onanierte in den Sachen und war dann ganz beruhigt und blieb nach solcher Onanie mehrere Wochen hindurch vollkommen befriedigt.“

Patient setzt dann in sehr naiver Weise auseinander, daß das erwachsene Weib schuld daran ist, daß man Schulmädchen nicht lieben darf, weil sich „infolge ihrer Minderwertigkeit unter dem Deckmantel der Moral die gründlichste Eifersucht gegen Schulmädchen verbirgt“, wobei er in bezeichnender Weise an das M ä r - c h e n von Schneewittchen anknüpft. Er sagt:

„Schon im ‚Schneewittchenmärchen‘ wird jung und alt gezeigt, wie eine eifersüchtige Person, und noch dazu die eigene Mutter, nach dem Leben eines bildschönen Schulmädchens trachtet. ‚Du Ausbund von Schönheit!‘, ruft die auf Schneewittchen eifersüchtige Frau entrüstet dem ihr ihre Häßlichkeit klarmachenden Spiegel zu, und so pflegt heute das erwachsene, an Leib und Seele häßliche Weib, obgleich sie die Schönheit der Natur im Schulmädchen wiedergespiegelt sieht, unter der Maske ‚ihrer Moral‘ aber im stillen ‚du Ausbund von Schönheit!‘ ausrufend, wegen des Schulmädchen- und Backfischliebhabers die Polizei zu holen! Ganz gewiß muß nach wie vor eine Gesetzgebung dafür sorgen, daß das arme unschuldige, seines Weges kommende Kind nicht das Opfer eines Lüstlings und Vergewaltigers wird. Ganz gewiß! Aber wie kann mir jemand meine von der Natur erlaubte und bestimmte Liebelei mit einem Schulmädchen verwehren, zumal dieses Mädchen bei mir ein ausgezeichnetes Leben führen würde, wenn noch womöglich die mich denunzierenden Weiber als treulose Bräute und treulose Frauen ihr venerisches Gift verbreitend auf mich unter der Maske der Moral ihr Gift der Eifersucht auszuschütten suchen, jenes Gift, welches die von der Königin gesandte Krämerfrau in einem schönen Apfel verborgen dem Schneewittchen überreichte!“

Er fährt dann weiter fort:

„Da sitze ich nun so öfter im Kaffeehause bei den Klängen des Orchesters oder auch im sausenden D-Zuge, wobei sich in meiner Erregtheit und Spannung sowohl durch gute Musik als auch durch das schnelle Fahren der Bahn ein Ausgleich abspielt. Ich kann auf diese Weise meine Unruhe, welche durch die Abwesenheit meines Schulmädchens verursacht wird, wenigstens einigermaßen betäuben. Aber doch nur bis zu einem gewissen Grade. Denn wie vermisse ich trotz dieser Musik- und Fahrablenkung besonders auf den schönen Schnellzugsreisen und im gemütlichen Kaffeehause mein Schulmädchen! Dieses vermisse ich schmerzlich, und all die von mir gehaßten erwachsenen ‚geschminkten und gepuderten‘ Frauenzimmer sitzen um einen herum! Es ist für mich geradezu eine Ironie, bei den Klängen des Liedes ‚Puppchen‘ nach diesen alten ‚verlogenen und verbogenen‘ Weibsbildern zu ‚schmunzeln‘, während das wirkliche ‚Puppchen‘, das Schulmädchen, schon lange süß schlummert! Ein recht guter Beweis, daß meine Freude an den Schulmädchen nichts mit ‚Hirngespinsten‘ und sogenannter leerer, vielleicht auf Bekleidung beruhender Suggestion zu tun hat, wurde mir auf Bühnen erbracht, bei welchen erwachsene Weiber als Schulmädchen verkleidet in offenen Haaren, kurzen Röcken und Wadenstrümpfen auf der Bildfläche erschienen. Hier sah man deutlich nichts wie gemeine, geschminkte Gesichter, häßliche, plumpe Formen, so vor allem schon die scheußlichen, klobigen Arme und Hände und auch scheußliche, beinahe ‚männliche‘ Waden! Man kann dabei so recht sehen, wie die Echtheit, Schönheit und Harmonie der Natur mit aller Kunst und mit allem Raffinement nicht nachgeahmt oder gar ersetzt werden kann!“

Wir sehen in diesem Falle alle oben angeführten vier Punkte: starke erbliche Belastung, primäre Neigung zu unreifen Personen, Unerregbarkeit durch sexuelle Reize des erwachsenen Weibes, Neigung zu spielerischer sexueller Betastung deutlich ausgesprochen.

Die gleiche Symptomatologie findet sich auch in dem folgenden Falle eines noch in den Entwicklungsjahren befindlichen Pädophilen. Trotzdem er einer sehr frommen christlichen Gemeinschaft angehört (Methodistenkirche), kam er bereits mit 15 Jahren vor Gericht, weil er ein kleines Mädchen in den Hausflur gelockt und unzüchtig berührt hatte. Freigesprochen trat er dem Keuschheitsbunde vom „weißen Kreuz“ bei, wurde aber mit 17 Jahren rückfällig. Aus dem folgenden Gutachten, das ich über ihn erstattete, geht die Schwere der ererbten psychopathischen Konstitution hervor sowie der hohe Grad seiner psychischen und sexuellen Unreife. Mit meinem Mit-

gutachter gelangte ich infolgedessen zu dem Schluß, daß der Angeklagte nicht nur infolge krankhafter Störung der Geistestätigkeit
der freien Willensbestimmung ermangelte, sondern überhaupt nicht
die erforderliche Einsicht besäße, um die Strafbarkeit seines Handelns zu erkennen. Wir hielten also die Voraussetzungen des § 51[8])
und des § 56 RStGB.[8]) für gegeben.

Unser Gutachten lautete:

„Der am 3. Dezember 1896 geborene jetzt 17 Jahre alte Kauf-
mannslehrling Emil H. ist während der letzten drei Wochen von
uns beobachtet worden. Neben eingehenden Untersuchungen und
Explorationen des H. selbst haben wir wiederholte ausführliche Be-
sprechungen mit seiner Mutter und seinem Pflegevater gehabt, um
uns ein möglichst klares Bild über seine Anlagen und seinen Entwicklungsgang zu bilden.

Wir sind auf Grund dieser Unterlagen, gestützt auf unsere
langjährige Beschäftigung und Erfahrung in sexualwissenschaftlichen Fragen, zu einer übereinstimmenden Auffassung seines
Geisteszustandes gelangt, die wir, unter besonderer Berücksichtigung
der strafrechtlichen Verantwortlichkeit für ein ihm zur Last gelegtes Delikt — unzüchtige Berührung eines kleinen Mädchens —
im folgenden gutachtlich zum Ausdruck bringen.

Unterlagen des Gutachtens: H. ist unehelich geboren. Seine Mutter hatte mit dem Vater etwa ein halbes Jahr
hindurch Beziehungen, die ein Ende fanden, weil der Vater, der
ein ausschweifendes Leben nach jeder Richtung hin geführt haben
soll, geisteskrank wurde und in eine Irrenanstalt kam. Er ist
hier seinem Leiden — der Schilderung nach Gehirnerweichung —
erlegen. — Die Mutter weiß von ihm nur mitzuteilen, daß er viel
getrunken und auch in sexueller Hinsicht exzediert hat, wie aus
der Art seiner geistigen Krankheit hervorgeht, auch syphi-
litisch gewesen ist. — Vier Jahre vor seinem Tode hat er auch
eine Gefängnisstrafe verbüßt; der Anlaß derselben ließ sich nicht
ermitteln.

---

[8]) § 51 RStGB. lautet: Eine strafbare Handlung ist nicht vorhanden, wenn der
Täter zur Zeit der Begehung der Handlung sich in einem Zustande von Bewußtlosigkeit
oder krankhafter Störung der Geistestätigkeit befand, durch welchen
seine freie Willensbestimmung ausgeschlossen war.
§ 56 RStGB. heißt: Ein Angeschuldigter, welcher zu einer Zeit, als er das zwölfte,
aber nicht das achtzehnte Lebensjahr vollendet hatte, eine strafbare Handlung begangen hat, ist freizusprechen, wenn er bei Begehung derselben die zur Erkenntnis
ihrer Strafbarkeit erforderliche Einsicht nicht besaß. In dem Urteile ist zu bestimmen,
ob der Angeschuldigte seiner Familie überwiesen oder in eine Erziehungs- oder Besse-
rungsanstalt gebracht werden soll. In der Anstalt ist er so lange zu behalten, als die der
Anstalt vorgesetzte Verwaltungsbehörde solches für erforderlich erachtet, jedoch nicht
über das vollendete zwanzigste Lebensjahr.

Weitere Belastungsmomente bei ihm oder seiner Familie sind der Mutter nicht bekannt. Sie selbst ist lungenkrank. —

Etwa sechs Jahre nach der Geburt des Jungen heiratete die Mutter ihren jetzigen Ehemann, der H. adoptierte und ganz wie seinen eigenen Sohn liebevoll aber streng erzog. Die Ehe der Mutter mit dem Adoptivvater blieb kinderlos. —

Während der ersten sechs Lebensjahre — bis nach der Verheiratung der Mutter — wurde Emil H. in fremden Familien erzogen, die er, ungünstiger Verhältnisse halber, dreimal wechseln mußte. Über diese ersten Lebensjahre ist demnach wenig bekannt. Doch war H. noch, als er in das Haus des Adoptivvaters kam, ein ängstliches, schreckhaftes Kind, fürchtete sich, allein im Dunkeln zu sein und litt an nächtlichem Aufschreien. Noch im 6. Lebensjahre soll er zweimal das B e t t g e n ä ß t haben.

Unter dem Einfluß der liebevollen Sorge, mit der H. im Elternhause umgeben wurde, besserten sich diese nervösen Erscheinungen; doch finden sich auch in den ersten Schulzeugnissen noch wiederholt Bemerkungen, die H.s zerstreutes Wesen, seine große Ablenkbarkeit und unruhiges Betragen tadelnd hervorheben. Im übrigen werden die Zeugnisse von Jahr zu Jahr besser und sprechen sich zuletzt in jeder Hinsicht lobend über H. aus. Namentlich gilt das von den Leistungen und dem Betragen im Fortbildungsunterricht. — Den Eltern fiel aber besonders ein starker Hang zum Lügen, der sich in völlig zwecklos erfundenen phantastischen Erzählungen äußerte, auf. Sie konnten diese Neigung mit Strafen und Ermahnungen nicht unterdrücken, bis sie im 14. Jahre sich nach und nach von selbst verlor.

H. kam bereits sehr früh — in den ersten Schuljahren — von selbst auf die Onanie, die er bis jetzt regelmäßig — zeitweise exzessiv — betrieben hat. Eine sachliche Aufklärung über sexuelle Fragen fand nicht statt. Um so lebhafter beschäftigte sich H.s rege Phantasie mit abenteuerlichen Vorstellungen und Kombinationen auf geschlechtlichem Gebiet.

Bei den im Elternhause herrschenden besonders strengen Anschauungen in sittlicher Beziehung hielt H. jeden Gedanken an sexuelle Betätigung für unerlaubt. Es erfaßte ihn aber gelegentlich ein ihm selbst unerklärlicher Drang nach Betätigung, der schon im Jahre 1911 dazu führte, daß er ein Mädchen unzüchtig berührte.

Um sich selbst gegen jede Versuchung zu sichern, trat er einem Jünglingsbund mit Keuschheitsprinzip bei. Er ist jetzt aber wieder der Versuchung, die er selbst als einen i h m g a n z u n v e r s t ä n d - l i c h e n , d u n k l e n D r a n g bezeichnet, trotz stärksten Ankämpfens unterlegen.

H. ist ein kräftig gebauter, junger Mensch, der indes, hinsichtlich seiner Entwicklung für s e i n A l t e r etwas z u r ü c k g e b l i e -

ben erscheint. Es trifft das namentlich für die zarte, gefäßempfind-
liche Haut und die spärliche Körperbehaarung zu. Die asymmetrische Schädel- und Gesichtsbildung zeigt degenerativen Typus,
dem in nervöser Hinsicht eine gesteigerte Reflex- und Gefäßerregbarkeit entspricht.

In psychischer Hinsicht ist eine auffallend kindliche
Weichheit des Gemüts, die in großer Schüchternheit, stillem,
träumerischem Wesen und Neigung zu Affektäußerungen, die nur
mühsam unterdrückt werden, zum Ausdruck kommt, besonders hervorzuheben.

Das intellektuelle Geistesleben ist durch eine für das Lebensalter erstaunliche Naivität und Unwissenheit in allen
mit dem Geschlechtsleben zusammenhängenden Fragen bei sonst
normalen geistigen Fähigkeiten charakterisiert. Die Willenstätigkeit ist — entsprechend der kindlichen Gesamtindividualität —
wenig entwickelt; sie zeigt Anlehnungsbedürftigkeit und Lenksam-
keit bei großer Unselbständigkeit und Mangel an eigenem Willen,
an Energie und Initiative.

Gutachten: Bei der Beurteilung der strafrechtlichen Ver-
antwortlichkeit H.s für das ihm zur Last gelegte, dem sexuellen
Triebleben entspringende Delikt sind zwei Umstände besonders in
Betracht zu ziehen.

Einmal liegt eine schwere erbliche Belastung seitens
des an einer Geisteskrankheit verstorbenen Vaters vor. Diese Belastung äußert sich bei H. in einer neuro- und psychopathischen
Konstitution, die von Jugend an in einer Reihe charakteristischer
Einzelheiten zutage trat. — Das nächtliche Aufschrecken und Bettnässen in früheren Jugendjahren sind dafür ebenso bezeichnend wie
die Neigung zu zwecklosen Lügen und phantastischen Erfindungen
bis zur Pubertät.

Die abnorme sexuelle Reizbarkeit, die schon in früher Kindheit
zu onanistischen Handlungen führte, stellt eine gewöhnliche Begleiterscheinung dieses Zustandsbildes dar, das vielfach mit einem un-
geordneten und impulsiven Triebleben verbunden ist.

Als zweites Moment reiht sich der neuropathischen Konstitution
H.s seine — gleichfalls mit der erblichen Belastung in engstem Zusammenhange stehende — mangelhafte Reife, namentlich hinsichtlich der sexuellen Entwicklung, an.

Wir haben es nach dieser Richtung in ihm mit einem Menschen zu
tun, dessen psychosexuelle Individualität die innere Harmonie
und klare Zielstrebigkeit noch gänzlich vermissen läßt, welche man
von seinen Lebensjahren schon erwarten könnte. Es entspricht vielmehr die von ungeklärten Phantasien und dunklen Antrieben beherrschte Sexualität einer Entwicklungsstufe, die gewöhnlich in der

Pubertät ihren Abschluß findet und die zu seinem sonst gut entwickelten Intellekt in charakteristischem Gegensatz steht. —

Die gute Absicht der Eltern, ihn in geschlechtlicher Unwissenheit und Unschuld möglichst zu erhalten, hat nach dieser Richtung
wohl weiter hemmend und schädigend gewirkt, insofern sie eine —
in diesem Falle besonders erforderliche — sexuelle Aufklärung ver-
hinderte. —

Die Stärke impulsiver Antriebe aber pflegt erfahrungsgemäß
dem Mangel klarer Erkenntnis und Einsicht in Fragen des Geschlechtslebens direkt proportional zu sein.

Fassen wir das Gesagte zusammen, so ergibt sich bei H. das Bild
konstitutioneller Neuropathie auf dem Boden erblicher Belastung
in Verbindung mit einer noch infantilistischen psychosexuellen
Individualität, die in ihrem Mißverhältnis zu der sonstigen geistigen
und körperlichen Persönlichkeit ein krankhaftes Überwiegen impulsiver sexueller Antriebe über die Hemmungen der Moral und des
Verstandes bedingt.

Müssen wir schon in dem infantilistischen Zustande an sich einen Umstand erblicken, der die
fehlende Einsicht in die Strafbarkeit des hier in
Betracht kommenden Handelns im Sinne des § 56
bedingen würde, so ist für dasselbe, in Anbetracht
des psychischen. Gesamtbildes, eine krankhafte
Störung der Geistestätigkeit als vorliegend zu erachten, welche die freie Willensbestimmung im
Sinne des § 51 ausschließt.

Das Seitenstück zu dem aus der Pubertätszeit sich zeitlebens
fortsetzenden psychosexuellen Infantilismus juvenilis bildet
der Infantilismus senilis. Wohl jedem forensischen Gutachter sind die senildementen Kinderschänder zu Gesicht gekommen, in jedem Zuchthaus sind sie zu finden („Weshalb sind Sie
hier", fragte ich einmal einen 80jährigen Greis im Zuchthaus zu
B. „Wegen Sittlichkeit" lautete seine Antwort). Diese Fälle hängen
mit der regressiven Rückbildung der infantilen
Psyche zum infantilen Typus zusammen. Der Altersatrophie
und Hypoplasie des Hodens entspricht die Schrumpfung aller Organe, die welkende Erscheinung, der mehr kindliche Gesichtsausdruck und das kindisch-läppische Wesen. Wir können die Sittlich-
keitsverbrechen der alten Leute ungezwungen aus den Rück-
bildungserscheinungen der Involutionsperiode erklären, ohne daß man eine durch Übersättigung gesteigerte oder
veränderte Reizbarkeit anzunehmen braucht.

Auch hier sei ein Schulfall aus vielen ähnlichen angeführt. Es
handelt sich um einen etwa 65jährigen Gärtner, Kriegsinvaliden von
1870/71, der angeklagt war, mit Mädchen von etwa 12 Jahren unzüch-

tige Handlungen vorgenommen zu haben. Soweit wir den Tatbestand feststellen konnten, hatte er mit den betreffenden Kindern wiederholt allerlei Spielereien getrieben, sie auf den Knien reiten lassen, sich selbst auf ihren Schoß gesetzt und dabei offenbar auch sexuelle Manipulationen vorgenommen. Ihm selbst schien der erotische Charakter seiner Handlungen — an dem Maßstabe früheren normalen Geschlechtsverkehrs gemessen — nicht klar zum Bewußtsein gekommen zu sein; auch fehlte ihm die Einsicht für das Auffallende seines kameradschaftlichen Verkehrs mit den kleinen Mädchen völlig. Dagegen hatte er selbst beobachtet, daß ihn in der letzten Zeit Vorgänge geschlechtlich erregten, die in den Jahren voller Potenz keinerlei Eindruck auf ihn machten, wie beispielsweise der Anblick sexueller Akte von Tieren. Die sonstigen psychischen Schwächeerscheinungen traten verhältnismäßig noch wenig hervor, so daß sie — namentlich bei dem geringen Bildungsgrade des Patienten — wenig auffielen. Immerhin bestand eine läppische Euphorie, die sich auch in der Unbesorgtheit und Zuversichtlichkeit gegenüber dem Ernst seiner Lage bekundete, neben einer gewissen k n a b e n h a f t e n V e r - s c h m i t z t h e i t, sowie auch ein relativ bemerkenswerter Mangel an Interessen, verbunden mit partieller Urteilsschwäche und einsichtsloser Perserveration bei eingehender Beschäftigung mit ihm. Das Gericht schloß sich den von uns geäußerten Bedenken an der freien Willensbestimmung des Angeklagten an und verfügte seine Beobachtung in einer Anstalt zur genauen Feststellung des Geisteszustandes. Diese in H e r z b e r g e ausgeführte Beobachtung führte zu seiner Exkulpierung aus § 51 StGB.

Der originäre Infantilismus und der Infantilismus senilis stellen zweifelsohne die beiden a u f i n n e r s e k r e t o r i s c h e r B a s i s beruhenden Geistesstörungen dar, auf welche die größte Quote psychopathologischer Kinderschändungen entfallen. An dritter Stelle steht der chronische A l k o h o l i s m u s.

Auch hier ein typisches Beispiel. L. stammt aus gesunder Familie, seine 86jährige Mutter lebt noch. Der Vater, welcher verunglückte, war ziemlich stark dem A l k o h o l ergeben. L. selbst, der unter der schweren Anklage steht, sich an seinem 8jährigen Kinde unzüchtig vergriffen zu haben, ist 56 Jahre alt. Seit seinem 15. Jahre bis jetzt leidet er an periodisch auftretender Migräne, bald auf der rechten, bald auf der linken Kopfseite. Als Kind stotterte er. Er wurde Kellner, dann Gastwirt und ist jetzt wieder Kellner. Vom 20. bis 45. Jahr trank er durchschnittlich 20 Glas Bier am Tage, seit den letzten 10 Jahren jedoch „selten mehr wie 10 Glas Bier täglich"; dazwischen einige Gläser Schnaps. Objektiv sind an ihm nachweisbar: ziemlich weit vorgeschrittene Arterienverkalkung, Zittern, Reflexsteigerung, fibrilläre Muskelzuckungen, leicht auslösliche wechselnde Affekte. Auf dem rechten Ohre ist er taub.

Mit 28 Jahren heiratete er. Die Ehe war von Anfang an sehr unglücklich. Er lag fortwährend mit der Frau im Streit. Trotzdem zeugte er mit ihr fünf Kinder. Vor 8 Jahren trennte er sich, nachdem er sein ganzes Vermögen verloren hatte, von seiner Frau, kehrte aber vor einem Jahre aus Liebe zu den Kindern zu ihr zurück. Die Anzeige, daß er sich an seiner jüngsten Tochter in strafbarer Weise vergangen hat, wurde von seiner Frau erstattet. Er wurde darauf angeklagt, „durch mindestens sechs selbständige Handlungen mit seiner Tochter Martha, einer Person unter 14 Jahren, unzüchtige Handlungen vorgenommen zu haben, Verbrechen gegen § 176 Abs. 1 RStGB.". Von seiner Tat gibt er selbst folgende bezeichnende Schilderung:

„Als das Kind geboren wurde, hatte ich es sehr lieb. Es war noch nicht 1 Jahr alt, da machte ich von der Familie fort und habe es nicht früher gesehen als einmal vor 3 Jahren, da war es ungefähr 5 Jahre alt. Ich war gezwungen durch die Verhältnisse, die durch meine Frau verursacht wurden, 3 meiner Kinder, darunter auch dieses der Frau fortzunehmen und habe sie einem katholischen Kloster in Breslau zur Erziehung übergeben. Seit der Zeit habe ich sie nicht wiedergesehen bis im Januar d. J., wo ich sie hier nach Berlin kommen ließ. Durch diese Trennung war sie mir vollständig entfremdet und ich muß gestehen, daß dieses mir sehr leid getan hat. Wie ich zu der Handlung gekommen bin, weiß ich nicht anzugeben. Ich muß meiner Frau die größte Schuld beimessen: denn sie hat jedenfalls aus verschiedenen Gründen gesucht, mich unglücklich zu machen; erstens durch das Beisammenschlafen in einem Bett, wo das Kind zwischen mir und der Mutter lag, und dann durch das Alleinsein mit ihr. Ich glaube, es war im Juli, als ich das erstemal dem Kinde am Geschlechtsteil spielte. Ich war immer während der Zeit kolossal aufgeregt und wußte für den Augenblick nicht, was ich tat, nachträglich bedauerte ich dieses und habe mir es vorgenommen nicht wieder zu tun. Ich konnte mich aber nicht beherrschen und habe es viermal im ganzen wiederholt, was ich sehr bedaure. Ich kann es mir nicht erklären, wie ich dazu gekommen bin, denn jedesmal bei Begehung der Tat war ich dermaßen aufgeregt, daß ich nicht wußte, was ich tat, erst nachher wurde es mir klar, als ich mich selbst mit Vorwürfen überhäuft habe, aber aus der ganzen Handlungsweise ersehe ich immer deutlicher, daß die Mutter es darauf abgesehen hat, mich zu ruinieren. Sie hat selbst gesagt, daß sie jetzt ihre Rache an mir ausüben will. Ich habe weiter nichts getan, als mit den Fingern an Marthas Geschlechtsteilen gespielt."

Das 8jährige Kind als Zeuge vernommen bestätigte in einer auswendig gelernten Aussage, daß Vater mit ihr „Dummheiten" gemacht habe. Trotzdem zwei ärztliche Sachverständige bei dem Angeklagten durch Alkohol vorzeitig herbeigeführten Greisenschwachsinn annahmen und erhebliche Zweifel an seiner Zurechnungsfähigkeit äußerten, wodurch nach reichsgerichtlicher Entscheidung bereits die Voraussetzungen des § 51 RStGB. gegeben sind, beantragte der Staatsanwalt 1½ Jahre Zuchthaus. Das Gericht entschied dementsprechend. Kurz nach seiner Überführung mußte L. wegen schwerer Verblödung in eine Irrenanstalt überführt werden.

Von weiteren Defekten, die zu Attentaten an Kindern führen, nennt K r a f f t - E b i n g geistige Schwächezustände auf pathologischer und epileptischer Grundlage oder nach Apoplexie, ferner Lues cerebri und Kopftraumen. Auch andere Zustände von krankhafter Bewußtlosigkeit kommen in Betracht. F r i t z L e p p m a n n, dem wir eine wertvolle Arbeit über diesen Spezialgegenstand verdanken, sah die Geistesschwäche dieser Sittlichkeitsverbrecher einmal auch nach Typhus, zweimal nach Bleivergiftung auftreten.

Einiges noch über die Beziehungen des I n f a n t i l i s m u s zum E x h i b i t i o n i s m u s.

Einem Sachverständigen, der viele Exhibitionisten zu begutachten Gelegenheit gehabt hat, wird es allmählich auffallen, wie häufig die Entblößungen g e r a d e v o r K i n d e r n vorgenommen werden, ferner wie oft den ihre Geschlechtsteile läppisch zur Schau Stellenden ein i n f a n t i l e s Gepräge eigen ist. Oft mischt sich auch bei den Infantilen der Entblößungstrieb mit dem Drang, obszöne Worte namentlich vor Kindern zu gebrauchen, ferner mit der Tendenz, unzüchtige Betastungen an den Lustobjekten vorzunehmen oder von diesen an sich vornehmen zu lassen, während die Neigung zu regulärem Koitus meist gänzlich fehlt. Endlich ist zu bemerken, daß es meist ganz bestimmte Körperteile oder Kleidungsstücke sind, die den exhibitionistischen Drang auslösen, wobei die unteren Extremitäten (Wade, Knie, Füße, Strümpfe, Strumpfbänder, Schuhe usw.) eine Hauptrolle spielen.

Ein Schulfall, in dem sich der I n f a n t i l i s m u s mit exhibitionistischen und fetischistischen Regungen fest vergesellschaftet hat, findet sich in dem folgenden Gutachten beschrieben:

„Von den Angehörigen des Kaufmanns Max K. sind wir ersucht, auf Grund unserer spezialistischen Beschäftigung mit sexualwissenschaftlichen Fragen ein sachverständiges Gutachten darüber abzugeben, ob Herr K. sich bei der Begehung gewisser ihm zur Last gelegter geschlechtlicher Delikte in einem Zustande krankhaft veränderter Geistestätigkeit befunden hat, der seine freie Willensbestimmung ausschloß.

Herr K. hat sich aus diesem Grunde in unserer Beobachtung befunden, die durch seine unerwartete Abreise ins Ausland vorzeitig — nach etwa drei Wochen — beendet werden mußte.

Da wir indessen Herrn K. während dieser Zeit fast täglich gesehen und uns sehr eingehend mit ihm beschäftigt haben, da wir die Eindrücke, die wir aus seinen Mitteilungen und unserer eigenen Beobachtung gewannen, nach Möglichkeit durch Angaben, die uns von seinen Verwandten über ihn gemacht wurden, ergänzen konnten, waren wir in der Lage, uns ein eindeutiges Bild von dem Geisteszustande des Herrn K. zu bilden, auf Grund dessen wir das nachstehende Gutachten abgeben können.

K. ist sowohl väterlicher- wie mütterlicherseits recht schwer erblich belastet. Großvater und Großmutter väterlicherseits waren rechter Cousin und rechte Cousine. Von ihren 19 Kindern starben mehrere in jungen Jahren, andere waren mit körperlichen Gebrechen behaftet, drei waren geistesschwach und endeten durch Selbstmord. Der Vater des Herrn K. ist mit 52 Jahren an Magenkrebs gestorben.

Auch in der Familie der Mutter sind geistige und nervöse Leiden mehrfach vorgekommen, ausgesprochene Geisteskrankheit in drei Fällen bei Cousins bzw. Cousinen. Eine Schwester der Mutter leidet an Kropf mit nervösen Erscheinungen, vermutlich Basedow; die Mutter gleich mehreren anderen Verwandten an Migräne, außerdem hat sie grauen Star.

Von Max' Geschwistern ist eine Schwester schwer psychopathisch, leidet an funktionell nervösen Erscheinungen, während ein Bruder ähnliche degenerative Erscheinungen, namentlich auf sexuellem Gebiete, zeigte, wie K. selbst.

Dieser entwickelte sich als Kind langsam und lernte spät — gegen Ende des zweiten Lebensjahres — gehen und sprechen. Bis in die späteren Knabenjahre war er sehr ängstlich und schreckhaft, stotterte und litt bis zum 6. Jahre an Bettnässen. Auf der Schule kam er sehr schlecht vorwärts, das Lernen fiel ihm außerordentlich schwer, insbesondere waren Gedächtnis- und Merkfähigkeit außerordentlich mangelhaft, so daß er zum Auswendiglernen von geschichtlichen Jahreszahlen und Gedichten ungleich längere Zeit brauchte als seine Mitschüler und trotzdem das Gelernte nicht behalten konnte. So blieb er denn auch wiederholt sitzen und erreichte das einjährige Zeugnis nur mit größter Mühe. Er machte seine Lehrzeit im Geschäfte seines Onkels durch und war später bei seinem Schwager in Magdeburg tätig; zu einer Tätigkeit bei fremden Leuten oder zu einem selbständigen Erwerbsleben reichten weder seine intellektuellen Fähigkeiten noch seine moralischen Qualitäten aus. Es fehlten ihm geistige Reife, Charakterfestigkeit und Konsequenz des Handelns nahezu völlig.

Im frühen Alter schon spielte die Sexualität in seinem Leben eine Rolle und äußerte sich mit impulsiver Stärke, gesteigerter Reizbarkeit und verminderter Widerstandsfähigkeit. Vom 12. Jahre an hat er regelmäßig, oft mehrmals täglich onaniert. Neben einer Fülle unabgeklärter und ungeordneter sexueller Antriebe und Vorstellungen beherrschte ihn längere Zeit eine leidenschaftliche Verliebtheit zu einer Verwandten, die er äußerer Verhältnisse halber unterdrücken mußte, was seine geschlechtliche Erregbarkeit in hohem Grade steigerte. Der sexuelle Verkehr mit Prostituierten befriedigte ihn nur dann, wenn er damit die Befriedigung seiner anormalen sexuellen Antriebe verbinden konnte. Zunächst richteten sich diese auf bestimmte Kleidungsstücke, namentlich Strümpfe, Strumpfbänder und Schuhe, in Verbindung damit auch auf die entsprechenden Körperteile, Waden und Füße, die aber ausschließlich in bekleidetem Zustande als Sexualobjekte in Betracht kommen.

Beim Berühren derselben, oft auch schon bei ihrem bloßen Anblick, gerät K. seiner Angabe nach öfter in einen Zustand eigenartiger Ekstase, in dem ihm das Bewußtsein schwindet, bis bei völliger seelischer und körperlicher Ohnmacht ohne irgendwelche sexuelle Betätigung die Ejakulation erfolgt, nach der er wie aus schweren Träumen ernüchtert erwacht.

In Fällen, in denen er sich auf den bloßen Anblick solcher ihn besonders erregender Sexualobjekte beschränken muß und eine sexuelle Annäherung gewaltsam zu unterdrücken sucht, treibt ihn ein unwiderstehlicher Drang, sein Glied zu entblößen, worauf sehr rasch die Ejakulation erfolgt. Auch Grausamkeiten, die er in Verbindung mit dem geschlechtlichen Verkehr erleidet, bilden für ihn starke sexuelle Anreize.

Befund und Beobachtungsverlauf: Beim ersten Anblick macht Max K. den Eindruck eines Menschen, dessen Entwicklung in körperlicher und seelischer Hinsicht erheblich hinter seinen Lebensjahren zurückgeblieben ist. Der Körper ist schlank und kräftig gebaut, die Gesichtszüge zeigen einen ausgesprochen kindlichen Ausdruck. Der Bartwuchs ist so spärlich, daß K. nur glattrasiert gehen kann, während die Körperbehaarung normal ist. Die Form des Schädels ist eine äußerst merkwürdige und bildet bei niedriger Stirn und zurücktretendem Hinterhaupt die Merkmale des sogenannten Vogelschädels (Aztekentypus), die wir nur bei schwer degenerierten Menschen antreffen. Dem entspricht die von der Mitte und den Seiten aus weit auf die Stirn übergreifende Kopfbehaarung. Auch die asymmetrische Gesichtsbildung, die unregelmäßige Zahnstellung und die wenig differenzierten, abstehenden Ohrmuscheln entsprechen diesem Bilde schwerer Degeneration. Der körperliche Befund entspricht im übrigen, abgesehen von etwas erhöhter Reflex- und Gefäßerregbarkeit, der Norm.

Hervorheben müssen wir noch, daß Max K. stets besonders zarte, seidene Unterwäsche, lange Damenstrümpfe mit Strumpfbändern und zierliche Lackhalbschuhe trägt, ein Umstand, der für die Beurteilung seines geschlechtlichen Empfindens nicht ohne Bedeutung ist.

Wiederholt hatte K. während der Beobachtungszeit über nervöse Beschwerden, insbesondere Kopfschmerzen, Schlaflosigkeit, Mattigkeit, Unruhe, Zittern und Schwindelgefühl zu klagen. Seiner Angabe nach ist er von Launen außerordentlich abhängig und leidet oft an dem Zwange, seiner Stimmung widersprechende Gefühls- und Stimmungsäußerungen zu tun, bei Trauer zu lachen und bei Freude zu weinen. Er selbst gibt an, daß er sehr wechselnder Stimmung ist, daß ausgelassenste Heiterkeit und tiefste Niedergeschlagenheit oft unvermittelt und unbegründet bei ihm wechseln.

Es steht damit durchaus nicht im Widerspruch, daß K. uns gegenüber während der Beobachtungszeit ein ziemlich gleichmäßiges apathisches, meist etwas gedrücktes Wesen zeigte, das allerdings nicht selten durch ein ganz unmotiviertes Lachen unterbrochen war.

Seine Intelligenz steht auf recht niedriger Stufe. Der Kreis seiner Vorstellungen und Interessen ist ungewöhnlich beschränkt, die kombinatorische Verstandestätigkeit ist deutlich verlangsamt und gehemmt, Einsicht und Urteilsfähigkeit sind sehr gering.

Von der Minderwertigkeit seines Assoziationsvermögens, der Mangelhaftigkeit seiner Merkfähigkeit und seines Gedächtnisses konnten wir uns durch zahlreiche Versuche während der Beobachtungszeit überzeugen.

Die oben wiedergegebenen Angaben über sein Sexualleben tragen so ausgesprochen den Stempel innerer Wahrscheinlichkeit und entsprechen in so hohem Grade den Tatsachen wissenschaftlicher Erfahrung, daß ein Zweifel an ihnen ausgeschlossen erscheint, zumal verschiedene Momente unserer eigenen Wahrnehmung ihnen entsprechen. Einmal wären hier die erwähnten Eigentümlichkeiten in der Kleidung K.s zu erwähnen. Ferner befindet sich in seinem Besitz eine Sammlung von 300 Ansichtskarten mit erotischen Darstellungen, die ihrer Art nach den von ihm geschilderten sexuellen Besonderheiten entsprechen. Wir haben diese Karten zu den Unterlagen der Krankheitsgeschichte in Verwahrung genommen und uns von der spezifischen Eigenart des Materials daher selbst überzeugen können. Wir fügen zwei charakteristische Proben aus dieser Bildersammlung bei. (Tafel XI.)

Es kam auch während der Beobachtungszeit vor, daß K. sich gelegentlich verspätete und als Grund angab, daß er einer Dame, die er in der Elektrischen mit übereinandergeschlagenen Beinen sitzen gesehen hatte, bis in ganz entfernte Gegenden von Berlin gefolgt war.

Gutachten: Herr K. ist angeschuldigt, vor jungen Mädchen, die auf ihn, wie er selbst angibt, durch den Anblick ihrer bekleideten Unterschenkel und Füße einen sexuellen Reiz ausübten, sein Glied entblößt zu haben, wobei es in einzelnen Fällen vor ihnen zur Ejakulation gekommen sein soll.

Aus unseren Angaben geht hervor, daß K. entschieden zu derartigen Handlungen neigt. Fast immer entsteht die Neigung dazu auf dem Boden einer krankhaften Disposition; es ist im Einzelfalle nur die Frage, ob in Anbetracht derselben tatsächlich ein Ausschluß der freien Willensbestimmung anzunehmen ist.

Die Persönlichkeit K.s zeigt neben zahlreichen neuropathischen Zügen in erster Linie das Bild einer eigenartigen Form geistiger Schwäche, die erst in den letzten Jahren wissenschaftlich erkannt und als Krankheitsbild fest umschrieben ist. Wir bezeichnen sie als Infantilismus, als ein Zurückgebliebensein der Entwicklung auf kindlicher Stufe, das sich auf das Ganze oder auch auf Einzelzüge der Persönlichkeit erstrecken kann. Das letztere ist bei K. der Fall. Zwar hat er sich in mancher Beziehung zu Kenntnissen, Anschauungen, vielleicht auch zu Leistungen eines erwachsenen Menschen heraufgearbeitet, im Kern seiner Persönlichkeit aber ist er aus den Kinderschuhen nicht herausgekommen. Ganz besonders gilt dies auch von seiner Sexualität. Zwei Momente charakterisieren im wesentlichen das infantile Sexualleben, seine Impulsivität und seine Indifferenziertheit, die in bunter Mannigfaltigkeit Wurzeln und Keime der verschiedensten ungeklärten, oft direkt paradoxen geschlechtlichen Antriebe vereinigt. Ein ausgesprochener Mangel an Widerstandsfähigkeit und Beherrschbarkeit gehören gleichfalls zum Bilde des Infantilismus. In der Persönlichkeit K.s treten alle diese Züge ungewöhnlich deutlich zutage; der Mangel an Widerstandskraft und Beherrschbarkeit aber wird bei ihm noch wesentlich erhöht durch die neuropathischen Momente in seinem Krankheitsbild, die Neigung zu Zwangshandlungen und das temporäre völlige Versagen aller Hemmungen, das — seiner durchaus glaubhaften Schilderung nach — sich besonders in Momenten geschlechtlicher Erregung bei ihm einstellt.

Es kann keinem Zweifel unterliegen, daß durch dieses Zusammentreffen infantilsexueller Reizbarkeit und abnormer Impulsive einerseits und psychischer Labilität und Widerstandsunfähigkeit andererseits krankhafte Störungen der Geistestätigkeit bedingt wurden, welche die freie Willensbestimmung K.s für die in Frage stehenden Delikte ausschlossen.

Unser Gutachten geht demnach dahin:

Bei der Begehung ihm zur Last gelegter exhibitionistischer Delikte befand sich K. zweifellos in einem Zustande krankhafter Störung der Geistestätigkeit, welcher seine freie Willensbestimmung im Sinne des § 51 StGB.s ausschloß.

Ob es zutrifft, daß, wie Krafft-Ebing, Leppmann und viele andere Autoren meinen, Unzuchtverbrechen an Kindern auch von Geistesgesunden „aus Übersättigung" begangen werden, oder weil sie sich „aus Geilheit und Roheit, nicht selten in angetrunkenem Zustande, so weit in ihrer Menschenwürde vergessen", wage ich nicht zu entscheiden. Ich habe geistesgesunde Kinderschänder nicht gesehen, vielmehr bei gewissenhafter Tiefenexploration stets mehr oder weniger schwere Defekte gefunden. Ich halte, namentlich auch auf Grund von Beobachtungen, die ich an Personen anstellen konnte, die verurteilt waren und ihre Strafen verbüßt hatten, ohne daß sie jemals ärztlich untersucht wurden, die Forderung für dringend geboten, daß in jedem einzigen Falle aus

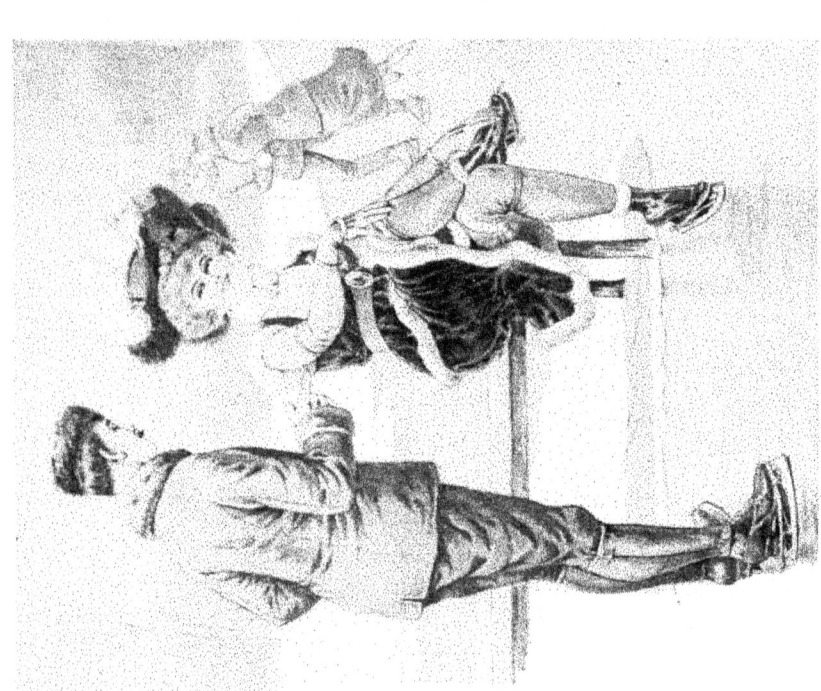

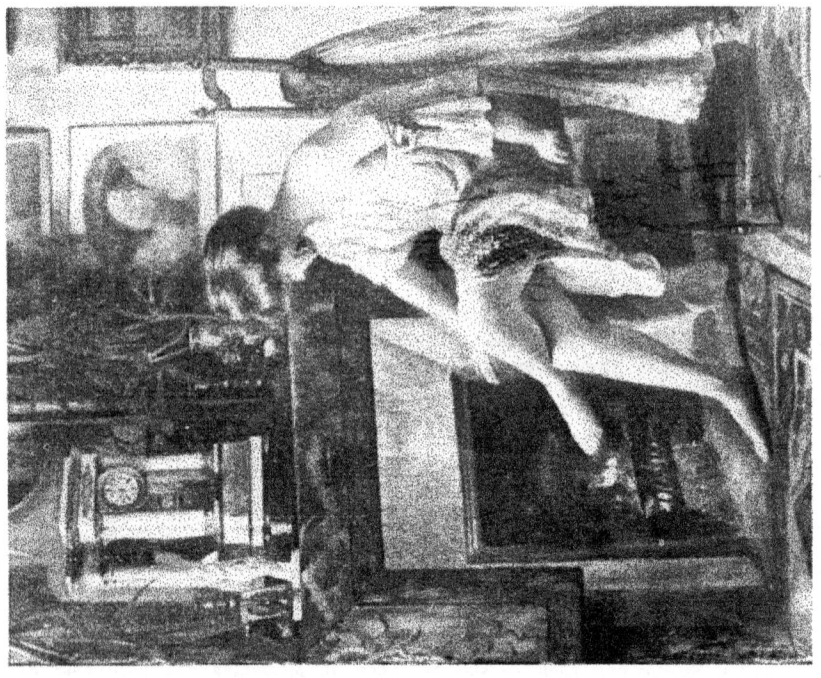

Die sexuelle Fixierung des Patienten erfolgt durch übereinandergeschlagene weibliche Beine (vgl. Text Seite 63).

A. Marcus & E. Webers Verlag. Bonn.

Hirschfeld, Sexualpathologie. I.

§ 176 RStGB. e x o f f i c i o eine sorgsame psychiatrische Beobachtung und Begutachtung des Täters veranlaßt wird. Mit Recht sagt von K r a f f t - E b i n g : „Je monströser die Handlung, je mehr sie seelisch und leiblich vom natürlichen Geschlechtsverkehr differiert, um so vorsichtiger muß die Beurteilung des subjektiven Tatbestandes sein."

Frühreife

Nicht ganz so häufig wie der ausbleibende und verspätete, ist der verfrühte Eintritt der Geschlechtsreife. Rechnen wir den normalen Spielraum des Pubertätsbeginns in unseren Breiten etwa vom 11. bis 17. Lebensjahre, so werden wir das Auftreten der Pubertätsvorgänge nach dem 18. Jahre als Spätreife, ihr Erscheinen vor dem 10. Jahre als Frühreife bezeichnen können. Auch bei der Betrachtung der Frühreife empfiehlt es sich, entsprechend unserer Vierteilung der Geschlechtsmerkmale zu unterscheiden:

I. die g e n i t a l e Frühreife,
II. die s o m a t i s c h e Frühreife,
III. die p s y c h o s e x u e l l e Frühreife,
IV. die p s y c h i s c h e Frühreife.

Die g e n i t a l e Frühreife ist sowohl beim männlichen, als beim weiblichen Geschlecht ziemlich häufig beobachtet worden. Schon H a l l e r hat hierher gehörige Fälle von „incrementum nimium" zusammengestellt und neuerdings sind ihm P l o ß, K u ß m a u l, K i s c h, G e b h a r d t, O b m a n n und andere gefolgt.

K i s c h erwähnt zahlreiche wohl konstatierte Fälle, in denen M e n s t r u a l b l u t u n g e n bereits v o r A b l a u f d e s e r s t e n Lebensjahres festgestellt wurden, unter diesen den Fall von B e r n a r d, in welchem v o n d e r G e b u r t bis zum 12. Lebensjahre regelmäßig alle Monate eine zweitägige Menstruation mit Molimina eintrat, vom 12. bis 14. Jahre die Menses aufhörten, um dann, wenn auch unregelmäßig, wiederzukommen. C o n t y beobachtete folgenden Fall: Ein Mädchen von 6 Jahren und 2 Monaten hat das Aussehen eines 14 bis 15jährigen Mädchens, sie ist brünett, 1,18 m hoch, hat volle, feste, runde Brüste, 72 cm Brustumfang, Mons veneris ist mit Haaren bedeckt, Uterus bei Rektaluntersuchung normal zu fühlen, Hymen intakt; die M e n s t r u a t i o n i s t s e i t d e m z w e i t e n L e b e n s - j a h r e g a n z r e g e l m ä ß i g. Die Mutter und 5 Schwestern haben zwischen 12 und 14 Jahren menstruiert. Allgemeinbefinden des Kindes ist gut. D i a m a n t sah gleichfalls ein 6jähriges Mädchen, das 79 Pfund wog, und Hüften, Schenkel und vor allem Mammae einer völlig geschlechtsreifen Frau besaß. Mons veneris und Achselhöhlen waren behaart. D i e M e n s t r u a t i o n w a r m i t 2 J a h r e n e i n g e t r e t e n u n d s e i t d e m i n r e g e l m ä ß i g e n A b s t ä n - d e n w i e d e r g e k e h r t; sie dauerte 4 Tage.

P l o ß zitiert folgenden Fall von C o r t e n a j e r a: „Kind X., mit 7 Monaten (am 4. April 1878) trat 3 Tage lang Blut aus der Vulva; im folgenden Monat kehrte die Blutung wieder und währte gleichfalls 3 Tage; und so allmählich weiter bis zum März 1879. Um diese Zeit, als schon das Kind 18 Monate alt geworden, trat statt der Blutung eine sehr reichliche Leukorrhoe auf, die bis Mitte Januar 1880 anhielt. Hierauf zeigte sich nach einer heftigen Kolik Menorrhagie von neuem. Die Menge des Blutes, die jedesmal abging, betrug 45 g. Das Kind hatte im Alter von 28 Monaten mit seinen runden Formen und seiner 75 cm breiten Taille ganz das Aussehen einer im Wachstum stark zurückgebliebenen Frau. Die Brüste sind kräftig, über zitronengroß, elastisch und turgeszent, w i e b e i e i n e m 16—17 j ä h r i g e n M ä d c h e n, mit prominierenden Warzen und sehr großem Hof. Die äußeren Genitalien sind sehr gut entwickelt, die Vulvaöffnung ist sehr groß, die Labien sind dick und der

Schamberg mit ziemlich langem, rotem Haar besetzt. In moralischer und physischer Hinsicht entspricht das Kind den Verhältnissen der ersten Kindheit."

Plyette berichtet von einem Mädchen, das mit 4 Jahren zum ersten Male menstruierte, sie war körperlich stark entwickelt. Die Menstruation war seit dem 4. Lebensjahre ganz regelmäßig aufgetreten mit Ausnahme zweier Monate, in denen vikariierendes Nasenbluten bestand. Gebhard gibt eine Zusammenstellung von 54 Fällen von Menstruatio praecox. Nach seiner bei Kisch abgedruckten Tabelle ist die erste Menstruation eingetreten:

In 1 Fall	bei einem	neugeborenen	Kinde,									
„ 1 „	„	„	Kinde im Alter von			2	Wochen,				
„ 1 „	„	„	„	„	„	„	2	Monaten,			
„ 1 „	„	„	„	„	„	„	3	„			
„ 1 „	„	„	„	„	„	„	4	„			
„ 1 „	„	„	„	„	„	„	5	„			
„ 1 „	„	„	„	„	„	„	7	„			
„ 4 Fällen	„	„	„	„	„	„	9	„			
„ 2 „	„	„	„	„	„	„	10	„			
„ 5 „	„	„	„	„	„	„	1	Jahre,			
„ 1 Fall	„	„	„	„	„	„	15	Monaten,			
„ 1 „	„	„	„	„	„	„	16	„			
„ 2 Fällen	„	„	„	„	„	„	18	„			
„ 1 Fall	„	„	„	„	„	„	19	„			
„ 1 „	„	„	„	„	„	„	22	„			
„ 4 Fällen	„	„	„	„	„	„	2	Jahren			
„ 1 Fall	„	„	„	„	„	„	2	„	und 6	Monaten,	
„ 1 „	„	„	„	„	„	„	2	„	„ 9	„	
„ 6 Fällen	„	„	„	„	„	„	3	„	.		
„ 1 Fall	„	„	„	„	„	„	3	„	„ 6	„	
„ 4 Fällen	„	„	„	„	„	„	4	„			
„ 1 Fall	„	„	„	„	„	„	4	„	„ 3	„	
„ 1 „	„	„	„	„	„	„	5	„			
„ 1 „	„	„	„	„	„	„	5	„	„ 6	„	
„ 1 „	„	„	„	„	„	„	6	„			
„ 1 „	„	„	„	„	„	„	6	„	„ 6	„	
„ 3 Fällen	„	„	„	„	„	„	7	„			
„ 2 „	„	„	„	„	„	„	9	„			
„ 1 Fall	„	„	„	„	„	„	11	„	„ 6	„	

Daß Ovarienveränderungen in engen Beziehungen zur Menstruatio praecox und anderen Erscheinungen der Frühreife stehen, lehren Beobachtungen von Kußmaul und Hofmeier. Letzterer entfernte bei einem 5jährigen frühreifen Mädchen eine rasch wachsende Eierstocksgeschwulst, worauf die Menstrualblutungen aufhörten und die bei der Operation abrasierten Schamhaare nicht wiederkehrten. Sicherlich sind es aber auch hier nicht die Keimdrüsen allein, sondern noch andere endokrine Organe des polyglandulären Systems, die auf die zu frühzeitige Entwicklung von Geschlechtsmerkmalen von großem Einfluß sind. Dafür sprechen

mancherlei Umstände, einmal, daß man den Symptomenkomplex, der
für die dem Alter weit vorauseilende Geschlechtsreifung bezeichnend ist — Pellici nannte ihn Macrogenetosomia praecox —
auch bei Tumoren, namentlich Teratomen der Zirbeldrüse im
kindlichen Alter findet, ferner bei Erkrankungen und Tumoren der
Nebennierenrinde. Wir erwähnten im vorigen Kapitel, daß
dagegen die genitale Unterentwicklung häufig mit Veränderungen der Hypophyse im Zusammenhang steht, womit dann
häufig eine somatische Überentwicklung verbunden ist.
Wird doch die Akromegalie geradezu auf die gesteigerte Sekretion
der Hypophyse zurückgeführt.

Gerade die Diskongruenz in der Entwicklung der Geschlechtscharaktere, wie wir sie sowohl im Infantilismus, als
bei der Prämaturität finden, spricht dafür, daß hier nicht eine
Drüse, sondern eine ganze Reihe ihre innere Wirksamkeit entfalten,
von denen bald diese bald jene funktionell versagt. Biedl erklärt
sich die vorzeitige Geschlechtsentwicklung bei Epiphysentumoren so,
daß von diesem Organ während der Zeit seiner vollentwickelten Tätigkeit ein bestimmter, und zwar wie es scheint hemmender Einfluß auf die Funktionsentfaltung der Keimdrüse ausgeübt wird. Dadurch führe die Zerstörung der Zirbeldrüse und der damit verbundene Ausfall ihres Sekrets zu den Erscheinungen der Frühreife.

Es ist bemerkenswert, daß nach den bisherigen Ermittlungen
Erkrankungen der Epiphyse öfter bei dem männlichen,
Veränderungen der Nebenniere öfter bei dem weiblichen Geschlecht vorkommen; berücksichtigen wir weiter,
daß im jugendlichen Alter Hodentumoren seltener sind
als Ovarialgeschwülste, so erklärt es sich aus diesen Ursachen, daß wir die vorzeitige Geschlechtsentwicklung häufiger
bei weiblichen als bei männlichen Personen finden. Glynn stellte
17 Fälle von Tumoren der Nebennierenrinden im Kindesalter zusammen mit prämaturer Entwicklung der Genitalorgane und vor-
übergehendem Riesenwuchs. Von diesen 17 Fällen gehörten 14 dem
weiblichen, 3 dem männlichen Geschlecht an. In der Neu-
rath schen Zusammenstellung von Fällen vorzeitiger exzessiver Entwicklung der primären und sekundären Geschlechtszeichen bezogen
sich 83 auf Mädchen und etwa halb soviel, nämlich 43 auf
Knaben.

Über die vorzeitige Geschlechtsentwicklung bei Knaben hat vor
einiger Zeit Dr. Obmann in Meiningen eine beachtenswerte Studie
veröffentlicht. Anlaß gab ihm hierzu ein sehr merkwürdiger Fall,
den er an einem noch nicht ganz 4 Jahre alten Knaben namens
Robert E. beobachtete, der wegen Paraphimose in das Georgen-
krankenhaus eingeliefert wurde. Ich will über diesen Fall, den ich

später selbst beobachtete, zunächst nach der Schilderung des Kollegen berichten (vgl. Tafel XII).

„Robert E.s Eltern leben und sind gesund, der Vater steht zur Zeit im Felde als Landsturmmann. In der Verwandtschaft keine erbliche Veranlagung, nur litt die Mutter, während sie mit Robert schwanger ging, an einer geringen geistigen Störung, anscheinend Schwangerschaftspsychose. Die Mutter war zuvor achtmal schwanger, wobei das Kind siebenmal ausgetragen wurde, einmal kam es zur Fehlgeburt. Bei Roberts Geburt war die Mutter 35 Jahre alt. Die ersten sieben Kinder hatten bei der Geburt normale Größe und entwickelten sich normal; das älteste ist jetzt 16 Jahre alt, eins starb mit drei Tagen.

Der Junge selbst wurde nach der normalen Schwangerschaftsdauer leicht, ohne ärztliche Hilfe geboren. Bei der Geburt hatte er dieselbe Größe und dasselbe Gewicht wie durchschnittlich andere Kinder auch. Während aber die früheren Kinder nur mit Muttermilch aufgezogen wurden, genügte Robert die Brust nicht, obgleich die Mutter ausdrücklich angibt, daß sie ebensoviel Milch gehabt hätte wie früher; er bekam deshalb neben der Brust noch Kuhmilch und Zwieback. Mit ungefähr einem Jahre lernte er das Laufen, ebenso lernte er das Sprechen zur rechten Zeit. Die Zahnentwicklung war normal, nur hatte er dabei viel Krämpfe, keine Durchfälle.

Als Robert ungefähr ein Jahr alt war, fiel der Mutter auf, daß an den Geschlechtsteilen Haare wuchsen; als er zu sprechen anfing, merkten die Eltern, daß die Stimme auffallend tief war, während es ihnen zuvor beim Schreien nicht so aufgefallen war. Vom zweiten Lebensjahre an wuchs Robert sehr rasch, auch bemerkte die Mutter, daß sich die Geschlechtsteile anders entwickelten als bei den übrigen Kindern. Daß das Glied steif wurde, hat die Mutter schon öfters bemerkt, aber nicht, daß Robert an ihm onanistische Manipulationen vorgenommen hätte; Abgang von Samen wurde nicht festgestellt, ebensowenig Äußerungen besonderer geschlechtlicher Erregung. Die Paraphimose habe er sich nach Mitteilung der Mutter durch Spielen mit einem achtjährigen Mädchen zugezogen, wobei die Mutter ausdrücklich dem Mädchen die Schuld zur Veranlassung gibt, sonst sei er noch nie Mädchen nachgegangen; überhaupt spiele er nicht mit den Kindern, sondern er rechnet sich mehr zu den Erwachsenen und hält sich zu diesen. Seine Lieblingsbeschäftigung sei das Ein- und Ausspannen der Kühe, tagsüber sei er größtenteils auf dem Felde; er erzählte auch im Krankenhaus viel von den Kühen. Tierquälerei sei nicht beobachtet worden. Von Charakter sei er gutmütig, doch sei er nicht so leicht zu bewältigen, wenn er zornig würde, nur vor seinem Vater habe er Respekt. In geistiger Beziehung sei er nicht zurückgeblieben, er sei im Gegenteil viel gescheiter als ein anderes Kind.

„Als ich ihn im Bette liegen sah," berichtet Kollege Obmann weiter, „hatte ich den Eindruck, als sei es ein im Wachstum zurückgebliebener Mann. Er ist 121 (99)[1] cm groß und wiegt ohne Kleidung 68 (28) Pfund. Kräftiger Knochenbau, Muskulatur sehr gut entwickelt. Die Genitalien entsprechen in ihrer Entwicklung denen eines 16—18jährigen Jünglings; sieben Wochen nach der Operation der Phimose ist der Penis in nicht erigiertem Zustande 8 cm lang, beide Hoden kleinpflaumengroß. Am Mons pubis reichlicher Haarwuchs; die Haare sind bis zu 4 cm lang und von dunkler Farbe. Von den sekundären Geschlechtszeichen fällt die enorme Bildung von Aknepusteln in Gesicht und Rücken auf. Die Stimme ist tief wie bei einem Erwachsenen, nur klingt sie sehr rauh. Die Brustwarzen sind stark entwickelt. In den Achselhöhlen und auf den Lippen kein Haarwuchs.

Der Kopf ist außerordentlich groß, Umfang um die Stirnhöcker gemessen 58,5 (45) cm. Die Fontanellen sind geschlossen. Die Halsweite beträgt 33 (23,5) cm. Umfang der Brust im Ekspirium 77 (51) cm, im Inspirium 82 (55) cm, des Abdomens 76 (49) cm. Das Becken und besonders der Fettansatz an der Außenseite der Ober-

---

[1] Die Zahlen in Klammern entsprechen den normalen Durchschnittsmaßen eines vierjährigen Knaben.

schenkel hat große Ähnlichkeit mit dem weiblichen Typus. Es besteht ziemlich hochgradige Rachitis, besonders an den unteren Extremitäten. Für die kräftig entwickelte Muskulatur sprechen die Maße: so ist der größte Umfang des Oberarms beiderseits 22 (14) cm, des Unterarms links 23 (14), rechts 23,5 (14) cm, des Oberschenkels beiderseits 42,5 (25) cm, der Waden 28 (18) cm. Diese Zahlen entsprechen ungefähr denen eines 12—14jährigen Jungen. Ein Beweis für seine Kraft ist, daß Robert einen 20 Pfund schweren Eimer mit einer Hand ohne besondere Anstrengung hebt, ebenso mühelos hebt er ein fünfjähriges Kind von 26 Pfund. Besonders bemerkenswert dürfte die Beobachtung sein, daß er zur Narkose ebensoviel Chloroform brauchte, als ein normaler 20jähriger Mann.

Die Ossifikationsverhältnisse entsprechen denen eines acht- bis zehnjährigen Kindes; die sehr guten Zähne dagegen seinem Alter, d. h. er hat noch das vollständige Milchgebiß.

Augenhintergrund normal. Hydrozephalus ist trotz des großen Kopfumfanges nicht wahrscheinlich. Röntgenologisch konnte am Schädel, besonders an der Sella turcica mit Bestimmtheit ein pathologischer Befund nicht festgestellt werden.

Die inneren Organe sind gesund. Urin frei von Eiweiß und Zucker. In geistiger Beziehung ist Robert seinen Altersgenossen wohl etwas, wenn auch nicht viel, voraus. Für seine Wunde zeigte er großes Interesse und beurteilte den Heilungsverlauf mit großem Verständnis. Er hängt sehr an seiner Mutter; so verlangte er jeden Abend, wenn es dunkel wurde, nach Hause und war nur mit Mühe zu beruhigen. Er interessierte sich lebhaft für jeden Gegenstand, den er noch nicht kennt und fragt wie er heißt. Auffallend ist sein Eigensinn, denn nur selten tut er das, was man von ihm verlangt."

Als ich selbst Robert in seiner ländlichen Heimat aufsuchte, hatte er gerade sein 4. Lebensjahr beendet. Kurz vor dem Dorfe sah ich einen alten Mann arbeiten, den ich nach der Wohnung von Roberts Eltern fragte. Es war zufälligerweise sein Großvater, ein sehr rüstiger Greis von 83 Jahren, der frühere Schultheiß des Dorfes. Der gesprächige Alte, der in seinem Aussehen, seinen Bewegungen und seiner Kleidung sehr feminin wirkte, bot sich an, mich zu seinem Enkel zu geleiten, über dessen sonderbare Entwicklung er schon sehr viel nachgedacht hatte. Nach etwa 10 Minuten Wegs sahen wir in einem geräumigen Gehöft einen stämmigen Jüngling Mist aufladen. „Sehen Sie nur, diese Forsche," sagte der Alte, indem er auf ihn wies, der fest mit der Harke zufassend wie ein starker Knecht den Dung geschickt in den Leiterwagen warf. Es war Robert. Als der Großvater ihn mir vorstellte, lüftete er verlegen lächelnd die Kappe, wurde aber bald zutraulicher, als ich ihm eine mitgebrachte Tafel Schokolade überreichte. „Essen kann der Junge!" sagte der Großvater, „mehr wie seine Brüder zusammen." Mit dem kräftigen Körperbau und dem großen Kopf Roberts standen in eigentümlichem Gegensatz seine kleinen Milchzähne, von denen der erste zum Zeichen des einsetzenden Zahnwechsels einige Tage zuvor ausgefallen war.

Wir gingen mit Robert in die Wohnstube, in der wir seine Mutter, eine kräftige Bauersfrau, die fleißig ihren im Kriege befindlichen Mann vertrat, und fünf seiner Geschwister trafen, alle blühende, freundliche Knaben und Mädchen von normalem Wuchs und Bau. Die beiden älteren Brüder, von denen Hugo 13, Friedrich

9 Jahre zählte, sahen sehr viel schwächer und jünger aus als der 4jährige Robert, der beide mit Leichtigkeit in die Höhe hob. Auch seine Stimme war viel tiefer als die der Brüder, bei denen noch kein Stimmwechsel eingetreten war. Die Mutter berichtet, daß ihr, als Robert sprechen lernte, sogleich sein tiefer Stimmklang aufgefallen sei. „Robert ist sehr geduldig," sagte sie, „und tut keinem etwas zu Leide, nur wenn man ihn reizt, dann fährt er wild auf und über nichts wird er so heftig, als wenn man ihn mit seiner tiefen Stimme neckt. Nicht nur Kinder, auch Ältere, die vorübergehen, machen ihm seine Stimme nach, und das bringt ihn oft in furchtbaren Zorn. Ich bin sehr bange," meinte die Mutter, „daß, wenn Robert nächstes Jahr zur Schule muß, er damit viel Ärger und Aufregung haben wird." Ich gab der Frau den Rat, den Jungen möglichst allein unterrichten zu lassen. Zeigt doch die Erfahrung, wie mitleidslos und rücksichtslos gerade die Kinder in der Verspottung körperlicher Gebrechen, namentlich auch Sprachgebrechen, wie Stottern, Lispeln und rauhes Organ sind.

Als ich Robert untersuchte, fand ich den Körperbau und vor allem den Genitalbefund wie oben geschildert vor. Namentlich die äußeren Geschlechtsorgane gleichen völlig denen eines geschlechtsreifen Mannes. „So war es schon mit zwei Jahren," erzählte die Mutter. Das Glied soll sich auch oft und leicht erigieren, doch scheint Spermasekretion bisher nicht vorhanden zu sein. Auch fehlen Anhaltspunkte einer sexuellen Libido.

Wie die Mutter mitteilt, leidet Robert seit einiger Zeit auch an Krämpfen. So hatte er am Morgen des Tages, an dem ich dort war, einen Anfall, von dem noch ein frischer Zungenbiß Zeugnis ablegte. Der Verlauf des Anfalls wird so beschrieben, daß er erst eigentümlich grinst, dann den Kopf zur Seite dreht, darauf das Bewußtsein verliert und um sich schlägt. Nach einigen Minuten kommt er wieder zu sich und benimmt sich bald, als wäre nichts vorgefallen.

Kollege Obmann wirft die Frage auf, auf welche objektiven Ursachen der Befund bei Robert zurückzuführen sei. Er meint nicht mit Unrecht, daß zu Lebzeiten eine sichere Entscheidung nicht zu treffen sein dürfte. Hoden und Nebennierenrinde zeigen keine nachweislichen Abweichungen von der Norm. Am nächsten liegt, trotz des negativen Röntgenbefundes, die Annahme einer Hypophysenerkrankung. Krämpfe und Kopfumfang sprechen für eine Gehirnaffektion. Von Wichtigkeit ist der Fall auch in bezug auf die Uneinheitlichkeit der sekundären Geschlechtsentwicklung. Beispielsweise sind Pubes, aber keine Spur von Bart vorhanden, die sonst bei so vorgeschrittener Kehlkopfentwicklung selten fehlt. Dies deutet, ebenso wie der Kontrast von Milchgebiß und Knochenwachstum, darauf hin, daß nicht eine innersekreto-

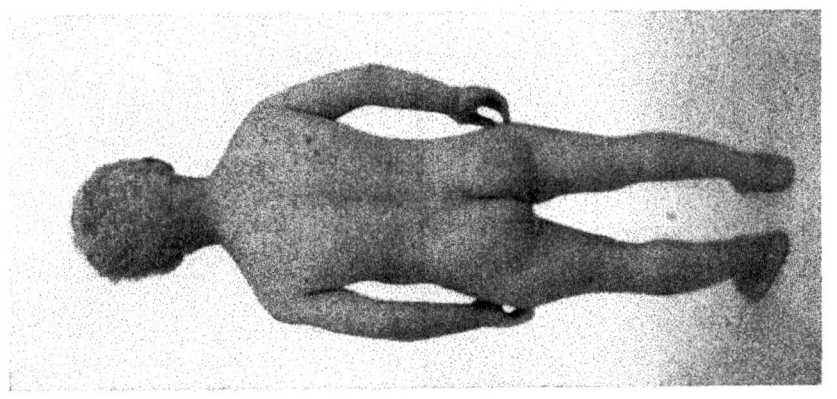

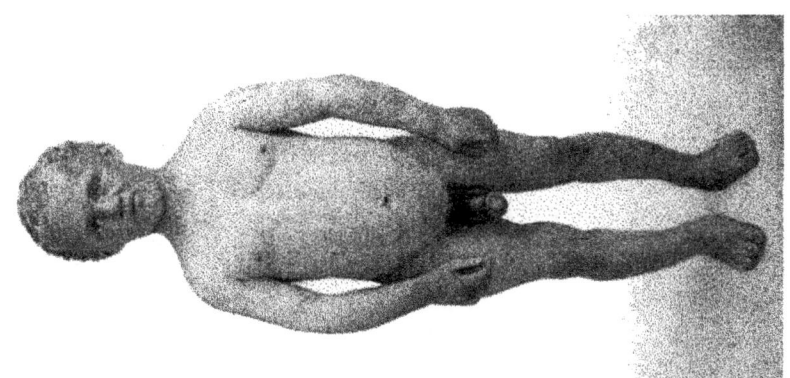

Der Fall ist eingehend im Text Seite 70 und folgende beschrieben.

Hirschfeld, Sexualpathologie. I.

A. Marcus & E. Weber

rische Drüse allein, sondern mehrere zusammen an der Geschlechtsreifung beteiligt sind.

Um welche Möglichkeiten es sich bei analogen Symptomenkomplexen handeln kann, lehren Beobachtungen, in denen durch eine Sektion oder Operation das Dunkel gelichtet werden konnte. So handelte es sich in dem Falle von Oestreich-Stawyck gleichfalls um einen vierjährigen Knaben, der im ersten Jahre in seiner Entwicklung nichts von der Norm abweichendes zeigte, auch rechtzeitig gehen und sprechen lernte. Im dritten Jahre wurde das vorher muntere Kind auffallend still und scheu. Gleichzeitig traten die Zeichen einer ungewöhnlichen Entwicklung auf. Der Penis wuchs stark, er maß in schlaffem Zustande 9 cm, die Hoden waren taubeneigroß, es sprossen reichlich lange dunkle Schamhaare. Die Brustdrüsen schwollen bis zu 2 cm Höhe und entleerten auf Druck Kollostrum. Muskulatur und Fettpolster nahmen zu. Der Knabe war mit 4 Jahren 108 cm groß, Gewicht 20 kg. Nicht lange nachdem er in ärztliche Behandlung gekommen war, starb der Knabe unter den Erscheinungen eines Hirntumors. Die Autopsie ergab einen Epiphysentumor, den Askanasy als ein embryonales Teratom auffaßte.

Ein von der Nebennierenrinde ausgehender Tumor wurde als Ätiologie im Falle Linsers gefunden, bei dem es sich um einen $5^1/_2$jährigen Jungen handelte. Dieser sah wie ein Jüngling aus, war 138 cm groß und von kräftiger Muskulatur. Der Penis war 8—9 cm lang, Hoden von Taubeneigröße, Prostata wie bei einem Fünfzehnjährigen. Demselben Alter entsprachen Körpergröße und Körperumfang, die Ossifikation, sowie das fast vollständige Dauergebiß.

Ein sehr bemerkenswertes Schlaglicht auf die hier wirksamen Zusammenhänge wirft endlich auch der Fall von Sacchi. Dieser berichtete von einem $9^1/_2$jährigen Knaben, der bis zu seinem fünften Lebensjahre ganz normal war. In diesem Alter setzte eine rasche Entwicklung des Skeletts und der Muskulatur ein. Schamgegend und Gesicht behaarten sich, die Stimme wurde tiefer, auch psychisch trat eine völlige Veränderung ein. Der linke Testikel wurde bedeutend größer als der rechte. Er wurde deshalb einem Hospital zugeführt. Hier stellte man bei dem mittlerweile 9 Jahre alten Knaben eine Größe von 143 cm und ein Gewicht von 44 kg fest; Haare auch Bart stark entwickelt, Geschlechtsorgane auffallend groß, besonders der linke Hoden. Dieser wurde durch die Orchidektomie entfernt. Die Diagnose lautete Alveolarkarzinom des Hodens. Die Operation verlief gut. Nach einem Monat begann eine völlige Umwandlung der sekundären Geschlechtscharaktere, zunächst fielen die Haare vom Bart und den Extremitäten aus, während sie am Mons pubis blie-

ben; die Stimme wurde wieder kindlich. In der Größe
trat keine Veränderung ein, nur der Penis verminderte sich angeblich an Größe und Dicke. Pollutionen und Erektionen,
sowie Geschlechtstrieb, die vorher bestanden hatten,
schwanden wieder. Leider besitzen wir keine Beobachtungen
dieses Falles aus späterer Zeit.

Zu den merkwürdigsten Fällen sexueller Frühreife gehören wohl
diejenigen, in denen lange vor der normalen Pubertätszeit männliche Geschlechtscharaktere in enger Vermischung
mit weiblichen zutage treten. Einen solchen Fall beobachtete
ich vor einigen Jahren mit Dr. Burchard und gebe ihn im Bilde
(Tafel XIII). Als ich dieses Kind kennen lernte, war es neun Jahre
alt. Laut Taufzeugnis war es am 27. Dezember 1902 in der Provinz
Posen geboren. Es soll bei der Geburt den Eindruck eines völlig
normalen Mädchens gemacht haben und wuchs als solches auf. Im
vierten Jahre — man beachte, wie oft gerade in der Vorgeschichte
der erwähnten Fälle dieses Alter wiederkehrt — wuchs die Klitoris
sehr stark. Sie soll damals den Eindruck eines dem Alter entsprechenden männlichen Gliedes gemacht haben. Zugleich traten
Schamhaare und sekundäre männliche Geschlechtscharaktere auf.
Hedwig bekam eine tiefe männliche Stimme und
einen kräftigen Bart.

Erbliche Belastung ist nicht nachweisbar. Die Eltern, arme
polnische Feldarbeiter, und mehrere Geschwister leben und sind gesund. Als wir Hedwig untersuchten, stellten wir in Übereinstimmung
mit Robert Asch und Oskar Scheuer folgenden Befund fest:
Körpergröße 121 cm, Gewicht 31 kg, Kopfumfang
54,5 cm, Scheitel-Kinn-Distanz 22,5 cm, Halsumfang
32 cm, Brustumfang 70—71 cm, Bauchumfang 64 cm,
Mamillardistanz 16 cm, Armlänge 45 cm, Handlänge
13 cm, Spinale 18 cm, Christae 19 cm, Trochanteren 22 cm,
Oberschenkel 24,5 cm, Unterschenkel 23 cm, Fuß 19 cm.
Die Teile sind insofern nicht gut proportioniert, als der Kopf im
Verhältnis zum Rumpf und der Körperlänge zu groß und Arme
und Beine im Vergleiche zum Rumpfe zu kurz sind.

Das Gesicht ist kindlich, voll, rundlich und symmetrisch. Die
Augen sind groß und glänzend, die Iris von grünlich-brauner Farbe,
die Pupillen sind gleich, reagieren prompt. Die Wimpern sind
schwarz, lang und dicht, ebenso die schön geschwungenen Augen-
brauen. Die wohlgebildeten, mit leichtem Flaum bedeckten Ohren
bieten nichts Besonderes. Die Nase ist kurz und breit, der Nasen-
rücken gerade. Die Backenknochen verraten durch die leicht hervor-
springende Wölbung die slavische Abstammung. Ober- und Unterlippe sind üppig aufgeworfen, doch wohlgeformt. Die Zähne stehen
gut, sind groß, weiß, gesund, das Gebiß als ganzes sehr schön. Der

harte Gaumen ist etwas hoch und eng gewölbt. Die Zunge und Tonsillen normal, das Zäpfchen sehr lang.

Das Gesicht ist umrahmt von einem dichten schwarzen krausen Vollbart. Der Schnurrbart ist schmal, unter der Unterlippe zeigt sich eine kleine „Fliege".

Der von Dr. Goerke untersuchte Kehlkopf des Kindes ist weit über das Alter des Kindes hinaus entwickelt. Er gleicht dem Kehlkopf eines erwachsenen Mannes. Dementsprechend besitzt Hedwig eine Männerstimme.

Die Muskulatur ist außerordentlich kräftig entwickelt, vor allem am Nacken und an Armen und Beinen. Die Muskelbäuche springen wulstig vor. Die Kraft der Arme und Beine ist daher auch eine sehr beträchtliche.

Die Haut entspricht völlig dem Aussehen eines brünetten Individuums, zeigt keine abnorme Pigmentation, nur finden sich Arme und Beine ziemlich behaart. Ebenso zeigt sich ein Haarstrich in der Mittellinie des Bauches, der von den Schamhaaren schwächer werdend bis nahe dem Schwertfortsatz aufsteigt. An der Brust sehr spärliche lange Haare, viele Aknenarben. Auch Nacken und Schultern zeigen Behaarung, dagegen sind die Achselhöhlen nur in sehr geringem Grade und Hände, Füße, Stirne gar nicht behaart. Das Kopfhaar ist 36 cm lang, braun, sehr dicht, trocken, wellig und lockig.

Die flachen Mammen, Brustwarzen und Warzenhof sind von männlicher Beschaffenheit. Die Röntgenuntersuchung ergibt ein solides, nirgends deformiertes Skelett, größtenteils verknöcherte Epiphysen, so daß die Ossifikation nach Scheuer der „eines 15jährigen Mädchens oder 16jährigen Burschen" entspricht. Die Sella turcica ist klein.

Psychisch überwiegen die weiblichen Charaktereigenschaften. Hedwig spielt lieber mit Puppen, nie mit Soldaten und hat auch sonst mehr Sinn für weibliche Beschäftigungen. Man kann wohl sagen, daß sie sich selbst als dem weiblichen Geschlecht zugehörig fühlt. Sexuelle Bevorzugungen konnten noch nicht beobachtet werden. Ihre Intelligenz entspricht etwa der eines Mädchens ihres Alters. Ihr Wesen ist liebenswürdig und heiter, fast nie unfreundlich, doch erzählt ihre Umgebung, daß sie auch recht eigensinnig sein kann und ziemlich leicht weint. Sie ist sehr schamhaft.

Wir kommen nun zu den Genitalien, über die wir unter andern eine genaue Befundaufnahme von Prof. Halban in Wien besitzen. Von den äußeren Genitalien habe ich von Prof. Benninghoven einen Wachsabdruck (Moulage) anfertigen lassen. Die großen Schamlippen zeigen die normale weibliche Form, ohne skrotale Querfälschung und Kremasterreflex; die gleichfalls weiblich gebildeten

Labia minora umschließen den Eingang zur Vagina, welche durch ein ringförmiges Hymen abgeschlossen ist. Das Hymen ist für den Finger durchlässig. Man dringt in eine 7 cm lange Scheide. Dammwärts ist das Frenulum labiorum deutlich ausgebildet, nabelwärts umfassen die kleinen Schamlippen an der Stelle der Klitoris einen Penis von $4^1/_2$ cm Länge (Clitoris peniformis). Von. der obersten Spitze der Glans zieht sich durch die ganze ventrale Fläche des Gliedes ein Spalt wie bei einem Hypospadiakus. An seinem unteren Ende liegt an normaler Stelle der Vulva die Urethralmündung. Die Harnröhre selbst verläuft von hier aus normal $3^1/_2$ cm lang. Am Ende der Vagina fühlt und sieht man mit dem Mutterspiegel eine Portio vaginalis uteri mit einem äußeren Muttermund. Dieser führt in einen kleinfingerdicken derbwandigen Uterus, der mit der Sonde gemessen $7^1/_2$ cm mißt. Aus der Vagina sondert sich ein glasig-zäher Schleim ab. Es wird berichtet, daß dieser wiederholt etwa alle 6 Monate blutigen Charakter annehme, so daß man Menstruation gefolgert hat. Die Geschlechtsorgane haben typischen Zwittergeruch, hauptsächlich von Smegma praeputii herrührend.

Eierstöcke oder Hoden konnten bislang von keinem Untersucher getastet werden, auch nicht von H a l b a n in tiefer Narkose. Die inneren Beckenmaße fand dieser männlich: Annäherung des Promontoriums und der seitlichen Beckenwände mit Verengerung des Beckenausgangs.

Fassen wir das Untersuchungsergebnis zusammen, so sehen wir bei dem neunjährigen Kinde:

. M ä n n l i c h sind B a r t , K e h l k o p f , Penis, Mammen, M u s k u l a t u r , S k e l e t t.

W e i b l i c h sind Vulva, Urethra, V a g i n a , Hymen, U t e r u s , P.s y c h e. Menstruation unsicher.

Alle männlichen Charaktere zeigen eine sehr vorzeitige Entwicklung, während die weiblichen der Altersstufe entsprechen. Trotzdem weder männliche noch weibliche Keimdrüsen auffindbar waren, kann aus den g e m i s c h t e n G e s c h l e c h t s a t t r i b u t e n doch mit einer an Sicherheit grenzenden Wahrscheinlichkeit geschlossen werden, d a ß i n n e r s e k r e t o r i s c h s o w o h l m ä n n l i c h e a l s w e i b l i c h e G e s c h l e c h t s d r ü s e n w i r k s a m s i n d. Ob daneben Störungen in der inneren Sekretion der Hypophyse, Glandula pinealis, Schilddrüse, Thymus, Nebenniere vorliegen, ist möglich, wenn auch nicht wahrscheinlich.

' Wir sahen an den bisherigen Beispielen, daß d u r c h g ä n g i g m i t d e r g e n i t a l e n e i n e k ö r p e r l i c h e F r ü h r e i f u n g verbunden ist. Das Umgekehrte trifft nicht immer zu, indem gar nicht selten im Kindesalter ausgesprochene sekundäre Geschlechtscharaktere o h n e Anzeichen genitaler Reife beobachtet werden können. So hat man namentlich bei Mädchen wiederholt volle Brüste, Behaa-

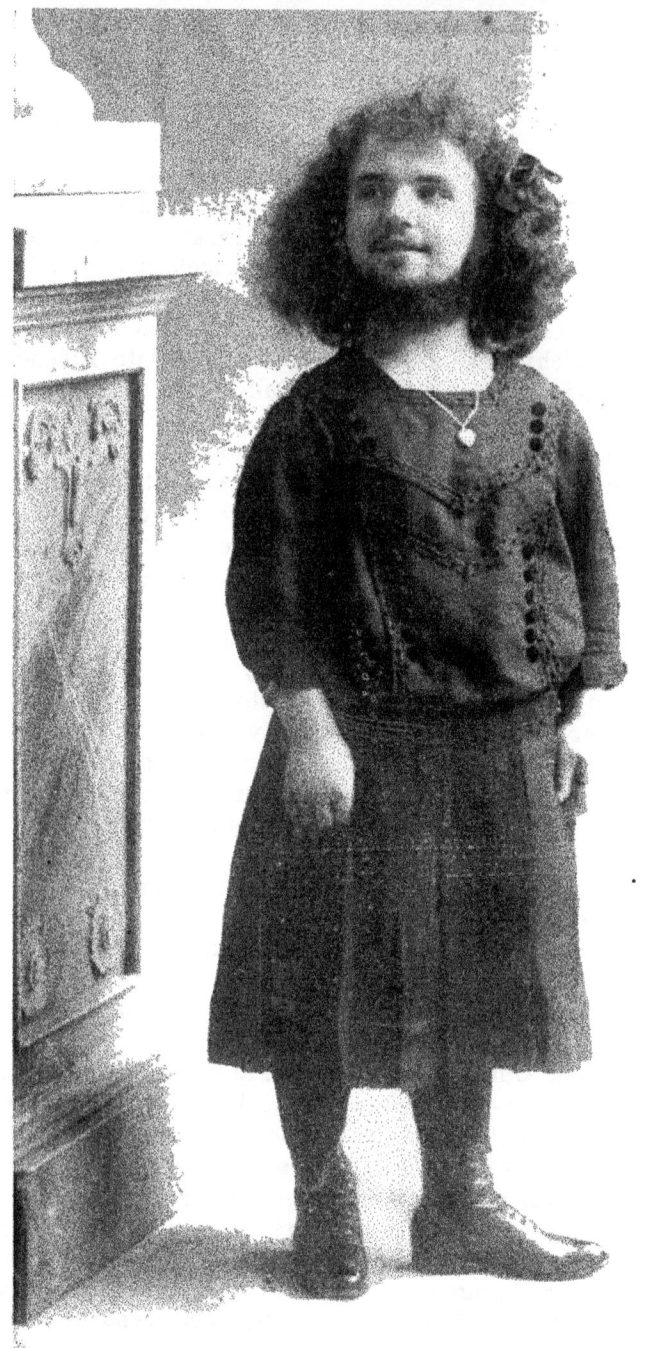

Eingehende Beschreibung des Falles Seite 74 und folgende.

Hirschfeld, Sexualpathologie. I.   A. Marcus & E. Webers Verlag, Bonn.

rung der Achselhöhle und der äußeren Scham wahrgenommen, ohne daß bereits die Menstruation eingetreten war. K u ß m a u l hat Mädchen beschrieben, bei denen im kindlichen Alter alle äußeren Geschlechtsmerkmale vorhanden waren, nur die Menstruation fehlte. Bei P l o ß findet sich die photographische Abbildung eines fünfjährigen Mädchens, die den Mons veneris und die großen Labien schon voll entwickelt mit dicken langen Haaren besetzt zeigt, während die Mammae noch unentwickelt sind. Menstruiert hatte dieses Kind noch nicht. Bei Knaben ist ähnliches, wenn auch selten konstatiert: S t i m m w e c h s e l u n d B a r t w u c h s i n v o r p u b i s c h e m A l t e r o h n e G e n i t a l e n t w i c k l u n g. Einige Male sah ich Knaben zwischen 6 und 10 Jahren mit Mammaeentwicklung ohne sonstige Merkmale der Geschlechtsreife. Eine bekannte ziemlich weit verbreitete, wenn auch in ihrer Entstehung noch keineswegs geklärte Erscheinung ist die M i l c h d r ü s e n e n t w i c k l u n g bei Knaben kurz nach der Geburt.

Ähnlich wie mit der körperlichen, ist es mit der p s y c h o - s e x u e l l e n F r ü h r e i f e, dem Geschlechts e m p f i n d e n und Geschlechts t r i e b. Sexuelle Libido ist bei geschlechtlicher Prämaturität meist vorhanden, doch kommt sie auch gelegentlich ohne diese vor. P l o ß[2]) und K i s c h[3]) geben eine Zusammenstellung von Fällen, in denen in Verbindung mit genitaler Frühreife ein sehr vorzeitiger Sexualverkehr mit S c h w a n g e r s c h a f t und G e b u r t festgestellt wurde: So gebar ein Mädchen, bei dem sich die Menstruation im Alter von einem Jahre einstellte, im z e h n t e n Lebensjahre (Fall von M o n t g o m e r y). Ein Mädchen, das mit 9 Jahren die ersten Menses zeigte, wurde kurz darauf geschwängert (d'O u t r e l e p o n t). Der vielangeführte, von H a l l e r beschriebene Fall, in welchem bei der Geburt bereits die Schamhaare entwickelt waren und im zweiten Lebensjahre die Menstruation eintrat, weist eine Geburt von 9 Jahren auf. Ein Mädchen, das bei der Geburt gleich entwickelte Schamhaare zeigte, mit 4 Jahren menstruierte, von 8 Jahren an regelmäßig kohabitierte, hat mit 9 Jahren geboren, und zwar eine Blasenmole mit Embryo (M o l i t o r). Ein Mädchen, mit 2 Jahren menstruiert, bei dem sich mit 3 Jahren Schamhaare und Mammae entwickelten, ist mit 8 Jahren gravid geworden (C a r u s). Hierher gehört auch die von M a r t i n erwähnte Beobachtung aus Amerika, nach welcher eine Frau im 26. Lebensjahre Großmutter geworden war. L a n t i e r erzählt, daß er während seiner Reise in Griechenland einer Mutter von 25 Jahren begegnet sei, welche eine Tochter von 13 Jahren hatte.

Fälle von g e s c h l e c h t l i c h e r B e t ä t i g u n g bei Kindern,

---

²) Dr. H. P l o ß: Das Weib in der Natur- und Völkerkunde. Leipzig. Th. Grieben.
³) Prof. Dr. E. H. K i s c h: Das Geschlechtsleben des Weibes. S. 83.

die äußerlich keine Zeichen körperlicher Frühreife darbieten, ja sogar in ihrer geistigen und physischen Entwicklung zurückgeblieben sind, finden sich in der Fachliteratur öfter beschrieben und dürften wohl jedem beschäftigten Sexuologen vorgekommen sein. Krafft-Ebing hat den Sexualtrieb bei Kindern als Paradoxia sexualis beschrieben, worunter er allerdings nicht nur, wie fälschlich öfter angegeben wird, den im Kindesalter auftretenden Geschlechtstrieb verstanden wissen wollte, sondern jeden „Sexualtrieb außerhalb der Zeit anatomisch-physiologischer Vorgänge", also auch „den im Greisenalter wiedererwachenden Geschlechtstrieb".

Mit Recht unterscheidet Krafft-Ebing bei den sexuellen Manipulationen im vorpubischen Alter die zahlreichen Fälle, in denen Kinder infolge von Jucken an der Vagina, am Penis und Anus, namentlich bei Würmern und örtlichen katarrhalischen Reizungen an den Geschlechtsteilen spielen — wir kommen auf diese Vorkommnisse im Kapitel Onanie eingehender zurück — von denen, „wo auf Grund zerebraler Vorgänge ohne peripheren Anlaß beim Kind sexuale Ahnungen und Dränge auftreten". Nur in solchen Fällen könne von einem vorzeitigen Hervortreten des Geschlechtstriebs im Sinne sexueller Paradoxie die Rede sein.

Wenn Krafft-Ebing nun aber die Ansicht vertritt, daß diese Regungen stets durch einen „neuro-psychopathischen Belastungszustand" bedingt seien, so können wir ihm hier nach unseren Erfahrungen nicht völlig beipflichten, wennschon wir der im völligen Gegensatz hierzu stehenden Auffassung der Freudschen Schule, nach der ausnahmslos bereits allen Kindern ein Geschlechtstrieb innewohnt, erst recht nicht beitreten können. Paradoxe Geschlechtsäußerungen findet man allerdings besonders häufig bei psychopathischen Kindern, die auch anderweitige Zeichen hochgradiger Degeneration darbieten, doch kommen sie gelegentlich auch bei Knaben und Mädchen vor, die einen vollgesunden Eindruck machen, nichts von hereditärer Belastung erkennen lassen und sich später zu völlig normal-sexuellen Geschlechtswesen entwickeln. Ich will kurz zwei Fälle schildern, von denen der eine in die erste, der andere in die zweite Kategorie fällt.

Arno S., ein Knabe von 7 Jahren, wurde mir von seiner Adoptivmutter gebracht. Er ist ein uneheliches Kind unbekannter Herkunft, der bis vor kurzem anderweitig in Pflege war. Der Kleine sieht sehr blaß und verkümmert, fast greisenhaft aus. Hutchinsonsche Zähne deuten auf syphilitische Belastung. Geistig ist er für sein Alter ganz gut vorgeschritten. Mehrere Monate, nachdem die Mutter das Kind aus der Pflege geholt hatte, entdeckte sie zufällig, daß Arno an seinem erigierten Gliede rieb. Man paßte nun genauer auf und fand, „daß er es immer treibt, sowie er eine Minute ohne Aufsicht ist".

Im Anschluß an die Onanie ließ der Knabe, der sonst ganz reinlich war, öfter Urin und Stuhlgang unter sich. Der Vater, ebenso betroffen wie die Mutter über diese Wahrnehmungen, fuhr nun auf das Land zu den Leuten, wo Arno früher in Pflege war. Dort erfuhr er, daß der Junge bereits im dritten Lebensjahre ertappt wurde, „wie er kleine Mädchen unten leckte". Er hätte eine förmliche Gier danach gehabt; die Leute haben zwei Mädchen von 5 und 6 Jahren feststellen können, bei denen der Junge diese Handlungen ausgeführt habe.

Die neuen Eltern waren über diese Entdeckung entsetzt, noch mehr, als sie nun auch bei genauem Aufpassen dahinter kamen, daß Arno, bereits während er bei ihnen war, bei zwei Mädchen Cunnilinctio vorgenommen hatte. Wie er darauf verfallen sei, ließ sich nicht feststellen. Als man ihn nach dem Grunde seines seltsamen Gebarens fragte, antwortete er nur: „Das ist schön, das tut gut".

Das Kind wurde ½ Jahr von mir psychisch und hygienisch-diätetisch behandelt. Es scheint, als ob die Neigung zur Cunnilinctio seit den letzten 3 Monaten nachgelassen hat; ob sie dauernd aufgehört hat, steht noch dahin. Onanistische Manipulationen kommen noch vor, wenn auch seltener.

Können wir in diesem Falle wohl eine sexuelle Paradoxie auf degenerativer Grundlage annehmen, so möchte ich in dem folgenden, den ich schon vor 15 Jahren beobachtete, schon deshalb nicht daran glauben, weil die Personen, um die es sich hier handelt, aus ganz gesunder Familie stammend inzwischen selbst schon blühende Kinder hervorgebracht haben und außer ihren sexuellen Verfehlungen keinerlei geistige oder körperliche Minderwertigkeit wahrnehmen ließen. Im Jahre 1901 suchte mich in Charlottenburg ein tieferschüttertes Ehepaar auf. Sie hatten entdeckt, daß zwischen ihren beiden Kindern, einem Mädchen von 15 und einem Knaben von 12 Jahren ein reger sexueller Verkehr stattfand. Nachdem die Mutter zufälligerweise in der Nacht beide in actu überrascht hatte, war der Knabe vom Vater in ein strenges Verhör genommen und hatte folgendes Geständnis abgelegt: Bereits vor 4 Jahren sei die Schwester erstmalig nachts zu ihm ins Bett gestiegen, hätte sein Membrum durch Titillationen erregt und ihn veranlaßt, an ihrer Vagina das gleiche zu tun. Das hätte sich dann sehr häufig wiederholt, bis sie dann später zu regelrechten Kohabitationsversuchen übergegangen seien, die nun schon seit Jahren fast jede zweite oder dritte Nacht erfolgten. Vom prophylaktischen Gesichtspunkt aus ist erwähnenswert, daß die Kinder Gelegenheit gehabt hatten, den ehelichen Verkehr der Eltern mitanzusehen. Die Untersuchung zeigte sowohl bei der deflorierten Schwester, als bei dem Bruder deutliche genitale Reizerscheinungen. Die erschrockenen Eltern nahmen sogleich

eine sehr energische Trennung der Geschwister vor. Das Mädchen wurde
für mehrere Jahre in ein ausländisches Pensionat gebracht; als sie von
dort zurückkehrte, kam der Bruder in Pension. Zwischen beiden trat
infolgedessen eine große Entfremdung ein, die bei dem etwas sexual-
hypochondrischen Bruder in großen Haß umschlug, so daß er sich
beispielsweise nicht entschließen konnte, der Hochzeit der Schwester
beizuwohnen. Erst im letzten Jahre — ich habe die Familie als
Arzt dauernd im Auge behalten können — erfolgte anläßlich der
zum Tode führenden Erkrankung des Vaters eine gewisse Annäherung der Geschwister.

Steht dieser Fall auch, wie aus der Literatur erhellt, nicht einzig
da, so bildet er doch einen großen Ausnahmefall. Den Kindern
ganz im allgemeinen inzestuöse Neigungen zuzuschreiben, wie es
die Freudsche Schule tut, halte ich mit M a r c u s e [4]) für eine völlig
abwegige Auto- und Alterosuggestion, wennschon sowohl in der
Elternliebe, als in der Geschwisterliebe eine leicht erotische, als
solche nicht ins Bewußtsein dringende U n t e r s t r ö m u n g und selbst
bewußte Überschreitungen der Inzestschranken häufiger sein mögen,
als meist angenommen wird.

Ohne hier noch weitere Beispiele von infantiler Sexualität anzu-
führen, sei nur noch bemerkt, daß man analoge Vorkommnisse auch
in der Tierwelt beobachtet hat. So zitiert M o l l [5]) die Mitteilung
W e s t o n s von einem sechs Wochen alten Fohlen, das bereits bei
seiner Mutter aufzuspringen pflegte. Drei Monate alt wurde es
durch Bespringen von Fohlen und Kälbern derart gefährlich, daß es
kastriert werden mußte [6]).

Die s e e l i s c h e Frühreife zeigt sich von der sexuellen Frühreife u n a b h ä n g i g. Die meisten Kinder mit · vorzeitig er-
wachtem und betätigtem Geschlechtstrieb wiesen geistig nicht
mehr als eine gute D u r c h s c h n i t t s b e g a b u n g auf, ja von
vielen wissen wir, daß sie erheblich dahinter zurückblieben.
Letzteres trifft noch in höherem Maße bei der frühzeitigen
Entwicklung der primären und sekundären Geschlechtscharaktere
zu. Hier finden wir sogar verhältnismäßig häufig eine an
S c h w a c h s i n n grenzende Geistesverfassung vor. Auf der
anderen Seite sehen wir Fälle psychischer Frühreife, bei denen
weder der Geschlechtstrieb, noch die Geschlechtsteile dem geistigen
Entwicklungsgrade, sondern durchaus dem Alter des Kindes entsprechend sind.

---

[4]) Vgl. M a x M a r c u s e: Vom Inzest. A. d. Sammlung juristisch-psychiatrische
Grenzfragen. Halle. Marhold.

[5]) Dr. A l b e r t M o l l: Das Sexualleben des Kindes. S. 110.

[6]) Referat im Jahresbericht über die Leistungen und Fortschritte auf dem Gebiete
der Erkrankungen des Urogenitalapparates II. Jahrgang, Berlin 1907.

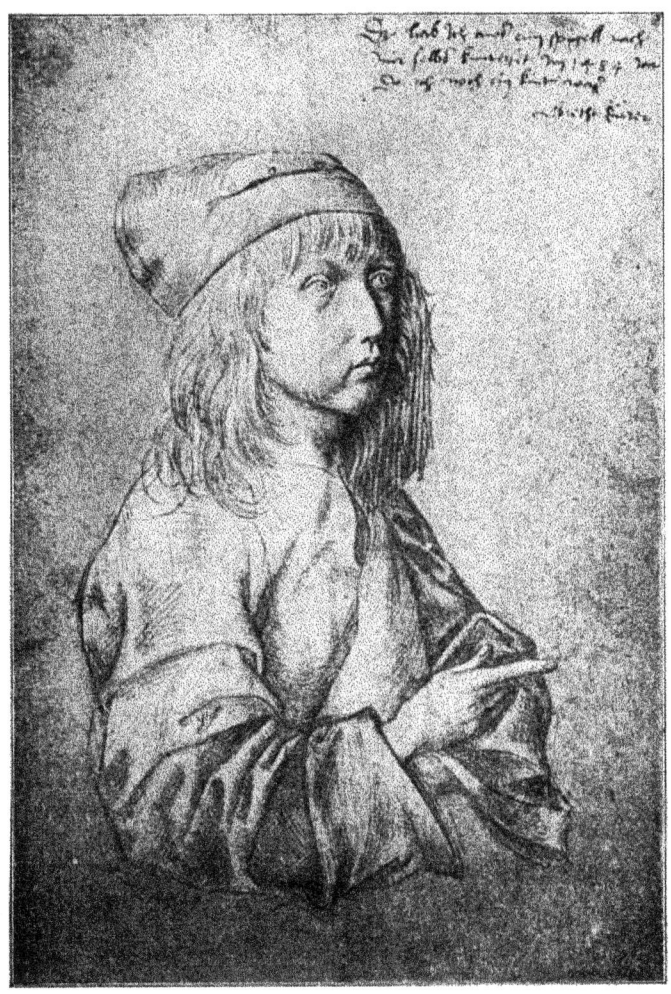

Beschreibung im Text Seite 81.

Hirschfeld, Sexualpathologie. I.   A. Marcus & E. Webers Verlag, Bonn.

Allerdings ist das S e x u a l l e b e n s o g e n a n n t e r W u n d e r - k i n d e r bisher noch so gut wie unerforscht; auch über die eigentlichen Ursachen ihrer phänomenalen Begabung ist wenig bekannt. Nur eins wissen wir, daß nämlich ihre erstaunliche geistige Frühreife meist eine recht e i n s e i t i g e ist. Besonders häufig ist die k ü n s t l e r i s c h e F r ü h r e i f e , unter der wiederum die m u s i - k a l i s c h e obenan steht, der dann die z e i c h n e r i s c h - m a l e r i s c h e Begabung folgt. Wir Deutschen besitzen hier in Wolfgang Amadeus M o z a r t und Albrecht D ü r e r zwei klassische Beispiele. D ü r e r s Selbstbildnis aus dem dreizehnten Lebensjahr — es befindet sich in der Albertina zu Wien — dem er eigenhändig den Vermerk beifügte: „Das hab ich aus einem Spiegel nach mir selbst konterfeit im Jahre 1484, da ich noch ein Kind war", gibt noch jetzt davon Kunde, welche hohe Kunstfertigkeit der Knabe bereits besaß, als er sich aus Liebe zur Malerei dem Wunsche des Vaters, Goldschmied zu werden, so beharrlich widersetzte. (Tafel XIV.)

Über m u s i k a l i s c h e Wunderkinder äußerte sich einer unserer größten Virtuosen, der selbst als Wunderkind aufgetreten ist, zu A d o l f H e ß [1]): „Wunderkinder geben bis zum 14., 15. Lebensjahre, bis die eigene künstlerische Psyche in ihnen erwacht, ausnahmslos eine Nachahmung dessen, was der Lehrer ihnen beigebracht hat. Das geschieht oft so geschickt, daß man es für Eigenes hält. Tatsächlich ist es der L e h r e r , der aus ihnen spricht. Wenn dann die eigene Psyche sich regt, tritt eine Periode des Stillstandes, der Überlegung, der Unsicherheit ein. Während man früher ahnungslos im Zustande der Unschuld über alle Schwierigkeiten glatt hinweggekommen ist, fängt man jetzt an zu überlegen: Geht es? Wird es dir gelingen? Und die Folge ist Unsicherheit. Diese Periode dauert drei, vier Jahre, bis der Künstler sich gefunden hat. Dann kehrt die Sicherheit in erhöhtem Maße wieder."

Nächst frühreifen M u s i k e r n und M a l e r n findet man unter den Wunderkindern am häufigsten die R e c h e n k ü n s t l e r , demnächst diejenigen, die schon in ungewöhnlich frühem Alter lesen lernten oder mehrere Sprachen vollständig beherrschten. Unter den letzten seien als Beispiele das L ü b e c k e r und das f r ä n k i s c h e Wunderkind genannt, die beide fast gleichzeitig geboren wurden: Christian Heinrich H e i n e k e n zu Lübeck am 6. Februar 1721 und am 19. Januar desselben Jahres Johann Philipp B a r a t i e r zu Schwabach in Franken. Der kleine Heineken hatte bereits, e h e e r e i n J a h r a l t w a r , „die vornehmsten Historien in den 5 Büchern Mosis nach der Ordnung

---

[1]) Vgl. A. Heß: „Arthur Nickisch über Krieg und Musik" im Berliner Tageblatt vom 15. August 1916 (Nr. 416).

gelernt". Mit 2¹/₂ Jahren kannte er außer der jüdischen Geschichte
die der Griechen und Römer, Ägypter, Assyrer und Perser so genau,
daß er auf alles, was man ihn darüber fragte, Bescheid geben konnte.
In einem Bericht[8]) über den Stand seines Wissens im 4. Lebensjahre
heißt es: „Das Kind konnte nun gedruckte und geschriebene Sachen
lateinisch und deutsch lesen. Schreiben konnte es noch nicht; seine
Fingerchen waren zu schwach dazu. Das Einmaleins konnte es in
und außer der Ordnung hersagen. Auch zu numerieren, subtra-
hieren, addieren und multiplizieren vermochte es. Im Französischen
kam es so weit, daß es ganze Historien in dieser Sprache erzählen
konnte. Im Latein lernte es über 1500 gute Sprüche aus lateinischen
Autoren. Plattdeutsch hatte das Kind von seiner Amme, von der es
nicht lassen wollte, gelernt. In der Geographie fuhr es fort, das
Merkwürdigste eines jeden auf der Landkarte stehenden Ortes zu
fassen." Es lebte in dieser Zeit noch immer von der Milch seiner
Amme; gegen andere Speisen hatte es einen instinktiven Widerwillen. Als der Knabe 3¹/₂ Jahre alt war, kam er durch einen lang-
wierigen Durchfall stark herunter. Man verordnete ihm eine See-
reise, die auf seinen Wunsch von Lübeck quer über die Ostsee nach
Kopenhagen ging. Als ihn hier der König in Audienz empfing,
hielt er erst eine längere Ansprache, verlangte dann
nach seiner Amme und sog. Dann folgte eine Unterredung,
in der die außerordentlichen geschichtlichen und geographischen
Kenntnisse des schwächlichen Knaben ebenso wie die daran ge-
knüpften Bemerkungen allgemeinste Bewunderung hervorriefen.
Nach der Rückkehr in die Heimat kränkelte er weiter und starb
im Alter von vier Jahren und vier Monaten.

Auch das fränkische Wunderkind wurde nicht alt. In einem
Bericht über ihn heißt es[9]): „Er lernte in seinem dritten Jahre
fertig lesen; im fünften sprach er mit Fertigkeit Deutsch, Lateinisch
und Französisch. Mit gleicher Fähigkeit lernte er Griechisch und
Hebräisch. Elf Jahre alt übersetzte er die Reisen des Rabbi Ben-
jamin und begleitete seine Übersetzungen mit Anmerkungen und
Abhandlungen. Im zwölften Jahre studierte er Philosophie, Mathematik und Kirchengeschichte, im vierzehnten Jahre war er bereits
Magister. Er starb im zwanzigsten Lebensjahre verwelkt und
lebenssatt."

In unserer Zeit erregte das Braunschweiger Wunderkind Otto
Pöhler — geboren am 20. August 1892 als einziges Kind des
Schlächtermeisters Pöhler zu Braunschweig — großes Aufsehen.
Einem wissenschaftlichen Berichte, den Professor Dr. Stumpf in

---

[8]) Vgl. J. H. Campe, Allgemeine Revision 5. Teil: Über die große Schädlichkeit einer allzufrühen Ausbildung des Kindes. Wolffenbüttel 1786.
[9]) Gregor Schmutz: Wunderkinder. S. 20.

Berlin über Otto, als er 4 Jahre alt war, lieferte, entnehmen wir folgende Stellen: „Er ist körperlich nicht stark, aber auch nicht schlecht entwickelt. In dem zierlichen Gesicht fesseln kluge, lebhafte Augen, die beim Nachsinnen einen merkwürdig ernsten konzentrierten Ausdruck annehmen. Eine beständige Unruhe, hauptsächlich der Ausfluß eines munteren Naturells, hält den ganzen Körper in Bewegung, wenn nicht Zureden oder gespannte Aufmerksamkeit entgegenwirkt.

Seine größte Leidenschaft ist noch immer das Lesen. Das Wichtigste in der Welt sind ihm historische, biographische und geographische Daten. Er kennt die Geburts- und die Todesjahre vieler deutscher Kaiser, auch vieler Feldherren, Dichter und Philosophen, zumeist sogar auch Geburtstag und Geburtsort; ferner die Hauptstädte der meisten deutschen Staaten, die Flüsse, an denen sie liegen u. dgl. Er weiß Bescheid vom Anfang und vom Ende des dreißigjährigen und des siebenjährigen Krieges, von den Hauptschlachten dieser und anderer Kriege. Das alles hat er sich nach Angabe der Mutter ohne fremdes Zutun durch das emsige Studium eines ‚patriotischen Kalenders‘ und ähnlicher im Hause vorfindlicher Literatur, auch durch Entzifferung von Denkmalsinschriften, wofür er besonders Leidenschaft hat, angeeignet. Als ihm auf zwei verschiedenen Blättern nacheinander zwölfstellige Zahlen gezeigt wurden, die sich nur durch eine der mittleren Ziffern unterschieden, las er sie sogleich als Milliarden und konnte dann, ohne die Blätter wieder anzusehen, mit Sicherheit angeben, worin der Unterschied lag.

Sein vorzügliches Gedächtnis setzt ihn auch in den Stand, nicht nur Drucksorten sehr verschiedener Art, sondern auch eigenartige und schlechte Handschriften zu lesen. In Ergänzungen von Abkürzungen zeigt er einen besonderen Scharfsinn. So konnte er den abgekürzten Satz: ‚In d. großen Schl. bei L. 18. X. 18.. wurde Nap. besiegt‘, vollständig entziffern und fügte noch bei, ‚da wurde Blücher Feldmarschall und Schwarzenberg — der war Generalfeldmarschall‘.

Der Knabe liest unheimlich schnell. Er überfliegt sofort einen ganzen Satz, und wenn er laut liest, verschluckt er oft massenweise Silben und Wörter, um vorwärts zu kommen. Röchlings Bilderbuch mit kurzem Text über den ‚Alten Fritz‘ hatte er in kaum 10 Minuten mit wahrer Gier verschlungen, dessenungeachtet konnte er einige von den Geschichten wörtlich wiedergeben.“

Nach meinen Erkundigungen hat Otto P ö h l e r, der Ostern 1910 die Universität bezog und sich gegenwärtig als Soldat im Felde befindet, auch später gute geistige Fortschritte gemacht, wenngleich nicht dermaßen, daß er den Durchschnitt in besonders auffälliger Weise überragte.

Eine s e h r e i n s e i t i g e B e g a b u n g und wenig günstige Entwicklung pflegen die jugendlichen Rechenkünstler zu zeigen, die unter den Wunderkindern eine ziemlich umfangreiche Gruppe bilden. Einer, den ich persönlich kennen lernte, war Jaques Inaudi. Er stammte aus Piemont, wo er am 13. Oktober 1867 geboren war. Seine Eltern waren mittellose Analphabeten. Der Vater ernährte notdürftig die Familie als wandernder Musikant. Um mitzuverdienen wurde Jacques mit drei Jahren Schafhirt. In diesem Berufe erwachte in ihm ein immer stärkerer Drang, sich mit Zahlen zu beschäftigen. Er zählte alles Erdenkliche, gelangte so von ganz allein zur Addition und Multiplikation, darauf auch durch Hinweise seines Bruders zur Subtraktion und Division und erwarb sich binnen kurzer Zeit eine solche Fähigkeit im Kopfrechnen, daß er bereits mit 7 Jahren alle Zahlenaufgaben und Übungen beherrschte, die später das größte Erstaunen seiner Beobachter hervorriefen. Der Familienüberlieferung gemäß zog er in diesem Alter in Gesellschaft seines Bruders mit einer Drehorgel und einem Murmeltier nach Südfrankreich und sammelte Almosen. Um mehr Gaben einzuheimsen, gab er auch Proben seiner Rechenkunst. Als diese einmal ein Kaufmann in Marseille mit anhörte, war er so überrascht, daß er dafür sorgte, daß Jacques in eine Unterrichtsanstalt kam. Er bereitete aber seinem Gönner und seinen Lehrern eine bittere Enttäuschung, indem man ihm kaum das Schreiben der Ziffern beibringen konnte, geschweige denn daß er imstande war, Orthographie, Naturkunde, Geschichte und Geographie oder gar Geometrie und Algebra zu erlernen. Dafür vermochte er aber in wenigen Sekunden die schwierigsten Rechenexempel mit 4- und 5stelligen Zahlen zu lösen, selbst in lärmendster Umgebung, konnte nach einmaligem Anhören 25 Zahlen aus dem Gedächtnis wiederholen, während normal veranlagte Menschen sich nicht mehr wie 6—7 merken können und brachte es fertig, am Schluß der Vorstellung alle Aufgaben und Lösungen, die man ihm gestellt hatte, bis an 400 Zahlen, aus dem Kopfe schnell nacheinander aufzusagen. Ebenso unfähig, wie Inaudi, zeigte sich in der Erwerbung geordneten elementaren Wissens ein ihm sehr ähnliches Wunderkind, sein Zeitgenosse (geb. 1873) Moritz Frankl aus Fünfkirchen, der bereits mit 6 Jahren die Frage: „Wieviel Sekunden zählen 971 Jahre?" mit unglaublicher Geschwindigkeit beantwortete. Nachdem er einige Jahre durch sein unübertreffliches Kopfrechnen, wie Ziehen von Quadrat- und Kubikwurzeln aus 7—8stelligen Zahlen, Erheben von Zahlen im Kopf zur 4. und 5. Potenz, die Mitwelt verblüfft hatte, ergab er sich einem förmlichen Vagabundenleben, wurde Gewohnheitsdieb, kam in eine Irrenanstalt nach Budapest, ging später nach Amerika, wo er völlig verkam und in noch jugendlichem Alter verstarb. Ein anderer Rechenkünstler, Joh. Mart. Zacharias Dase (1824—1861) war Epileptiker, wieder ein anderer, der berühmte Colburn, der mit 6 Fingern und 6 Zehen zur Welt kam, ging gleichfalls elend zugrunde. Er sah beim Kopfrechnen die Zahlen, mit denen er rechnete, plastisch vor sich. — Bis zu welchen wunderbaren Fähigkeiten es diese Kinder bringen, zeigte neuerdings ein kleiner Tamilenjunge, namens Arumugam, der im Jahre 1912 in der Ceylonsektion der Royal Asiatic Society in Colombo vorgestellt wurde. Man stellte ihm folgende Aufgabe, die er, kaum ausgesprochen, richtig beantwortete: „Ein Kaufmann gibt einen großen Schmaus und bewirtet dabei 173 Gäste mit je einem Scheffel Reis. Von jedem Scheffel sollten aber 17% der Körner an den Tempel abgegeben werden. Wieviel Reiskörner erhielt der Tempel, wenn jeder Scheffel Reis 3 431 272 Körner enthielt?" Binnen 3 Sekunden gab der Knabe in seiner Tamilensprache, die dann ins Englische übersetzt wurde, die Antwort: 100 913 709 mit einem Rest 52.

Von wenigen Ausnahmen abgesehen, die sich namentlich unter den mathematischen Weltgrößen, wie Gauß und Ampère finden, zeigen die Rechenkünstler neben dem in ihren Kinderjahren auftretenden ungeheuren Zahlengedächtnis so kümmerliche Geistesgaben, daß man bei ihnen nicht ohne Berechtigung geradezu von einem angeborenen Schwachsinn gesprochen hat.

Nach unseren bisherigen Erfahrungen kann man die psychisch abnorm Frühreifen in folgende vier Gruppen teilen:

a) in solche, die nach enormer Geistesentwicklung früh eingehen, wie Heineken und Baratier;

b) in solche, die bei phänomenaler einseitiger Begabung bald nach der Pubertät geistig entarten, wie Inaudi und Frankl;

c) in solche, die früh eine erstaunliche Geisteshöhe erklimmen und auf dieser verharren, bis ihr Alter und ihre Geistesleistung sich ungefähr wieder entsprechen, wie Pöhler;

d) in solche, die sich zu Genies weiterentwickeln, wie Mozart und Dürer.

Sektionsberichte über Wunderkinder liegen bisher noch nicht vor. Wir sind daher auch nicht in der Lage, zu entscheiden, ob es sich ebenso wie bei den anderen Formen der Frühreife um innere Sekretionsanomalien handelt, oder lediglich um eine Überentwicklung gewisser Hirnteile, in diesem Falle dann sicherlich vielfach auf Kosten anderer Gehirnpartien.

IV. KAPITEL

Sexualkrisen

Wie der Geschlechtsdrüsenausfall den Gesamtorganismus durch Ausfallserscheinungen im negativen Sinne beeinflußt, so entfalten die positiven Veränderungen, die sich so mannigfach in den männlichen und weiblichen Geschlechtsdrüsen abspielen, eine in den Körper weitausstrahlende positive Wirksamkeit. Diese Wirkungen sind teils physiologischer, teils p a t h o l o g i s c h e r Natur. Mit den letzteren wollen wir uns nun in diesem Abschnitt beschäftigen.

Früher nahm man an, daß die Allgemeinstörungen, die in den Zeiten sexueller E v o l u t i o n s - und I n v o l u t i o n s perioden auftreten, im wesentlichen auf nervöse, also reflektorische Zusammenhänge zurückzuführen seien, eine Vorstellung, die auch heute noch bei manchen dieser Leiden vorherrscht, beispielsweise bei der A n g s t n e u r o s e und vielen Erscheinungen, die in das Gebiet der Hysterie und Ovarie fallen. Später neigte man zu der Auffassung, daß die eingreifenden Vorgänge und Umwälzungen im Genitalapparat an und für sich bei vielen in so erheblicher Weise eine S c h w ä c h u n g des Körpers und der Seele hervorrufen, daß dadurch die krankhaften Folgeerscheinungen, wie etwa die Pubertätsbleichsucht der jungen Mädchen oder die·Puerperal- und Laktationspsychosen entständen.

Heute suchen wir auch bei den in ihrer Bedeutung sehr verschieden zu bewertenden Entwicklungsstörungen in dem i n n e r e n C h e m i s m u s die wesentlichsten Ursachen. Es ist aber neben den angeführten Zusammenhängen, die sich durchaus nicht ausschließen, sondern sehr wohl n e b e n e i n a n d e r wirksam sein können, noch ein v i e r t e s nicht zu übersehen, der r e i n p s y c h i s c h e K a u s a l - n e x u s. Rufen doch bewußt und unbewußt die sich in den Genitalien abspielenden Vorgänge eine solche Fülle von Vorstellungen, Empfindungen und Gedanken hervor, daß man es wohl verstehen kann, wenn diese bei Individuen, die neuropathisch und psychopathisch d i s p o n i e r t sind, leicht zu allerlei nervösen und seelischen Störungen Veranlassung geben.

Wenn wir uns allerdings die Frage vorlegen, warum kommt es das e i n e Mal in diesen k r i t i s c h e n Perioden zu so weitgehenden Verödungen und Verblödungen im Seelenleben, wie etwa zu der Dementia praecox, während ein anderes Mal nur im Vergleich dazu kaum b e a c h t e n s w e r t e Affektschwankungen, Exaltationen und Depressionen vorhanden sind, so müssen wir wieder zu dem Allerweltsbegriff der Disposition, der Anlage, unsere Zuflucht nehmen, der auch a u s h i l f t, wenn wir zunächst einmal ergründen wollen, weshalb es unter den Hunderttausenden, die den gleichen evolutionistischen Einflüssen unterworfen sind, doch immer nur ein verhältnismäßig kleiner Bruchteil ist, der erkrankt. Wir müssen eben annehmen, daß der gesunde, kräftige, widerstandsfähige Organismus den von den Geschlechtsdrüsen ausgehenden Wirkungen gewachsen ist und auf sie in der Breite des Physiologischen reagiert, während die pathologische Wirkung nur bei einem von vornherein erblich belasteten und deshalb empfänglicheren s p e z i f i s c h r e i z b a r e n Nervensystem eintritt.

Unter den in Betracht kommenden kritischen Zeiten auf- und absteigender Entwicklung steht obenan die R e i f e z e i t, in der mit

der äußeren Sekretion der Geschlechtsdrüsen auch die innere
Sekretion einsetzt. Diese Pubertätsperiode ist für das männliche
Geschlecht eine kritische Zeit erster Ordnung und auch
für das weibliche erweist sie sich von einschneidender Bedeutung.
In der Rückbildungsperiode, dem Klimakterium, treten
nervöse und psychische Störungen vor allem bei der Frau auf, aber
auch beim Manne fehlen sie nicht gänzlich. Sie sind aber bei ihm
viel seltener und milder, weil bei dem männlichen Geschlecht ein
der Menopause analoges Nachlassen und Erlöschen der
Geschlechtsdrüsenfunktion nicht vorhanden ist.

Die regelmäßige Eireifung und -abstoßung von den Puber-
täts- bis zu den Wechseljahren, die Ovulation mit der eng mit
ihr verbundenen Menstruation ist ein weiterer Vorgang der
Evolution und Involution, der immer wieder tief in das Gesamt-
befinden des Weibes eingreift, um so nachhaltiger, je weicher und
labiler ihr Nervensystem an und für sich ist. Beim Manne kennen
wir eine so ausgesprochene Periodizität nicht, wenngleich sicherlich
auch sein Organismus einer auf- und absteigenden Sexual-
welle unterworfen ist, ob allerdings in so festen zyklischen
Rhythmen, wie dies Wilhelm Fließ vertritt, wagen wir nicht
zu entscheiden.

Die schwersten nervösen und psychischen Alterationen rufen
heim weiblichen Geschlecht indessen diejenigen sexuellen Vorgänge
hervor, die ihm ausschließlich zukömmlich sind: die Be-
brütung des befruchteten Eies unter Sistierung weiterer Eier-
absonderung, die Ernährung der Frucht, sei es im Mutterleibe
oder an der Mutterbrust, mit anderen Worten, die Ereignisse der
Schwangerschaft, der Geburt, des Wochenbettes und
der Laktation, zusammenfassend auch Generationszeiten
genannt. Unter Zugrundelegung dieser örtlichen Genital-
schwankungen und der von ihnen abhängigen Sym-
ptomenkomplexe können wir die Evolutions- und Involutions-
störungen wie folgt einteilen:

a) Pubertätskrisen (Neurosen und Psychosen der Reifezeit).

b) Klimakterische Krisen (Neurosen und Psychosen der
Wechseljahre).

c) Menstruationskrisen (Neurosen und Psychosen der
Monatsregel).

d) Schwangerschaftskrisen (Neurosen und Psychosen
der Gravidität).

e) Puerperalkrisen (Neurosen und Psychosen des Wochenbetts).

f) Laktationskrisen (Neurosen und Psychosen der Stillzeit).

Die nervösen und seelischen Störungen der Pubertät fallen
in die Zeit, in welcher der Knabe zum Jüngling, das Mädchen zur
Jungfrau ausreift, einen Zeitraum, der sich stets über eine Reihe
von Jahren erstreckt, bei jungen Männern oft sogar nahezu ein
Jahrzehnt, etwa die Spanne vom 12. bis 22. Lebensjahre in Anspruch
nimmt. Mit der in diese Periode fallenden von der inneren Sekretion abhängigen Entstehung männlicher und weiblicher Geschlechtscharaktere zweiter, dritter und vierter Ordnung, derjenigen
also, die den Körperbau, den Geschlechtstrieb und das
Seelenleben angehen, verändert sich die Persönlichkeit des Menschen in sehr hohem Grade. Sind es auch nur die im Kinde bereits
gegebenen körperlichen und seelischen Anlagen, die sich in dieser
Zeit des Erblühens aufschließen und entfalten, so dringen sie
doch erst von nun ab in das Bewußtsein, erhöhen das Selbstgefühl,
die Selbständigkeit und auch die Selbstsüchtigkeit des Menschen und
verleihen ihm mehr und mehr das ihm eigentümliche Gepräge, den
Charakter.

Zum Erstaunen ihrer Umgebung geben die noch vor kurzem sich
bescheiden im Kreise der Erwachsenen zurückhaltenden „Wachs-
tümer“ (wie man sie in manchen ländlichen Gegenden Pommerns
nicht übel nennt) plötzlich eigene Urteile ab, sie fühlen sich und
„spielen sich auf“, „tun sich wichtig“, wie die Eltern dann wohl zu
sagen pflegen, und reden über alles mit. Im bis dahin jungenhaft sich
gebärdenden Mädchen tritt immer mehr das Weibliche, im mädchenhaft weichen Jungen immer deutlicher das Männliche zutage. Gleichzeitig „reißt sich vom Mädchen stolz der Knabe“, und auch das Mädchen zieht sich schamhaft vom Knaben zurück, allerdings beide nur
äußerlich, um alsbald innerlich einander um so heftiger zu begehren.
Ehrgefühl und Schamgefühl wachsen, Empfindsamkeit und Erregbarkeit nehmen zu, bald herrscht ein schwärmerisches, träumerisches,
Idealen nachjagendes Wesen, bald Unternehmungslust, Abenteuer-
sucht, Großtuerei vor.

Wie die Reizbarkeit steigert sich auch die Ermüdbarkeit; allerlei Dunkles, Beunruhigendes, Unklares erfüllt die Seele,
eine schwer überbrückbare Kluft tut sich nur zu oft zwischen Vätern
und Söhnen, Müttern und Töchtern auf. Das Gehirn arbeitet in dieser
Sturm- und Drangperiode meist sehr sprunghaft; weltschmerz-
liche Sentimentalität wechselt mit hochgespanntem Überschwang,
ungestillte Sehnsucht mit seliger Schwarmgeisterei. Die Phantasie
baut Luftschlösser. Der eine fühlt sich bereits als Maler der Zukunft,
als bejubelter Dichter oder Musiker, der andere als weltumstürzender
Menschenbeglücker, ein dritter als großer Entdecker und Erfinder.
Alles aber, was in der Seele brodelt und wirbelt, gärt und kreist,
bewegt sich chaotisch um das sexuelle Zentrum; die
bald mehr bald weniger bewußte Erotik gibt für das Fühlen,

Denken, Wollen und Arbeiten jener Zeit den mehr oder minder deutlichen Unterton ab.

Vergegenwärtigen wir uns dieses mit wenigen Strichen gekennzeichnete Bild der p h y s i o l o g i s c h e n Pubertätserscheinungen, so werden wir begreifen, wie klein von ihnen d e r S c h r i t t i n d a s P a t h o l o g i s c h e ist. Dementsprechend ist auch die Abgrenzung zwischen dem, w a s s c h o n und dem, w a s n o c h n i c h t p s y c h o - p a t h i s c h ist, oft genug recht schwierig. Viele noch normale Erscheinungen der Pubertät gleichen, wie wir sahen, völlig denen der Neurasthenie im Sinne einer erhöhten Erregbarkeit und Erschöpfbarkeit des Zentralnervensystems. Nur stärkere Grade werden wir daher i n d i e s e r Z e i t als krankhaft ansprechen. Darüber hinaus sind aber der Zeit der ·Geschlechtsreife eine Fülle leichter und schwerer Krankheitsformen eigen. Läßt sich auch nicht immer der Beweis erbringen, daß das zeitliche Zusammentreffen a u c h d a s u r s ä c h l i c h e ist, so dürfte in der großen Mehrzahl der Fälle doch kaum ein Zweifel möglich sein, daß zwischen den Neurosen und Psychosen der Reifejahre ebenso wie der·Wechseljahre und sonstigen E- und Involutionsperioden einerseits und den Veränderungen der Sexualorgane andererseits ein kausaler Zusammenhang besteht. Sehr gestützt wird diese Annahme dadurch, daß fast allen diesen Leiden, wie freilich oft erst bei ihrer tieferen Erforschung ersichtlich ist, auch eine d i r e k t e sexuelle Färbung anhaftet.

Hinsichtlich ihrer Zeitdauer und Prognose lassen sich die Leiden der Pubertät in d r e i Gruppen teilen: Eine Anzahl, wie beispielsweise der Veitstanz, entsteht und verschwindet nach kürzerer oder längerer Zeitdauer w ä h r e n d der Pubertät, a n d e r e hören erst m i t d e m E n d e der vielfach dabei etwas in die Länge gezogenen Pubertät auf. Mit anderen Autoren konnte ich bei sehr vielen Psychopathen, die sich bis in die Mitte der zwanzig noch höchst ungebärdig, unlenksam und unreif gaben, gegen Ende der zwanzig und Anfang der dreißig e i n e e n t s c h i e d e n e N a c h r e i f e feststellen. Für manche dieser Kategorie paßt das Wort, „wenn sich der Most auch ganz absurd gebärdet, er gibt zuletzt doch noch 'nen Wein". Eine d r i t t e Gruppe dieser Störungen setzt in der Pubertät ein, nimmt langsam zu und entwickelt sich zu einem das Leben umfassenden D a u e r z u s t a n d, der sich teils gleich bleibt, teils sich durch Anpassung ein wenig bessert, teils sich nach und nach verschlechtert, wie es vor allem bei der Dementia praecox die Regel ist. Immerhin habe ich auch hier Ausnahmen, sogar Fälle scheinbarer Heilung von Dementia praecox gesehen.

Wenden wir uns nun den Pubertätsstörungen im e i n z e l n e n zu, so ist zunächst der V e i t s t a n z oder die C h o r e a m i n o r zu nennen, die meist im ersten Beginn der Geschlechtsreife einsetzt. Sie befällt mehr Knaben wie Mädchen. Oft erstrecken sich die Zuckungen nach ·

und nach auf alle Muskelgruppen. Oft beschränken sie sich nur auf wenige, beispielsweise im Gesicht, wo sie zu krankhafter Grimassenschneiderei führen. Sie tragen dann mehr den Charakter sogenannter Tiks. Nicht selten vergesellschaftet sich der Veitstanz mit Herzaffektionen (Endokarditis), Gelenkaffektionen (Arthritis) und psychischen Alterationen, alles Anzeichen, die auf eine toxische Ursache, Störungen im inneren Chemismus, hinweisen.

Einen tikartigen Charakter trägt auch das auf nervösen Zwangshemmungen beruhende, besonders im pubischen Alter auftretende Stottern. Verschiedentlich sah ich auch in dieser Lebensphase Schluckhemmungen. Ein zwanzigjähriger Psychopath meiner Beobachtung konnte beim Trinken in Gesellschaft, namentlich beim Zuprosten nicht das aufgenommene Flüssigkeitsquantum — gleichviel ob groß oder klein — herunterbringen, es blieb ihm im Halse „stecken" und führte zu Würgbewegungen. Er litt gleichzeitig an zwangsmäßigem „Abknabbern" der Fingernägel, einer vielfach zwar schon vor, oft aber auch erst während der Pubertät auftretenden Zwangshandlung von großer Hartnäckigkeit. Bei unserem Patienten verlor sich beides, als er mit 21 Jahren in den Krieg zog.

Eine weitere in der Pubertät beginnende nervöse Störung mit sexueller Färbung ist das Rotwerden verbunden mit und in der Hauptsache verursacht durch Errötungsfurcht, unter der viele Jugendliche ungemein leiden. Es quält sie die Vorstellung, daß durch das Erröten etwas verraten wird, was sie schamhaft zu verbergen bemüht sind. Manche erröten stets bei ganz bestimmten Namen, Worten oder Zahlen, andere bei Handlungen, die den meisten ganz gleichgültig sind, wie beim Durchgang durch ein Restaurant oder beim Fordern gewisser Waren; fast stets aber liegt dem Vorgang eine unbewußte Gedankenverknüpfung mit erotischen Regungen zugrunde. Einer, der bei der Zahl 18 errötete, hatte eine besondere Vorliebe für Mädchen dieses Alters, ein anderer, der rot wurde, wenn eine Ware 1,75 Mark kostete und sich deshalb im Gasthaus oder Geschäft niemals etwas geben ließ, was mit diesem Preise ausgezeichnet war, litt an homosexuellen Regungen. Einige meiner jugendlichen Patienten hatten die Gewohnheit angenommen, wenn die Errötungsfurcht eintrat, Gegenstände fallen zu lassen, nach denen sie sich bückten; sie wollten das Rotwerden so verbergen oder den Anschein erwecken, als ob ihnen durch das Herabneigen das Blut zu Kopf gestiegen sei.

Stellt das Erröten eine Lähmung der Gefäßnerven dar, so beruht ein anderes, häufig in der Pubertät beginnendes Kopfleiden — die Migräne — meist auf einem Gefäßkrampf. Sie

findet sich beim w e i b l i c h e n Geschlecht häufiger, wie beim männlichen; ihr erstes Auftreten fällt oft mit der ersten Menstruation
zusammen, deren r e g e l m ä ß i g e r Begleiter sie dann bis in die
Wechseljahre hinein ist. Wohl jeder Arzt hat Fälle von Hemikranie
gesehen, die mit Erbrechen, starker Lichtscheu und Benommenheit
ganz das Bild einer schweren I n t o x i k a t i o n boten.

Alle bisher genannten Nervenleiden werden an Schwere nun
aber weit übertroffen von einer Erkrankung des Zentralnerven-
systems, die gleichfalls nur allzu häufig über die S c h w e l l e d e r
P u b e r t ä t in das Leben junger Mädchen und Männer tritt, von der
E p i l e p s i e. Häufig handelt es sich um die typischen epileptischen
Krampfanfälle, die plötzlich einsetzend, nicht selten mit einem
gellenden Schrei beginnend gekennzeichnet sind durch völligen
Schwund des Bewußtseins, Schütteln und Zuckungen namentlich der
Arme und Beine, durch Zungenbiß, Schaumaustritt aus dem Mund,
erweiterte, nicht reagierende Pupillen und Urinabgang. Kommen die
Kranken zu sich, so besteht entweder noch eine Weile Verwirrtheit,
oder es tritt ein tiefer Schlaf ein, oder aber es schließt sich eine
innere Unruhe mit heftigem Harndrang an.

Bei näherem Nachforschen ergibt sich nicht selten, daß
s e x u e l l e E r r e g u n g s z u s t ä n d e bei Epileptischen eine nicht
unbeträchtliche Rolle spielen. So behandelte ich ein achtzehnjähriges
Mädchen an starker Epilepsie, die fast jede Nacht von der Vorstellung gepeinigt wurde, daß nackte Männer auf ihr kauerten oder
daß mehrere völlig entblößte Männer mit übergroßem aufgerichteten
Gliede in das Zimmer drangen, um sie zu v e r g e w a l t i g e n; eine
andere Epileptika — Tochter eines Landwirts — geriet, wenn fremde
Männer sich am Tische aufhielten, in eine kaum beherrschbare erotische Erregung, in der sie weder sprechen noch essen konnte.

Ihrem Wesen nach den epileptischen Anfällen nahe verwandt
sind die A b s e n z e n, das „petit mal" der Franzosen. Auch dieses
Leiden tritt mit Vorliebe im p u b i s c h e n Alter auf. Das petit mal
verhält sich zur Epilepsie wie der Tik zur Chorea. Es besteht darin,
daß meist nur für wenige Sekunden das Bewußtsein schwindet. Die
Patienten machen plötzlich im Gehen Halt, der Schirm, oder was
sie sonst in der Hand tragen, entfällt ihnen zu Boden oder sie hören
mitten im Reden, Schreiben, Klavierspielen, Essen auf, taumeln ein
wenig, blicken starr ins Leere, wenden den Kopf zur Seite oder ver-
drehen die Augen, zucken mit den Mundwinkeln oder machen
zupfende Bewegungen mit den Fingern. Kaum bemerkt sind diese
Anfälle oft schon vorüber, die öfter, wenn auch keineswegs immer,
mit der Zeit, wie die Epilepsie selbst, zu epileptischer Charakter-
veränderung, namentlich Umständlichkeit und Heftigkeit, ja schließlich auch zu epileptischer Verblödung führen können.

Zu den epileptischen Äquivalenten werden periodische
Dämmerzustände, periodische Verstimmungen und periodische Kopfschmerzen gerechnet, vielfach auch gewisse periodische Drangzustände, die in den Entwicklungsjahren zutage treten und den Angehörigen und Gerichten oft viel zu schaffen machen, wie der Drang,
von Hause fortzulaufen („auszurücken", zu „türmen"), abenteuerliche Reisen zu unternehmen, zu vagabundieren — die Dromomanie —, der Drang, sich zeitweise zu berauschen — die Dipsomanie —, der Trieb, Feuer anzulegen — die Pyromanie —,
Gegenstände zu entwenden — die Kleptomanie —, oder sich vor
anderen zu entblößen: der später noch gesondert zu behandelnde
Exhibitionismus. So viele dieser Fälle ich auch schon beobachten konnte, namentlich von der Dromomanie, der Dipsomanie
und dem Exhibitionismus, so sehr sie in der anfallsweisen Periodizität, in dem voraufgehenden Angst- und folgenden Entspannungs-
gefühl epileptischen Anfällen ähnlich sind, so wenig habe ich mich
davon überzeugen können, daß es sich in der großen Mehrzahl
der Fälle um ausgesprochene Dämmerzustände handelt. Meines
Erachtens handelt es sich in fast allen diesen Fällen um krankhafte
Zwangszustände auf dem Boden einer psychopathischen
Konstitution.

Mit dem Begriff der psychopathischen Konstitution,
der nahezu gleichbedeutend ist mit dem der psychopathischen Minderwertigkeit, der Entartung oder der degenerativen Belastung,
gelangen wir wieder zu einem Sammelbegriff, der unentbehrlich
ist für das Verständnis der in der Pubertät zutage tretenden Seelenstörungen. Gewiß läßt dieser Krankheitsbegriff, wie so mancher,
an Präzision zu wünschen übrig; er ist sehr allgemein gehalten und
nicht scharf abgegrenzt vom Bereich einer gesunden, normalen,
physiologischen Konstitution als Gegensatz, und doch können wir
ohne ihn nicht auskommen, wollen wir in der Fülle schwankender
Erscheinungsformen nicht den Boden unter den Füßen verlieren.
Auch eine präzise Einteilung der psychopathischen Konstitutionen stößt auf Schwierigkeiten. Wir werden am besten tun, die
hauptsächlichsten Typen herauszugreifen, die in Wirklichkeit freilich selten ganz isoliert vorkommen.

Wir beginnen mit den krankhaften Phantasten, deren
sprudelndem Gehirn es unmöglich zu sein scheint, in der Wirklichkeit und Wahrheit Genüge zu finden. Diese jungen Leute verfälschen
Erinnerungen, fabulieren und geben unbedenklich die seltsamsten
Produkte ihrer Pseudologia phantastica zum Besten, nur
um sich interessant zu machen oder ein Ansehen zu geben.

Viele nehmen an ihren Namen Veränderungen vor, indem sie
sich einen Doppelnamen geben (einer der Wolff hieß, nannte sich
Wolf-Wolfenstein) oder sich ein Adelsprädikat vorsetzen oder einen

ihnen nicht zukommenden Titel annehmen. Auch absonderliche,
fremdländisch klingende Vornamen sind bei ihnen beliebt, wie Mario
statt Max, Jonny statt August. Viele rühmen sich ihrer h o c h -
a d l i g e n Verwandtschaft, ihre Mutter stamme aus altem Geschlecht
oder sie selbst seien eigentlich illegitime Kinder einer sehr hochge-
stellten Persönlichkeit. Andere phantasieren von ihren vornehmen und einflußreichen Beziehungen, sie wären gestern bei Ihrer
Durchlaucht zum Tee gewesen, es wäre wieder entzückend gewesen,
der Großherzog von .... burg war auch da und habe sie eingeladen.
Manche fabulieren von ihrem Reichtum, was sie nicht hindert,
wenige Minuten nachher sich bei der Person, der sie von ihren
Schätzen erzählt haben, eine Mark oder Fahrgeld zu borgen; ein
Jüngling von 18 Jahren berichtete jedermann von dem berühmten
prachtvollen „Familienschmuck" seiner Eltern, der nach Angabe der
Mutter in einer ererbten alten Brosche von nur geringem Wert bestand. Ein anderer, 21 Jahre alt, gab sich als Sohn eines amerikanischen „Multimilliardärs" aus, er ging in die ersten Hotels, fragte,
was das ganze erste Stockwerk für seinen Vater und dessen Be-
gleitung kosten würde, ließ sich die teuersten Zimmer zeigen und
entfernte sich mit einer herablassenden Geste. In Wirklichkeit verfügt der Milliardärssohn über einen Monatswechsel von 8 0 M a r k.
   Manche schildern in glühendsten Farben ihre Reisen in tro-
pischen Ländern, die ihr Fuß niemals betreten hat, einer, dessen
Eltern mich aufsuchten, hatte 8 Monate lang ausführliche Feldpost-
briefe nach Hause geschrieben, in denen er eingehend die großen
Kämpfe schilderte, an denen er teilgenommen hatte, das Leben im
Schützengraben, die gefahrvollsten Sturmangriffe. Schließlich stellte
es sich heraus, daß er niemals die mitteldeutsche Garnisonstadt ver-
lassen hatte, überhaupt seit Monaten nicht mehr Soldat war, er
war nach kurzer Dienstzeit als nervenleidend entlassen. Als p a t h o -
l o g i s c h e S c h w i n d l e r werden die krankhaften Phantasten nicht
selten kriminell, indem ihnen Geschäftsleute, Gastwirte, Zimmer-
vermieterinnen, die sie durch ihre Erdichtungen täuschen, beträcht-
lichen Kredit gewähren. Meistens lassen es die Verwandten allerdings nicht soweit kommen, was natürlich vom prophylaktisch-
therapeutischen Gesichtspunkt nichts weniger als vorteilhaft ist.
   In anderer Weise wie beim P s e u d o l o g e n gibt sich die psychische
Unausgeglichenheit und Überspanntheit, das d e s e q u i l i b r i e r t e
Wesen beim p a t h o l o g i s c h E x a l t i e r t e n kund, den jugendlichen Querulanten und W e l t b e g l ü c k e r n. Auch ihre verstiegene
Phantasie schwebt in höheren Regionen, aber es sind utopistische
Ideale, denen sie nachjagt, umstürzlerische Ideale in Politik, Tech-
nik, Kunst und Wissenschaft. G r e i f t d e r p a t h o l o g i s c h e
S c h w i n d l e r i n d e r W a h r h e i t, s o g r e i f t d e r p a t h o l o -
g i s c h e I d e a l i s t i n d e r W a h r s c h e i n l i c h k e i t d a n e b e n.

In allen Reformbewegungen und Sekten ist dieser Typus vertreten. Bald tritt er uns als Anarchist oder Adventist, bald als Futurist oder Kubist, bald als Mitglied einer Nacktloge oder eines spiritistischen Zirkels entgegen. Ein in diese Gruppe gehöriger Jüngling gründete mit 19 Jahren einen Bund für Menschheitsduldung. Bis zu seinem 20. Lebensjahre schwebten gegen ihn bereits folgende Strafverfahren: wegen § 110, Aufforderung zum Ungehorsam gegen Staatsgesetze — er hatte impfgegnerische Vorträge gehalten —, wegen Freiheitsberaubung, wegen Achtungsverletzung gegenüber einer militärischen vorgesetzten Behörde, wegen Hausierens im Umherziehen. Alle Verfahren wurden eingestellt. Ferner machte er sich verdächtig, weil er in seine Wohnung viele Kinder — Knaben und Mädchen — kommen ließ, denen er Schularbeiten nachsah und „selbsterdachte Geschichten und Märchen erzählte", um sie, wie er sagte „aus der Gefangenschaft fremden Wesens zu befreien". Als diesem Tun schließlich seitens der Schule ein Riegel vorgeschoben wurde, war er so unglücklich, daß Selbstmordgedanken auftauchten. In seinen Aufzeichnungen schreibt er: „Zu den Kindern fühle ich mich im Verhältnis einer Mutter. Die natürlichen Eltern sorgen für Leib und Leben; Gefühle und Gedanken der Kinder sind ihnen gleichgültig, oder sie kümmern sich nicht darum. Ich bin ihnen die Mutter gewesen, die ihr Fühlen und Denken miterlebte. Mir kam dies so recht zum Bewußtsein, als ich die Beschäftigung mit den Kindern aufgab. Da war mir es so, als hätte mir die Welt meine Kinder geraubt." Über das Geschlechtsleben äußert er sich: „Das wahre Wesen des Menschen, sein Ewiges, ist ungeschlechtlich. Enthaltsamkeit ist das Richtige bis zur Ehe. In der Ehe ist die Vereinigung eine Opferhandlung zum Schaffen der leiblichen Hülle für das aus seiner geistigen Heimat herabsteigende Wesen."

In einem anderen Falle hatte ein Junge von 15 Jahren während des Krieges in großem Umfange folgenden „Aufruf" verfaßt, unterzeichnet und versandt:

„Ihr, die Ihr zurückgeblieben seid, werdet gewiß viele und große Opfer dem Vaterland gebracht haben. Aber Eure Opfer sind doch klein! Das Vaterland braucht jetzt und für die Zukunft eine gesunde, starke und gestählte Jugend. Manches Kind ist krank gewesen und soll sich erholen, aber oft findet es die Erholung nicht. Aus diesem Grunde habe ich mich entschlossen, eine Anstalt zu gründen. Diese soll sanatoriumartig sein. Hier sollen die Kinder in die Gärtnerei eingeführt werden, und wenn sie gesund sind, aber noch keine passende Position haben, von der Anstalt eine solche besorgt bekommen. Außer in der Gärtnerei sollen die Mädchen im Waschen, Plätten, Fensterputzen usw. unterrichtet werden. Es gibt viele Mädchen, welche im Haushalt nichts tun wollen, wenn sie aber sehen, daß andere sich nützlich machen, so wollen sie dies auch, und wenn sie dann wieder zurück ins Elternhaus kommen, so sind sie der Mutter eine wahre Stütze.

Ihr könnt nun das größte Opfer bringen und Eure Wohnung durchsuchen, um alles das, was entbehrlich ist, an untenstehende Adresse zu senden. Z. B. alte Teppiche,

Bettvorleger, Bettstellen, Betten, Matratzen, Stühle, Tische, Gardinen usw. Da aber
die Anstalt erst gebaut werden soll, so ist in erster Linie Geld erforderlich. Darum
schafft Geld! Jeder Pfennig ist ein Tropfen des Stromes. Diejenigen Personen,
wie Ärzte, Kochlehrerinnen, Gärtner und Krankenpflegerinnen, die an diesem Werk persönlich teilnehmen wollen, werden gebeten, sich bei untenstehender Adresse zu melden.
Auch Grundstücksbesitzer, die einen Teil des Grundstückes für diesen wohltätigen
Zweck hergeben wollen, mögen sich dort melden. Auch Architekten, die kostenlos Haus-
einrichtungen entwerfen wollen, werden gebeten, sich an diese Adresse zu wenden."

Dieser Junge war später auch kriminell geworden. Er hatte auf
Postämtern Umschläge von postlagernden Sendungen aufgelesen, die
von den Empfängern achtlos beiseite geworfen waren. Diese forderte
er dann am nächsten Tage, wie er versicherte „aus Neugierde", ab.
Er gibt folgende Schilderung seiner Straftat: „Der Postbeamte gab
mir die Postsachen. Hierunter waren auch zwei Postanweisungen,
die eine mit 75 Pfennigen, die andere mit 123 Mark. Der Beamte
sagte zu mir: Das braucht bloß unterschrieben zu werden. Ohne Bedenken quittierte ich, indem ich den Namen des Empfängers hin-
schrieb. Der Postbeamte sagte: „Die Unterschrift nehme ich nicht
an." Als ich dieses hörte, las ich mir die Postsachen unterwegs durch
und warf diese mit beiden Postanweisungen in den Gulli. Am
andern Tage wollte ich wieder die Postsachen abholen. Da wurde
ich festgenommen. Ich weiß und wußte nicht, daß es eine strafbare Handlung war, was ich tat."

Überwiegt bei den letztgenannten Psychoneurosen die ver-
standesmäßige die gefühlsmäßige Unausgeglichenheit, so überragt bei der nächsten großen Gruppe pubischer
Neurotiker, den Hysterikern, die Haltlosigkeit des Ge-
fühls die des Verstandes. Ohne an dieser Stelle auf das bunt-
scheckige Bild der Hysterie einzugehen, sei nur hervorgehoben, daß bei den jugendlichen Hysterikern weiblichen
und männlichen Geschlechts drei Erscheinungen in den Vordergrund treten: einmal der unberechenbare Stimmungswechsel,
der sprungweise zwischen den Extremen höchster Überschwenglich-
keit und tiefster Niedergeschlagenheit ohne mittlere Stimmungs-
lagen schwankt, zweitens die bekannten hysterischen Sensationen von selten fehlendem Kloßgefühl im Halse bis zu allen
möglichen hysterischen Krämpfen und Lähmungen — besonders
häufig begegnet man in der Pubertät dem hysterischen Tremor —
und drittens und hauptsächlich das hysterische Gebaren.
Dieses ist gekennzeichnet durch eigenwillige Rücksichtslosigkeit,
durch Leidenschaftlichkeit — in der Erotik vielfach als Tempera-
ment bezeichnet — sowie durch exzentrische Einfälle und
Ausfälle.

Man kann oft beobachten, daß Hysteriker einen Menschen um
so mehr peinigen, je mehr sie ihn lieben. Niemand ist imstande,

seiner Umgebung das Leben durch „L i e b e s h a ß" [1]) in so unerträg-
licher Weise zu vergällen, wie der Hysteriker. Erst stoßen sie eine
Person durch Vorwürfe, Beschimpfungen, selbst tätliche Angriffe
zurück, um sie, sobald sie sich zurückzieht, mit Liebesbezeugungen,
Zärtlichkeiten, Versprechungen zu überschütten, sie werfen sich dann
hin, schreien, rasen und schrecken vor keinem Aufsehen zurück. Die
berühmte Stelle aus der Oper Carmen: „Ja, ich habe sie getötet,
meine a n g e b e t e t e Carmen," entspricht so recht der h y s t e r o -
e r o t i s c h e n S t i m m u n g s l a g e. Ich habe viele Fälle gesehen,
in denen hysterische Männer und Frauen durch schwere Drohungen
L i e b e z u e r p r e s s e n suchen; nicht nur, daß sie der geliebten
Person ankündigen, sie würden sie töten, sondern oft genug stellen
sie ihr auch in Aussicht, sie würden sie, f a l l s sie ihre Neigung nicht
erwiderte, unglücklich machen, bloßstellen, anzeigen. Die Differentialdiagnose z w i s c h e n d e m r e i n k r i m i n e l l e n u n d h y s t e r o -
s e x u e l l e n E r p r e s s e r zu ziehen ist oft recht schwierig und nur
durch große Erfahrung möglich, die auch lehrt, daß der k r a n k -
h a f t h y s t e r i s c h e E r p r e s s e r seine Drohungen viel häufiger
wahrmacht, wie der gewöhnliche kalt überlegende Erpresser und
Chanteur, dem es nur um das G e l d zu tun ist.

Auch der hysterische S e l b s t m o r d k a n d i d a t neigt dazu,
durch Selbstmord v e r s u c h e seine mehr oder weniger ernsten Absichten, die er durchaus nicht immer vorher kundgetan hat, in die
Tat umzusetzen. Sind wir auch durchaus P l a c z e k s [2]) Meinung, daß
es neben einem pathologischen einen physiologischen Selbstmord
gibt, so haben wir doch allen Grund anzunehmen, daß bei kindlichen
und jugendlichen Selbstmördern in der übergroßen Mehrzahl der
Fälle eine psychopathische Konstitution vorliegt. Der äußere Anlaß,
der in den Selbstmordstatistiken meist als Ursache angeführt wird —
schlechte Zensur, unglückliche Liebe —, spielt eine sehr untergeordnete, meist zufällige Rolle gegenüber der r e a k t i v e n, reizbaren,
labilen Psyche, auf die es in erster Linie entscheidend ankommt.
Gleichwohl besteht aber zu Recht, wenn S c h o l z [3]) schreibt: „Die oft
schweren K o n f l i k t e z w i s c h e n S c h a m g e f ü h l u n d r e l i g i -
ö s e n K e u s c h h e i t s v o r s t e l l u n g e n einerseits und dem heftigen
sexuellen Drängen andererseits bedeuten mitunter für empfindsame
und grüblerische Kinder oder Jugendliche harte Kämpfe, die das
psychische Gleichgewicht verhängnisvoll gefährden. Einzelne überwinden die Krisis überhaupt nicht und sie gehen zugrunde an dem
K o n f l i k t z w i s c h e n E k e l u n d B e g i e r d e."

---

[1]) Vgl. G r. M e i s e l - H e ß: „Die sexuelle Krise". Kap. V. Abschnitt: Liebeshaß.
[2]) Dr. P l a c z e k: Selbstmordverdacht und Selbstmordverhütung. Eine Anleitung
zur Prophylaxe für Ärzte, Geistliche, Lehrer und Verwaltungsbeamte. Leipzig 1915.
[3]) Zitiert nach Frau Dr. G e r v a i: Kindliche und jugendliche Verbrecher. S. 40.

Wenn aber durch die Literatur der Fall hysterischer Kinder geht, die sich das Leben genommen haben, lediglich „um ihre Eltern zu ärgern", so kann ich aus meiner Praxis nur von Fällen berichten, in denen Jungen sich töteten, um ihre Eltern nicht, oder nicht mehr zu ärgern. So ist mir unter mehreren andern besonders der Freitod eines 18jährigen Jünglings in Erinnerung geblieben, der, wie viele Kinder psychopathischer Konstitution im Grunde sehr gutmütig war, aber zu Diebstählen bei seinen Angehörigen neigte. Immer wieder entwendete er den Eltern Gegenstände, die er versetzte, um den Ertrag mit Genossen zu verbringen. Er hatte ihnen so allmählich ihre sämtlichen Silbersachen, fast alles Hochzeitsgeschenke, geraubt. G. war zudem exzessiver Onanist, der es täglich 4—5mal zur Ejakulation kommen ließ. Eines Morgens fanden ihn die Eltern erschossen vor seinem Bette liegend. Der Abschiedsbrief, den er vor die Schlafzimmertüre der Eltern gelegt hatte, lautete wörtlich:

„Meine liebe Mutter und lieber Vater. Ich stand jetzt 1 Stunde vor Eurem Schlafzimmer und lauschte, wie Ihr beide so ruhig schlieft. Bei Euren gleichmäßigen Atemzügen umklammerte meine Rechte den Browning, der Euch von mir erlösen soll. Ich habe Euch vielen Verdruß bereitet und Eure Güte schlecht vergolten. Wie es dazu kam, ich weiß es selber nicht. Wenn ich weiterlebe, fürchte ich, daß Ihr auch in Zukunft viel Leid durch mich erfahren werdet. Deshalb will ich Euch das Leben zurückgeben, das Ihr mir geschenkt habt. Nehmt es mir nicht übel. Meine Absicht ist eine gute. Euer Sohn Friedel." Ein Vetter dieses Jünglings tötete sich neunzehnjährig, zwei Monate später unter ähnlicher Begründung.

Wie bei den Selbstmördern ist es auch unter den jugendlichen Verbrechern keineswegs immer leicht, die Grenze zwischen Gesundheit und Krankheit, und bei Krankheit zwischen den einzelnen Psychosen wie Hysterie, manisch-depressivem Irresein, Schwachsinn, beginnender Dementia praecox, zu ziehen. Man wird in der Mehrzahl der Fälle sich mit der Sammeldiagnose: psychopathische Konstitution begnügen müssen. Da die Untersuchungen Gruhles und anderer ergeben haben, daß unter den jugendlichen Kriminellen ein verhältnismäßig hoher Prozentsatz krank ist — unter 105 Verwahrlosten fand Gruhle beispielsweise nur 15 Jungen körperlich und psychisch gesund —, sollte unbedingt gefordert werden, daß jeder Jugendliche vor seiner Aburteilung ex officio einer spezialärztlichen Untersuchung unterzogen wird.

Zwei Beobachtungen und Begutachtungen aus meinem umfangreichen Material mögen als Beispiele das Gesagte belegen:

a) „Der am 23. April 1896 geborene jetzt achtzehnjährige Handlungsgehilfe H. ist von uns (Dr. Burchard und mir) gemeinsam beobachtet, wiederholt exploriert und eingehend untersucht worden. Wir haben seine Angaben nach Möglichkeit durch Befragen seiner Verwandten sowie einer Dame, die früher mit ihm zusammen in einem Geschäft tätig war, ergänzt und uns auf Grund dieser Unterlagen ein Urteil über seinen Geistes- zustand gebildet. Wir geben demselben im folgenden unter besonderer Berücksichtigung der Frage, ob und inwieweit bei H. eine **strafrechtliche Verantwortlich- keit** für ihn zur Last gelegte Delikte besteht, gemeinsamer Überzeugung gemäß, gut- achtlich Ausdruck.

Vorgeschichte: H. wird zur Last gelegt, daß er in der Garderobe seines frü- heren Geschäfts die Paletottaschen seiner Mitangestellten durchstöbert, ihnen Brieftaschen entnommen und den Inhalt beiseite gebracht habe. H. beteuert, er habe dieses nicht getan, um sich zu bereichern, sondern aus einem ihm unerklärlichen Drange, den er selbst nur als **krankhafte Neugier** ansehen könne. —

H.s Vater soll sehr nervös, schwer nierenleidend und erblindet sein. Eine ältere, verheiratete Schwester, die wir selbst kennen lernten, ist ebenfalls hochgradig nervös; deren Tochter ist ein in der Entwicklung zurückgebliebenes Kind. H. soll von seinen Eltern — besonders dem Vater — in wenig konsequenter Weise erzogen, einerseits mit außerordentlicher Strenge, andererseits mit übergroßer Ängstlichkeit und Verweich- lichung behandelt und umgeben worden sein.

Von Kindheit an zeigte er Eigenarten **neuropathischer Konstitution,** Hang zur Einsamkeit, zu phantastischen Träumereien und Einbildungen, Furcht, allein im Dunkeln zu sein und schreckhafte Träume mit nächtlichem Aufschreien. Es entsprachen dem auch allerlei für neuropathische Kinder charakteristische Gewohnheiten, wie Nägel- kauen usw. Im achten Lebensjahre soll H. eines Morgens ohne eigentlichen Grund — er selbst gibt einen unwesentlichen Ärger über seine Schwester als Grund an — planlos fort- gelaufen sein. Am späten Nachmittag — er war inzwischen über die Grenze, ziellos geradeaus gewandert — sei er zur Besinnung gekommen und wurde dann zu den Eltern zurücktransportiert. Er hatte eine abenteuerliche Entführungsgeschichte als Grund seines Fortbleibens erfunden, die ihm auch geglaubt und in der heimatlichen Tages- zeitung wiedergegeben wurde. Es beherrschte ihn in diesem Alter nämlich ein dunkler Drang, **Krüppel zu werden,** der, wie er selbst jetzt meint, das eigentliche, ihm selbst damals natürlich noch nicht klare Motiv dieser eigenartigen Wanderung war. — Überhaupt konzentrierte sein reges Phantasieleben sich zu dieser Zeit und später vor- wiegend auf die Vorstellung von Krüppeln und dem — aller Wahrscheinlichkeit nach einer unbewußt masochistischen Sexualphantasie entspringenden — Wunsch, selbst ein Krüppel zu sein.

Mit dem Beginn sexueller Reife nahmen diese Phantasien mehr und mehr einen bewußt erotischen Charakter an. Er spann sich in solche Träumereien ein und ent- spannte die Zwangsvorstellung durch onanistische Handlungen. Seine Beziehungen zum weiblichen Geschlecht haben bis jetzt noch nicht den Charakter nach Betätigung drän- gender Sexualität angenommen, sondern bestehen in platonischer Verehrung einer ange- schwärmten Dame.

Ein weiteres auffallendes Moment, das sich in früheren Jahren bei H. bemerkbar machte, war ein — seinen Schilderungen nach geradezu krankhafter — Drang zur Neugier. Dieser äußerte sich sowohl in sexuellen Dingen wie auch unabhängig davon, in der Sucht, **alles zu durchsuchen und durchstöbern,** die Schubladen und Schriftstücke seines Vaters, die Sachen seiner Schwester usw. — Dieser Hang zur Neugier soll sich bis jetzt nicht verloren, eher gesteigert haben. —

Im übrigen wird H. als ein auffallend stiller und solider Mensch, dessen einzige Liebhaberei Interesse für gute Theaterkunst ist, geschildert. Er klagt über häufige, **periodisch auftretende Kopfschmerzen** in der linken Schläfe und Stirn sowie über ebenfalls zeitweise auftretende depressive Verstimmungen. Diese Erschei- nungen werden von seinen Bekannten bestätigt.

Der körperliche Befund ergibt bei H. bei kräftigem Körperbau die zarte Haut- farbe, welche Rotblonde so oft zeigen, eine auffallende Asymmetrie im Körperbau, namentlich in der Bildung des Hirn- und Gesichtsschädels sowie der Ohren. Außerdem besteht hochgradige Kurzsichtigkeit und Anlage zur ·Plattfußbildung. Des weiteren fällt die leichte Erregbarkeit der Herzaktion, die lebhafte Reflex- und Gefäßerregbarkeit auf. In psychischer Hinsicht zeigte H. ein ruhiges Wesen, aus dem aber die Neigung zu Veränderungen des Affekts sich deutlich abhob, indem er bald eine gedrückte, verschlossene Stimmung, bald ein lebhaft gesprächiges Verhalten an den Tag legt. — Der Intellekt bot in bezug auf Kenntnisse, Interessen und Fähigkeiten nichts Besonderes.

Es unterliegt keinem Zweifel, daß H. mancherlei Merkmale einer degenerativen und neuropathischen Konstitution zeigt. — Mit den Erscheinungen, die von ihm selbst in glaubwürdiger und innerlich wahrscheinlicher Weise mitgeteilt und von Personen, die ihn genau kennen, bestätigt werden, stimmen unsere Beobachtungen überein. Die Neigung zu ausgesprochenen Affektschwankungen, periodischer Verstimmung und anfallartigen Kopfschmerzen von zweifellos migräneartigem Charakter stehen in Übereinstimmung mit den neuropathischen Zügen und Vorkommnissen seiner Entwicklungsjahre. Neben den in dieser Hinsicht charakteristischen Angewohnheiten, wie Nägelkauen, ist der bereits in frühesten Kindheitsjahren geradezu triebartig hervorgetretene Wunsch, ein Krüppel zu sein oder zu werden, ferner das an Epilepsia praecursiva erinnernde unmotivierte Fortlaufen von Hause und der ebenfalls früh bemerkte Hang zu einer geradezu krankhaften Neugier besonders hervorzuheben.

H. gehört demnach einer besonders zu zwanghaften Antrieben disponierten Kategorie von Neuropathen an. Hiermit verbindet sich ein gleichfalls auf psychopathischem Boden beruhender Drang zu krankhafter Neugier.

Vom psychiatrischen Standpunkte erscheint es einleuchtend, daß diese beiden Momente bei den H. zur Last gelegten Delikten ursächlich und bestimmend in Betracht kommen.

Es handelt sich hierbei natürlich nur um eine Möglichkeit, die aber für den Sachverständigen den Vorzug innerer Wahrscheinlichkeit hat und das sonst unverständliche Handeln des von allen als sehr solid und zuverlässig geschilderten Angeschuldigten ungezwungen erklären würde.

Es lag demnach unserer gemeinsamen sachverständigen Überzeugung nach bei H. zur Zeit der ihm zur Last gelegten Delikte ein Zustand krankhafter Störung der Geistestätigkeit vor, der Zweifel an seiner freien Willensbestimmung im Sinne des § 51, zum mindesten aber eine wesentliche Herabsetzung seiner Verantwortlichkeit auf dem Gebiete subjektiver Willenstätigkeit bedingt."

b) „Ich bin aufgefordert worden, ein Sachverständigengutachten abzugeben über · den Geisteszustand des Gardejägers Wilhelm Peter J., dem eine Reihe strafbarer Handlungen, wie Fahnenflucht, Urkundenfälschung, Diebstahl, zur Last gelegt werden, die er sich während der Kriegszeit zuschulden kommen ließ.

Die Unterlagen meines Gutachtens sind wiederholte persönliche Untersuchungen des Angeschuldigten im Militärarrestgebäude in T., eingehende Rücksprachen mit seinem Vater, sowie eine ganze Anzahl mir unterbreitete Schriftstücke, die teils von dem Angeschuldigten selbst herrühren, teils von Personen, mit denen er in Berührung gekommen ist, beispielsweise den Wirtinnen, bei denen er wohnte.

Vorgeschichte und Befund. Wilhelm J. ist am 10. September 1890 als einziges Kind des Kaufmanns Wilhelm J. in M. geboren. Er besuchte die dortige Realschule vom 6. bis 15. Lebensjahre bis einschließlich Quarta, aus der er Ostern 1905 konfirmiert wurde. Dann erlernte er seinen Jugendwünschen gemäß das Bauhandwerk. Gegen den kaufmännischen Beruf, dem sein Vater mit Rücksicht auf sein eigenes Geschäft den Vorzug gegeben hätte, hatte er eine Abneigung. Im Anschluß an die praktische Ausbildungszeit besuchte er die Kgl. Baugewerksschule in D., woselbst er am 23. August 1910 die Abschlußprüfung bestand. Vom 24. August 1910 bis zum 31. März des nächsten Jahres war er im Baugeschäft eines Architekten in M. beschäftigt, später in L. bis zu seinem Eintritt beim Gardejäger-Bataillon, demselben Truppenteil, in dem auch sein Vater einst diente.

Nach zweijähriger Dienstzeit hatte er bis zum Ausbruch des Krieges wiederum Stellungen in R. und S. Die seinem Vater gemachte Angabe, daß er auch in T. in Stellung gewesen sei, stellte sich später als unwahr heraus. Am ersten Mobilmachungstage ist er in sein altes Bataillon getreten und am dritten mit demselben nach dem Westen ausgerückt. Mit der III. Kompagnie machte er die Gefechte, Aufklärungen und zum Teil sehr anstrengenden Märsche mit bis zum 21. September (Marneschlacht), wo er verschüttet und verwundet wurde (Handschuß).

Am 27. Oktober 1914 wurde er aus dem Kriegslazarett in Frankreich zum Truppenteil entlassen, und zwar erhielt er den Auftrag, sich allein zu seinem Bataillon zu begeben. Er begab sich jedoch nicht zu diesem zurück, sondern ‚bummelte‘ zunächst 14 Tage in Lille. Dann trat er mit selbstangefertigten Fahrscheinen eine Fahrt durch Deutschland kreuz und quer an, und zwar hielt er sich nachweislich u. a. in Brüssel, Dirschau, Hamburg, Kiel, Fürth, Riesa und Breslau auf. Am 31. März 1915, also nach mehr als fünfmonatiger Wanderfahrt durch Deutschland, wurde er in Wolgast verhaftet.

Nach einer Erklärung seines Verhaltens gefragt,. gibt er sehr naive Antworten, wie ‚Ich wollte zum Osten durch‘. Auf das Kindische dieser Begründung hingewiesen, gibt er nähere Auskünfte, wie ‚der Stellungskrieg ist so langweilig, Bewegung muß sein‘. Die Frage, weshalb er auf seiner Reise ein paar Stiefel gestohlen habe, beantwortet er kurz dahin: ‚Meine waren kaputt‘. Der Gedanke, er könne sich durch seine Entfernung von seinem Truppenteil strafbar gemacht haben, sei ihm gar nicht gekommen. Er wäre ‚für sein Leben gern draußen‘, ‚er könnte weinen und tue es auch oft, daß er nicht mehr dabei sei‘.

Daß er sich in der Tat zum Soldatenberuf hingezogen fühlte, geht daraus hervor, daß er, als er seinerzeit bei seiner freiwilligen Meldung zum Militär von dem Stabsarzt zurückgewiesen wurde wegen zu erregter Herztätigkeit — er soll damals einen Puls von 130—140 Schlägen in der Minute gehabt haben —, er sich von zwei Ärzten Atteste besorgte, die ihn körperlich für gesund erklärten. Damit erreichte er dann in der Tat seine Einstellung.

Während seiner militärischen Dienstzeit ereigneten sich verschiedene Vorfälle, die für seinen geistigen Zustand überaus bezeichnend sind. Er erbat sich wiederholt Urlaub unter Angabe von Gründen, die seine ethischen Defekte und seine mangelnde Urteilsfähigkeit scharf beleuchten. Einmal gab er an, sein Vater sei verstorben, dann wieder, die Mutter hätte einen Schlaganfall erlitten, ein anderes Mal, die Mutter sei gestorben, ein viertes Mal handelte es sich um Regulierung der Erbschaft, wieder einmal war der Vater schwer erkrankt. Alle diese Angaben waren völlig aus der Luft gegriffen, so daß J. entsprechende Militärstrafen erhielt.

Später erbat er einmal Urlaub, um sich in T. eine Stellung zu suchen, kehrte aber nicht rechtzeitig vom Urlaub zurück. Nach seiner Entlassung vom Militär ging er nach T., um diese Stellung anzutreten. Er hielt sich dort zwei Monate auf und reiste dann nach Kiel. Durch Zufall stellte es sich dann heraus, daß er gar keine Stellung in T. gehabt hatte, und daß die ganze Sache erfunden war.

Auch sonst hat er noch, wie der Vater sich ausdrückt, ‚sehr viel Dummheiten‘ gemacht; meistens bezogen sich diese auf Schulden und ‚grobe Unwahrheiten‘, die bei allem scheinbaren Raffinement doch stets den Stempel einer gewissen geistigen Beschränktheit und Urteilsschwäche nicht verleugneten.

Im übrigen zeigte sein Verhalten ein sehr wechselvolles Bild. Das Lernen wurde ihm im allgemeinen schwer, doch zeigte er sich für einzelne Fächer, wie Mathematik und Zeichnen, gut befähigt. Manchmal zeigte er einen starken Arbeitsdrang, ‚ich zeichne dann die ganze Nacht hindurch‘, zu anderen Zeiten aber wirft er die ganze Arbeit hin; er kann sich nicht konzentrieren und kann, wie er sich ausdrückt, dann ‚nicht 2 und 2 zusammenziehen‘. Er selbst, der in keiner Weise den Eindruck eines Simulanten macht, sagt: ‚Es kommen Zeiten, wo ich nicht weiß, was ich tue.‘

Sehr wechselnd ist auch seine Schrift. Wie der Vater erzählt, trugen auch seine beiden Briefe aus dem Lazarett, die letzten bevor er sich strafbar machte, verschiedene Schrift und ganz verschiedenen Charakter. Der erste Brief war gut und deutlich in Schrift, verständig im Sinn und von Dienstpflicht erfüllt; der zweite Brief dagegen war kaum zu lesen und ganz unverständlich im Inhalt. Dem Vater fiel dies so sehr auf, daß er die Briefe gleich zu Anfang des Verfahrens einlieferte, ehe ihm die Tatumstände näher bekannt waren, durch die sein Sohn sich strafbar gemacht hatte. Ich selbst habe die Originale dieser Briefe nicht einsehen können, kann aber hinsichtlich der mir bekannten, von der Hand des Angeschuldigten herrührenden Schriftstücke bestätigen, daß sie in Form, Schrift und Inhalt sehr differieren.

Im allgemeinen ziemlich ruhig, zeigt J. gelegentlich h e f t i g e   W u t a n f ä l l e. Bei der Schlußprüfung in F. geriet er wegen einer Aufgabe mit einem Lehrer in Meinungsverschiedenheit und wurde dabei so heftig, daß er im Beisein der ganzen Regierungskommission ihm die Kreide vor die Füße schleuderte. Ich selbst hatte auch Gelegenheit, eine ungewöhnlich heftige Erregung bei ihm zu beobachten. Es handelte sich um seine in Aussicht genommene Abführung aus der Militärarrestanstalt. Mit funkelnden Augen erklärte er, er würde sich nur im Wagen transportieren lassen; sollte man ihn zu Fuß als Gefangenen durch die Straßen von D. transportieren, dann würde er sich hinwerfen und nur mit Gewalt fortschleifen lassen. ,Ich mache dann einen Affentanz', stieß er hervor, wobei er am ganzen Leibe zitterte und seiner selbst kaum mächtig schien.

Bemerkenswert ist nun noch die bei J. vorhandene Neigung, mit den Fingern tief i n   d e n   M a s t d a r m   z u   b o h r e n und mit dem Kot Bettlaken, Hemde, Wände, Bettbretter usw. zu beschmieren. Diese zweifellos sehr schwere Zwangshandlung führte den Untersuchungsrichter zu der Annahme, es könne sich hier um eine mit homosexueller Triebrichtung in Zusammenhang stehende Störung handeln. Dies ist nicht der Fall; es findet zwar eine Art analer Onanie statt, aber der wesentliche Charakter dieser Fingerbohrungen und Kotbesudelungen ist kein rein sexueller, sondern ein auf allgemeiner Psychopathie beruhender. Trotzdem J. sehr unter dieser häßlichen Neigung leidet, die ihm, wie er berichtet, überall im Wege stand, ihm bisher sein Leben vergällte und ihm vielfach Schimpfnamen eintrug, die er sich sehr zu Herzen nahm, konnte er nicht davon lassen.

Ich gebe hier einige Zeugenaussagen von Wirtsleuten wörtlich wieder, die sich über diese Schmiersucht geäußert haben: Frau Z. in Kiel schreibt: ,Der Techniker Wilh. J. hat während seiner Lehrzeit im Jahre 1908, desgleichen im Frühjahr 1914 längere Zeit bei uns gewohnt. In dieser Zeit hat er sehr oft nachts das Bett mit Kot beschmiert, desgleichen seine Bettwäsche, auch Taschentücher. Den Kot selbst hat er öfter an verschiedenen Stellen seines Zimmers zwischen den Möbeln, Kommode, Vertikow, Matratzen, versteckt, wo er dann tage-, ja wochenlang liegen blieb. Machten wir ihm Vorhaltungen deswegen, so unterblieb es doch nicht. Wir sind der Meinung, daß Wilh. J. krankhaft beanlagt ist; er hatte oft ein schlechtes, fahles Aussehen; außerdem war er sehr nervös und überreizt.'

Frau K. aus F. äußert sich ähnlich: ,Der Bautechniker Wilh. J. hat im Jahre 1907 und 1908 vom Frühjahr bis Semesterschluß bei mir gewohnt. Er hat während dieser Zeit sehr oft das Bett beschmutzt und seine Bedürfnisse zuweilen im Papier oder Taschentuch im Schrank oder seinem Handkoffer aufbewahrt. Da er sonst solide und nie betrunken in der Zeit gewesen ist, haben wir es ihm als eine Krankheit angerechnet.' Ebenso berichtet Frau H. aus R.

Auch von Lehrer Julius S., bei dem J. in W. wohnte, liegt eine ähnliche Bekundung vor. Ich selbst konnte diese unabhängig voneinander gemachten Mitteilungen durch die Besichtigung seines Hemdes und Bettes bestätigen, die zahlreiche Kotschmierflecke aufwiesen.

In seinen Lebensgewohnheiten ist J. ziemlich anspruchslos; sexueller Verkehr hat nur selten stattgefunden; auch im Genuß alkoholischer Getränke ist er mäßig, dagegen zeigt er im Rauchen das Verhalten eines Periodikers. Wochen- und Monatelang ist

kein Bedürfnis nach Tabak vorhanden, dann überkommt ihn eine förmliche R a u c h -
s u c h t. In solchen Zeiten läßt er die Zigarre oder Zigarette den ganzen Tag nicht aus-
gehen. Er kann dann gut arbeiten. D i e s e s ü c h t i g e P e r i o d e w i r d v o n e i n e r
d e s E k e l s a b g e l ö s t; dann kann er, wie er berichtet, ,nicht einmal den Rauch
der Zigarre riechen oder vertragen'.

Noch einige andere subjektive und objektive Krankheitserscheinungen seien erwähnt: Häufiges Kopfweh, Schlaflosigkeit, krampfartiges Ziehen in den Beinen, und
eine eigenartige Störung der Vasomotoren. Beim Entkleiden zeigen sich auf der Haut
große rote Flecken, die erst nach ziemlich langer Zeit verschwinden. Auch die Sehnenreflexe sind gesteigert.

Z u s a m m e n f a s s u n g u n d G u t a c h t e n. I. Halten wir alle die genannten
Erscheinungen zusammen, so unterliegt es keinem Zweifel, daß der Gardejäger Wilhelm J.
an einer ausgesprochenen p s y c h o p a t h i s c h e n K o n s t i t u t i o n leidet. Im Krank-
heitsbilde finden sich Anzeichen von Hysterie und Hebephrenie. Daneben geht eine
recht erhebliche r e i z b a r e N e r v e n s c h w ä c h e.

II. Dieser Zustand, an dem J. bereits vor dem Kriege litt und auch jetzt noch leidet,
blieb sicherlich nicht unbeeinflußt von den außerordentlich starken körperlichen und
seelischen Erschütterungen, denen der Patient in den ersten Kriegsmonaten ausgesetzt
war. Den g e w a l t i g e n A n f o r d e r u n g e n, die an seine Truppe gestellt wurden —
bei denen fast das ganze Bataillon in kurzer Zeit aufgerieben wurde —, war der hochgradig psychopathische und neuropathische J. n i c h t gewachsen.

III. Daher muß man mit einer an Sicherheit grenzenden Wahrscheinlichkeit annehmen, daß J. zu der Zeit der ihm zur Last gelegten Handlungen, d. h. vom
27. Oktober 1914 bis 31. März 1915, nicht im Besitze seiner geistigen Gesundheit war,
vielmehr an einer so h o c h g r a d i g e n S t ö r u n g d e r G e i s t e s t ä t i g k e i t litt,
d a ß s e i n e f r e i e A n f o r d e r u n g i m S i n n e d e s § 51 RStGB.
a l s n i c h t v o r h a n d e n a n g e n o m m e n w e r d e n k a n n.“

Besonders zu erwähnen ist noch der erotisch betonte Degene-
rationstypus, den man unter Z u h ä l t e r n und P r o s t i t u i e r t e n
zahlreich vertreten findet. Wer die Mühe nicht gescheut hat, die
mißachteten Persönlichkeiten der Zuhälter innerhalb und außerhalb
gerichtlicher Verwicklungen in ihrem Seelenleben zu erforschen —
bisher ist dies nur sehr vereinzelt geschehen —, wird sich bald des
Eindrucks nicht erwehren können, daß auch hier eine starke e n d o -
g e n e p s y c h o p a t h i s c h e K o m p o n e n t e, erkenntlich vor allem
an weitgehender Labilität und Suggestibilität, mit allerlei exogenen
wirtschaftlichen oder sonstigen Anlässen zusammentrifft. Das Alter,
in dem die Mehrzahl der jungen Leute zum Zuhältertum gelangt,
ist d a s e r w e i t e r t e P u b e r t ä t s a l t e r, in dessen Verlauf sich
der verhängnisvolle Vorgang häufig wie folgt abspielt: zwischen
dem sich überschätzenden, nach Selbständigkeit drängenden heran-
wachsenden Sohn und den um ihn besorgten Eltern entsteht allmählich ein Mißverhältnis. Der Sohn will einen neuen, den Eltern phan-
tastisch erscheinenden Beruf ergreifen, Kinoschauspieler, Artist,
Flieger, Forschungsreisender; Vater und Mutter wollen davon nichts
wissen, er soll werden, was der Vater war, Kaufmann, Beamter, Offizier;
der Sohn neigt dazu, sich bis tief in die Nacht herumzutreiben, die
Eltern verweigern ihm den Hausschlüssel; der Sohn glaubt mit

3 Mark wöchentlichem Taschengeld nicht auskommen zu können,
wobei das von den Eltern meist gänzlich übersehene, von dem Sohn
hoch bewertete, aber verschwiegene erotische Moment keine geringe Rolle spielt. So häufen sich die Gegensätze und Zusammen-
stöße, bis der Sohn schließlich eine Nacht, dann mehrere überhaupt
nicht mehr nach Hause kommt. Unter den sich feilbietenden Mädchen, die ihm gefielen, hat er eine getroffen, der er gefiel. Sie
nimmt ihn mit in eine Wirtschaft, in ein Tanzlokal, bezahlt für ihn,
dann in ihre Behausung und der Zuhälter ist fertig.

Oft genug besitzen auch die unfertigen, noch wenig verdorbenen
Jünglinge in ihrer Haltlosigkeit und Hilflosigkeit für die nicht
erloschenen mütterlichen Instinkte der Prostituierten eine besondere Anziehungskraft. Sie geben dem stellungslosen oder in seiner
Stellung sich nicht wohlfühlenden Jüngling Unterkunft, Unterhalt
und vor allem in reichlichem Maße Geschlechtsverkehr, und immer
tiefer versinkt er in den Sumpf, aus dem eine Befreiung seit Ein-
führung des unglücklichen Gelegenheitsgesetzes der Lex Heintze viel
schwieriger ist, wie ehedem. Früher konnten jugendliche Zuhälter,
wenn ihr Charakter und Wille sich gefestigt hatte, mit Hilfe wohl-
meinender Dritter verhältnismäßig leicht vom Weibe loskommen.
Wenn jetzt der Vater seinen Sohn abholen will, heißt es bei der
Berliner Dirne nur zu oft: „Wat, der hat ja Jeld von mia jenommen,
der bleibt bei mia oder ick bring ihn rin von wegen Zuhälterei."

Ebenso leicht wie dem Zuhältertum und unter sehr ähnlichen Begleitumständen verfällt der in seiner sexuellen Triebrichtung noch nicht scharf differenzierte jugendliche Psychopath der
männlichen Prostitution, nicht selten auch beiden gleichzeitig, indem
sowohl er selbst, wie seine „Braut" ihren jugendlichen Körper ge-
werbsmäßig zum Sexualverkehr feilbieten.

Auch unter den Entstehungsursachen der weiblichen Prostitution in den Entwicklungsjahren, namentlich zwischen 15 und
25 Jahren, ist neben den exogenen Anlässen, wie wirtschaft-
lichem und häuslichem Elend, schlechten Wohnungsverhältnissen,
Hungerlöhnen, Zank und Streit in der Familie, die psychopathische Konstitution als die in den meisten Fällen endogene
gegebene Vorbedingung nachzuweisen.

In vielen Fällen konkurriert die psychopathische Konstitution
mit manisch-depressivem Irresein, in einigen auch mit Imbezillität.
Ich habe wiederholt ausgesprochene Psychopathen in durchaus nicht
anstaltsbedürftigem Zustande zu sehen Gelegenheit gehabt, die in
jugendlichem Alter als Manischdepressive in Irrenhäusern waren.
Geistesschwache Psychopathen sind seltener als intellektuell hochstehende; in der von den Franzosen als degenérés superieurs be-
zeichneten Gruppe jugendlicher und älterer Psychopathen gibt es
sogar geistig sehr hochstehende, ohne deren Leistungen die Welt

viel Wertvolles auf dem Gebiete der Kunst, Wissenschaft und Technik entbehren würde.

Es wäre nun noch nötig, auf die schwerste der sich gewöhnlich im Pubertätsalter entwickelnden Psychosen einzugehen, die in der Mehrzahl der Fälle mit der Zeit zu einer völligen geistigen Verödung und Verblödung führt, auf die Dementia praecox, auch Hebephrenie und Schizophrenie genannt. Wir müssen hier aber auf die psychiatrischen Lehrbücher verweisen, da ein genaueres Eingehen auf diese organische Krankheit, die ihren anatomischen Ausdruck in dem Ersatz eingeschmolzener Nervenzellen der tieferen Hirnrindenschicht durch wuchernde Gliazellen findet, den Rahmen unseres Lehrbuchs der Sexualstörungen überschreiten würde. Nur das eine sei bemerkt, daß der Grund, weshalb diese Krankheit so häufig in den Entwicklungsjahren auftritt, darin zu suchen sein dürfte, daß das innere Sekret der Geschlechtsdrüsen entweder qualitativ oder quantitativ abnormal ist oder auf ein an und für sich fehlerhaftes Gehirn trifft, welches auf das als solches normale Sekret krankhaft reagiert. Kötscher[1]) sieht in der Pubertätsentwicklung die wesentlichste Entstehungsbedingung der Dementia praecox. Er führt aus, daß für diese Auffassung ganz besonders der Umstand spricht, „daß gewisse Formen derselben gerade während der Entwicklungsjahre einsetzen, ferner die namentlich von Hecker betonte Anlehnung des klinischen Bildes an die gewöhnlichen psychischen Veränderungen in jener Zeit. Dahin gehören die lebhafte Tätigkeit der Einbildungskraft, die eigentümlichen Stimmungsschwankungen, die Reizbarkeit, die Neigung zur Schwärmerei und Empfindsamkeit, die geschlechtliche Erregbarkeit, die Antriebe zu allerlei unvermitteltem und unüberlegtem Handeln. Alle diese finden sich in krankhafter Ausprägung namentlich bei den hebephrenischen Erkrankungen wieder. Allerdings, fügt er hinzu, haben wir es hier stets mit greifbaren und eigenartigen Zerstörungen in der Hirnrinde zu tun, über deren nähere Beziehungen zu den Entwicklungsvorgängen noch völliges Dunkel hängt."

Lomer hat in Annahme der sexuellen Ätiologie sogar möglichst frühzeitige doppelseitige Kastration zur Bekämpfung der Dementia praecox vorgeschlagen. Es ist ihm aber wohl hierin bisher niemand gefolgt. Auch Tschisch (nach Kräpelin, Psychiatrie II. Teil, S. 930) hat die Meinung vertreten, „daß die Unterdrückung oder mangelhafte Entwicklung der geschlechtlichen Tätigkeit als Ursache der Dementia praecox anzusprechen sei," und von Kräpelin selbst ist die Ansicht ausgesprochen, „daß möglicherweise irgendein mehr oder weniger entfernter Zusammenhang der

---

[1]) Dr. med. L. M. Kötscher: Das Erwachen des Geschlechtsbewußtseins und seine Anomalien S. 67.

Dementia praecox mit den Vorgängen in den Geschlechtsorganen bestehen könne". Er betont indes, daß überzeugende Beweise für diese
Annahme bisher noch nicht beigebracht seien.

Mit Recht wendet Kräpelin sich aber dagegen, daß aus dem
Umstand, daß viele dieser Kranken jahrelang onaniert haben, gefolgert werde, die Onanie könne eine Dementia praecox hervorrufen; hat man doch früher der Hebephrenie zugehörige
Krankheitsbilder geradezu als „Irresein der Onanisten" beschrieben.
Kräpelin meint, daß die Onanie bei diesen Kranken durch ihre
scheue Zurückhaltung gefördert wird, die ihnen oft die geschlechtliche Annäherung an andere Personen unmöglich macht. Andererseits besteht aber bei ihnen meist eine sehr lebhafte geschlechtliche Erregung, welche sich häufig auch in quälenden geschlechtlichen Beeinflussungsideen kundgibt. Kräpelin hebt auch die Zunahme der Erkrankungen im Klimakterium hervor und äußert sich
über die Beziehungen zwischen der Dementia praecox und dem Fortpflanzungsgeschäft wie folgt: „Abgesehen davon, daß Menstruationsstörungen häufig sind, und zudem während der Menses vielfach Ver-
schlechterungen des Krankheitszustandes beobachtet werden, beginnt
die Dementia praecox in einer erheblichen Zahl von Fällen während
der Schwangerschaft, im Wochenbette oder nach einem Aborte, bisweilen auch erst in der Säugezeit. In Heidelberg sah ich von den
katatonischen Erkrankungen bei Frauen nahezu $\frac{1}{4}$ sich im An-
schlusse an das Fortpflanzungsgeschäft entwickeln,
während von den hebephrenischen Fällen noch nicht $\frac{1}{10}$ einen
solchen Zusammenhang erkennen ließen. Einmal knüpften sich die
4 Schübe, in denen die Krankheit verlief, je an eine Geburt an,
bis der letzte die endgültige Verblödung brachte. In einem andern
Falle begann die Krankheit ebenfalls im Wochenbette, um nach
einer längeren Remission mit dem Eintritte neuer Schwangerschaft
in schwerem Rückfall zu enden."

Nach alledem dürfte ein Zusammenhang zwischen
innerer Geschlechtsdrüsensekretion und Dementia
praecox, wenn er auch im einzelnen noch unklar ist,
nicht von der Hand gewiesen werden können.

Wie der Eintritt erogener Stoffe in den Körper zur
Zeit der Geschlechtsevolution neben den physiologischen Umwälzungen schwere pathologische Veränderungen des Nerven- und Seelen-
lebens zur Folge haben kann, so bewirkt auch das Nachlassen
und Aufhören der Sexualfunktion im Klimakterium
vielfach Störungen im Zentralnervensystem, wenn auch nicht ganz
so häufige und weittragende wie im Pubertätsalter. Jedenfalls stellen
die Wechseljahre für die Psyche und insonderheit für die sexuelle

Psyche eine kritische Zeit erster Ordnung dar. In erster Linie er-
kranken freilich auch hier wiederum neuropathische und psychisch
belastete Personen.

Unter den nervösen Störungen des Klimakteriums sind am verbreitetsten v a s o m o t o r i s c h e , die sich als Wallungen, auf-
steigende und fliegende Hitze nicht selten mit Flimmern vor den
Augen und Ohrensausen äußern. Oft sind diese Erscheinungen mit
Schwindelanfällen, Übelkeit, Ohnmachtsanwandlungen und kalten
Füßen und Händen verbunden. Dabei besteht häufig Schlaflosigkeit. Es dürfte schwer zu entscheiden sein, was in diesen Zuständen
auf Hyperämie und Anämie, was auf Hysteroneurasthenie oder ausschließlich innersekretorischen Einflüssen beruht. Denn alles dies
kommt als Wirkung der Geschlechtsdrüsen-Involution in Betracht.

Höchst lästig sind bei Frauen gewisse n e u r a l g i s c h e Sensationen im R ü c k b i l d u n g s a l t e r , unter denen die Mastodynie
die „irritable breast" der englischen Ärzte und der Pruritus vulvae
et vaginae vor allem zu nennen sind. Die als M a s t o d y n i e bezeichnete Schmerzhaftigkeit der Brust ruft bei Frauen leicht die
Befürchtung eines Brustkrebses hervor und kann damit den Ausgangspunkt schwerer Hypochondrien und Melancholien bilden. Ich
sah einen solchen Fall, wo schließlich zur Amputation der Brust
geschritten werden mußte, trotzdem alle Ärzte Karzinom ver-
neinten.

Eine der unangenehmsten Erkrankungen im Klimakterium ist
der g e n i t a l e P r u r i t u s , ein unerträgliches Brennen und Jucken
in den Schamteilen, welches zu exzessiver Masturbation und förmlichen libidinösen und orgastischen Krisen führen kann. Ich habe
Fälle von Pruritus beobachtet, in denen es in Verbindung mit hochgradiger Nymphomanie zu konvulsivischen Zuckungen kam. Auch
die bloße Aufgeregtheit, Unruhe, Launenhaftigkeit und Heftigkeit
im klimakterischen Alter ist nicht selten eine F o l g e e r s c h e i -
n u n g ö r t l i c h e r R e i z z u s t ä n d e in den Genitalien; sie kommen allerdings auch ohne diese vor. Die Schilderungen der dänischen
Schriftstellerin K a r i n M i c h a e l i s , welche seinerzeit viel Aufsehen erregten, über Frauen „i m g e f ä h r l i c h e n A l t e r ", gehören
in dieses Gebiet. Es sind dies aber Einzelfälle, die man nicht verall-
gemeinern darf. Im Gegenteil, eine depressive Stimmungslage, eine
gewisse Traurigkeit und Verdrießlichkeit, Ängstlichkeit und Mut-
losigkeit findet sich in den Wechseljahren öfter vor, als eine ge-
hobene, freudig erregte Gemütsverfassung. Dabei herrscht vielfach
ein Gefühl der Insuffizienz und Überflüssigkeit. Nahezu die Hälfte
aller weiblichen Selbstmorde ereignet sich zwischen dem 40. und
50. Lebensjahre.

Auch unter den P s y c h o s e n i m K l i m a k t e r i u m kommen
Manien verhältnismäßig nicht so häufig vor wie M e l a n c h o l i e und

Paranoia, welche die eigentlichen klimakterischen Geisteskrankheiten sind. Bei Frauen, die viel geboren haben und mit ihren Männern zusammenleben, sind diese Leiden viel seltener als bei ledigen,
kinderlosen oder kinderarmen, verwitweten oder geschiedenen
Frauen; wiederholt beobachtete ich sie auch bei solchen, deren
Männer über ein Jahr im Felde standen. Dies gilt auch für
die häufigste der klimakterischen Psychosen, die Paranoia. Sie entwickelt sich fast immer auf dem Boden einer nachweislich psychopathischen Familiendisposition. Viele dieser Frauen glauben, daß
sie auf elektrischem, magnetischem oder hypnotischem Wege von
einem bestimmten Manne verführt, entjungfert oder geschwängert
seien.

In einem Schulfall, den ich beobachtete, handelte es sich um
eine 46jährige unverehelichte Lehrerin Emma K. Sie war mir bereits
seit 16 Jahren bekannt, da ich ihre Mutter an einer schweren Geistesstörung (Altersverblödung) und ihren Vater an Neuralgien und
Tremor behandelt hatte. Nach dem Tode der Eltern, die sie mit
großer Aufopferung pflegte, ließ sich die ziemlich intelligente, aber
etwas verschrobene und hysterische Tochter pensionieren und ging
auf Reisen. Da sie ziemlich viel ererbt hatte, lebte sie ganz unabhängig und verbrachte ihre Zeit in Museen, Bibliotheken und Hör-
sälen. Als der Krieg ausbrach, befand sie sich seit einem halben
Jahr in Grenoble, um sich im Französischen zu vervollkommnen. Sehr
erregt reiste sie über die Schweizer Grenze nach Genf, wo sie erkrankte. Als ich sie kurz darauf sah, bot sie folgendes Bild: sie
war ausschließlich von dem Gedanken beherrscht, ihr Professor in
Grenoble hätte sich in sie verliebt und mache die größten Anstrengungen, sich auf dem Wege drahtloser Telegraphie mit
ihr in Verbindung zu setzen; man hätte sie zwar fälschlich als
Franzosenfeindin und Spionin verdächtigt, aber er glaube an sie
und ließe nicht von ihr ab. Hier in Deutschland mischten sich
wieder andere in ihr Verhältnis mit dem ·Professor, den man ihr
nicht gönne. Man hielte seine Briefe und Telegramme zurück, auch
ihre würden nicht abgesandt. Die Kaufleute in dem Bezirk, in dem
sie wohnte, hätten auch schon von der Liebschaft gehört und nannten
sie hinter ihrem Rücken die Franzosenbraut. Man würde sie
verhaften, wenn sie das Kind zur Welt brächte, das sie „infolge
unbefleckter Empfängnis" von dem französischen Professor unter
ihrem Herzen trüge. Die Untersuchung ergab, daß sie virgo intacta
war. Wenn sie zu mir kam, war ihre erste erregte Frage, ob nicht ein
Brief des Professors für sie unter meiner Adresse eingetroffen wäre.
Diagnose lautete klimakterisches Irresein; Prognose war
unter Berücksichtigung der starken erblichen Disposition als dubia
ad malam vergens zu bezeichnen.

Im übrigen habe ich oft die klassische Schilderung bestätigt gefunden, welche K i s c h [5]) und K o w a l e w s k i von der klimakterischen Paranoia entwerfen. Die Phantasie der von diesem Leiden Befallenen „konzentriere sich stets auf Männer; sie merken, daß die Männer überhaupt, besonders aber einige, ihnen nachsehen, mit ihnen liebäugeln, Andeutungen machen, Zeichen geben und besondere Aufmerksamkeit auf sie lenken. Die gewöhnlichsten, natürlichsten, allgemein angenommenen Höflichkeitsformen werden bei der krankhaft gesteigerten Beobachtung solcher Frauen als Ausdruck einer besonderen Umwerbung und Aufdringlichkeit gedeutet. Mit stockendem Herzen und besonderer Verliebtheit laufen sie diesen Männern nach und schreiben ihre eigene übermäßige Aufmerksamkeit den Männern in bezug auf ihre Person zu. Oft wird diese Periode der krankhaft gesteigerten Beobachtung auch von geschlechtlichen Mißbräuchen in Form von Masturbationen usw. begleitet. Nicht selten haben solche Degenerierten wollüstige Traumbilder. Oft treten Halluzinationen im Gebiete geschlechtlicher Sensationen oder in Form vermeintlicher Angriffe auf ihre Jungfräulichkeit ein. Alle diese Zustände gehen bald in Verfolgungs- oder Argwohnsideen über. Die Kranken meinen, daß dieser oder jener, oft unbekannte und sogar in einer andern Stadt lebende Mann mit ihnen in geistige und leibliche Verbindung tritt. Diese Beziehungen werden namentlich nachts auf dem Wege des Hypnotismus, Spiritismus und der Elektrizität unterhalten. Die Kranke setzt solchen Personen durch Briefe zu, glaubt sich mit ihnen in gesetzlicher Verbindung und gewährt ihnen nicht selten das Vergnügen, ihre Rechnungen und Einkäufe zu bezahlen. Besonders oft hat in dieser Beziehung die katholische Geistlichkeit zu leiden, welche gemäß ihrer Pflicht in nähere geistliche Beziehung zu allen tritt. N i c h t   s e l t e n   w e r d e n   s o l c h e   F r a u e n   a u s   V e r f o l g t e n   V e r f o l g e r i n n e n ,   i n d e m   s i e   i h r e   O p f e r   m i t   B r i e f e n   ü b e r s c h ü t t e n ,   i h n e n   E i f e r s u c h t s s z e n e n   m a c h e n   u n d   z u w e i l e n   a u c h   S k a n d a l s z e n e n   n i c h t   s c h e u e n . Ein solcher Liebeswahn wird nicht selten von geschlechtlichen Halluzinationen und Ideen begleitet, wobei solche Kranke sich für schwanger, entehrt und im Verkehr mit der einen oder der anderen Person halten, die sie oft nicht einmal kennen. In eine besonders schlimme Stellung kommen in dieser Hinsicht die Ärzte, welche nicht selten solche Personen unter vier Augen vornehmen müssen und dabei nicht wissen, mit wem sie es zu tun haben. Oft wird ein solcher Verfolgungswahn von Anfällen offenbarer Nymphomanie begleitet, wo wiederum der unvorbereitete Arzt nicht selten in eine äußerst unangenehme Lage kommt. Dieser Wahn der Verfolgung seitens der Männer auf dem

---

[5]) Prof. Dr. E. H. K i s c h : Das Geschlechtsleben des Weibes, S. 692.

Wege des Hypnotismus, Spiritismus, Telephons usw. vereint mit dem geschlechtlichen Wahne und Nymphomanie erscheint so oft im klimakterischen Alter, daß er als klimakterisches Irresein par exellence gelten kann. Sehr oft hat diese Krankheitsform einen alten, hysterischen Zustand zur Grundlage."

Auch beim Manne finden sich nicht selten zwischen 45 und 55 Jahren psychische Alterationen, die man als Klimakterium virile bezeichnet hat. (Kurt Mendel, Valletau de Monillac.) Nach meiner Erfahrung treten diese Zustände bei Junggesellen, Witwern und feminin Veranlagten häufiger auf als bei verheirateten Männern vom virileren Typus.

Wenn Mendel und Hollander daher eine gewisse Effemination, Auftreten von allerlei weiblichen und weibischen Eigenschaften, als charakteristisch für das männliche Klimakterium erachten, so ist dies zwar in gewissem Sinne zutreffend, doch darf nicht übersehen werden, ob und inwieweit schon vor Eintritt klimakterischer Störungen eine weibliche Wesensart vorlag.

Man kann unter den klimakterischen Alterationen ziemlich deutlich zwei Formen unterscheiden, die depressiv-hypochondrisch-melancholische Form, die nicht gar so selten in diesem Alter zu Selbstmorden und Selbstmordversuchen führt und die paranoide, querulatorische. Beziehungs- und Verfolgungswahnideen pflegen beiden Formen eigen zu sein. Leichtere Fälle tragen den Charakter endogener Verstimmung und Skrupelsucht, wobei oft Eifersuchtsquälereien, sich selbst und anderen bereitet — beispielsweise ihre Frauen reagierten auf die Blicke fremder Männer —, vorherrschen.

Neuerdings ist von Max Marcuse eine beachtenswerte Arbeit[6]) veröffentlicht worden, in der er die Auffassung vertritt, daß das männliche Klimakterium „auf einer Hypofunktion oder Dysfunktion" der innersekretorischen Organe, und zwar in erster Linie der Prostata, beruht. Er will diese bei 16—20 Patienten mit Involutionsbeschwerden stets krankhaft verändert gefunden haben, und zwar sei sie bei der Mehrzahl atrophisch gewesen, wobei sich die Vorsteherdrüse schlaff anfühlte — „wie ein leerer, in sich zusammengefallener Beutel". Bei den andern sei sie sehr hart gewesen, meist hypertrophisch und mit derben höckrigen Knoten in den tieferen Gewebsschichten. Gewöhnlich seien bei diesen Patienten, trotzdem sie erst in den vierziger Jahren standen, Zeichen von Arteriosklerose, wenn auch nicht sehr erheblichen Grades, vorhanden gewesen. Für ätiologisch eindeutig halte ich die Marcuseschen Fälle nicht. Da bei den meisten Harnbeschwerden im Vor-

---

6) Max Marcuse: Zur Kenntnis des Climacterium virile, insbesondere über urosexuelle Störungen und Veränderungen der Prostata bei ihm. Neur. Zentralbl. 1916, Nr. 14, 16. Juli, S. 577.

dergrunde des Krankheitsbildes standen, — auch ich sah bei
Männern im klimakterischen Alter wiederholt Enuresis nocturna
auftreten —, bei sehr vielen gewohnheitsmäßiger Coitus interruptus
voraufgegangen war, eine beträchtliche Anzahl auch an allgemeiner Arteriosklerose litt, ist nicht recht einzusehen, weshalb
wir in den organischen Prostataveränderungen nicht eben so gut
eine Folge als eine Ursache der Erkrankung erblicken dürfen. Völlig
stimme ich aber mit Marcuse überein, daß, wenn auch die extrasekretorischen generativen Organteile des Mannes nicht, wie bei
der Frau, in den Wechseljahren außer Funktion treten, sehr wohl
die innersekretorischen Anteile eine Rückbildung erfahren
können, die bereits Valletau de Monillac dahin beschrieben
hat, daß im Alter von 50 Jahren eine deutliche Pigmentierung der
interstitiellen Hodenzellen beginnt, verbunden mit einem gewissen Grad von Sklerose.

Bezüglich des weiblichen Klimakteriums geht eine vielfach im
Volke verbreitete Anschauung dahin, daß gewisse Störungen mit
den Wechseljahren ihr Ende erreichen. Dies trifft auch
bezüglich einiger Leiden tatsächlich zu, und zwar vornehmlich solcher,
die mit der Geschlechtsreife und ersten Menstruation eingesetzt
haben und jedesmal mit der monatlichen Regel wiedergekehrt sind.
Mit der letzten Menstruation im Klimakterium pflegen diese Leiden
nicht selten völlig zu verschwinden. Es gehören hierzu viele Fälle
von Migräne, Hysterie, Epilepsie und namentlich auch Zwangsvorstellungen quälender Art, die mit der Periode immer wieder erscheinen.

Wir gelangen damit in das Kapitel der Menstruations-
neurosen und -psychosen, denen kein geringerer wie
Krafft-Ebing eine ausgezeichnete Spezialarbeit[1]) gewidmet hat.
Es verrät den Scharfblick dieses großen Naturforschers, daß er
die menstruellen Befindungsstörungen durch die Veränderungen des
Blutdrucks und der Zirkulation für nicht hinreichend erklärt ansah,
vielmehr der Vermutung Ausdruck gab, daß „hier die von Brown
Séquard angenommene innere Sekretion der Ovarien entweder im
Sinne einer bloßen Hypersekretion, oder einer qualitativ geänderten
Absonderung zur Geltung kommen dürfte"; es würden dadurch „auf
toxischem Wege Allgemeinsymptome in analoger Weise vermittelt,
wie dies der krankhaft veränderten und abnorm sezernierenden
Thyreoidea bezüglich der Basedowkrankheit zugestanden wird. Daß
die Ovarien nicht bloß zur Produktion von Ovula da sind, sondern
vermöge von Sekretion (‚Ovarine' als Analoga der Spermine) und
Resorption derselben in den Blutkreislauf einen wichtigen Einfluß

---

[1]) R. v. Krafft-Ebing: Psychosis Menstrualis. Eine klinisch-forensische Studie.
Stuttgart 1902. Ferd. Enke. S. 3.

auf Stoffwechselprozesse und Ernährungsvorgänge des Gesamtorganismus ausüben mögen, läßt sich nicht bezweifeln, wenn man
die Wirkung des Flirts bei jungen Damen, die des normalen Koitus
bei jugendlichen Ehepaaren beobachtet, die oft einem Aufblühen der
Frau gleichkommt; dazu der gleiche Erfolg durch glücklich be-
hobene menstruale Störungen und Genitalerkrankung, andererseits
wieder der gewaltige Einfluß im ungünstigen Sinne: bei gestörter
Entwicklung in der Pubertät, im Klimakterium, wo es doch wahr-
lich nicht um das bloße Aufhören der Ovulationstätigkeit, sondern
um einen großen Umwandlungs- bzw. Mauserungsprozeß im
ganzen Organismus sich handelt."

Auf die durch veränderte Eierstockssekretion bewirkte quali-
tative toxische Blutänderung führt Krafft-Ebing
einmal die psychischen Menstrualstörungen zurück, wie gesteigerte
Reizbarkeit und Stimmungsanomalien, ferner Affektionen sensibler
Nervengebiete, wie Neuralgien, Paralgien, Kephaleia, dann aber auch
vasomotorische Menstrualsymptome in Gestalt von wechselnder
Blässe, Rötung, Kälte, Zyanose der Extremitäten, Ohnmachts-
neigungen, Salivation, profuse Schweiße, während er bei anderen
vasomotorischen Erscheinungen in Körperteilen, die in einem Kon-
sensus zu den Menstruationsorganen stehen, wie bei der menstruellen
Anschwellung der Mammae, der Schilddrüse, der Nasenschleimhaut,
einen solchen Zusammenhang nicht annimmt. Diese Unterscheidung
scheint uns nach den wissenschaftlichen Fortschritten, die mittlerweile auf dem inneren Sekretionsgebiet gemacht sind, nicht mehr
stichhaltig zu sein.

Nicht immer bleibt es bei den erwähnten leichteren nervösen und
psychischen Begleiterscheinungen des „Unwohlseins", es kommt
zu weiter- und tiefergehenden Alterationen. Bei manchen Frauen
steigert sich das weinerliche verdrießliche Wesen bis zu stumpfem
Hinbrüten, feindlicher Reaktion gegen die Außenwelt, Furchtsam-
keit — nach einer Statistik Hellers hatten unter 40 Selbst-
mörderinnen außerhalb der Reife- und Wechseljahre 35 die
Periode —, bei anderen Frauen geht die Erregbarkeit bis zu Zorn-
explosionen, starker Unruhe und Vielgeschäftigkeit, Drang umher-
zulaufen, einzukaufen, reinzumachen (Waschsucht), einige quälen
sich und ihren Mann durch Eifersuchtswahn oder sie werden gar
kriminell, indem sie in ungehemmter Aufgeregtheit Ehrenbeleidi-
gungen, Hausfriedensbruch, Brandstiftungen verüben.

Ich hatte einen Fall zu begutachten, in dem eine Prostituierte
wiederholt in der Menstruation auf andere Dirnen losgeschlagen
hatte, einen anderen, in dem eine Dame der besseren Gesellschaft
in dieser Zeit Herren auf der Straße die Zunge herausstreckte. Beide
wurden freigesprochen. Nicht selten ist während der Menstruation
eine Abschwächung des Gedächtnisses und der Urteilsfähigkeit be-

merkbar und sehr häufig sind die Perioden von bestimmten Zwangsvorstellungen begleitet; so suchte mich eine Frau auf, die beruhigt
sein wollte, weil sie sich seit Beginn des Weltkrieges bei jedesmaliger
Regel mit dem Gedanken abquälte, sie würde geisteskrank werden,
wenn ihr Mann fiele. Unter den zwangsmäßigen Antrieben, die men-
struell rezidivieren, nimmt die Dipsomanie eine der ersten Stellen
ein. Bei den menstruellen Quartalstrinkerinnen, die
ich beobachtete, wurden allerdings von einem Anfall zum anderen
meist eine Reihe von Menstruationen überschlagen. Unter den eigentlichen Menstruationspsychosen stehen die maniakalischen Exaltationen an Häufigkeit an erster, die melancholischen Depressionen an.
zweiter Stelle. Der Rest der Zustandsbilder trägt degeneratives
Gepräge.

Mit Recht sagt Krafft-Ebing: „Das menstruierende
Weib hat Anspruch auf die Milde des Strafrichters,
denn es ist unwohl zur Zeit der Menses und psychisch mehr oder
weniger affiziert", und weiter fordert er, daß bei allen weiblichen Angeklagten festgestellt werden soll, ob die inkriminierte Tat mit dem
Termin der Menstruation zusammenfiel. Er beruft sich dabei auf ein
denkwürdiges Beispiel, das sich in Hitzigs Zeitschrift für Kriminal-
rechtspflege findet und schon aus dem Jahre 1827 (Juli und August)
stammt: „Eine Mutter tötete ihr Kind, indem sie es ins Wasser
warf. Niemand ahnte einen unfreien Zustand zur Zeit des Mordes.
Die unglückliche Mutter war geständig und zum Tode verurteilt.
Kurz vor der Hinrichtung teilte sie einer Mitgefangenen mit, sie
habe sich geschämt, dem Richter zu gestehen, daß sie zur Zeit der
Tat gerade die Periode gehabt habe, in welcher sie regelmäßig von
einer ihr unerklärlichen Unruhe und Angst gequält sei und an
Lebensüberdruß leide. Die Vollstreckung des Urteils wurde suspen-
diert, die Delinquentin während mehrerer Monate ärztlich beobachtet, wobei sich ergab, daß sie zu dieser Zeit jeweils an Kopfweh, Kongestion zum Kopf, Pulsbeschleunigung bis zu 130 Schlägen,
Schlaflosigkeit, Bangigkeit, Lebensüberdruß und allen Erscheinungen einer tiefen Melancholie litt. Die Unglückliche ward
daraufhin freigesprochen."

· Auch menstruierende Zeuginnen, sowohl solche, die
während ihrer Vernehmung unwohl sind, wie solche, die es zur
Zeit der Vorfälle waren, über die sie gehört werden, soll man mit
Vorsicht bewerten. Namentlich bei Schwachsinnigen
nimmt die geistige Einengung zur Zeit der Menstruation zu. In einem Mordprozeß, zu dem ich als Gutachter
zugezogen war, bemerkte man, wie der Hauptbelastungszeugin, einer
psychopathischen Prostituierten, während ihrer stundenlangen Be-
fragung vor aller Augen das Menstrualblut abträufelte, so daß sich
am Ende ihrer Aussage an der Stelle, wo sie stand, eine ansehn-

liche Blutlache gebildet hatte. Die Beeinflußbarkeit dieser Zeugin,
der Freundin der Ermordeten, mit der sie bis unmittelbar vor ihrem
Tode zusammengewesen war, grenzte an E c h o l a l i e. Sie sollte die
Frage entscheiden, ob ein Angeklagter mit dem Beinamen „Schiffer-
ernst", tatsächlich mit dem Manne i d e n t i s c h sei, mit dem sich ihre
Freundin in die Kajüte eines Spreekahns begeben hatte, in der sie
getötet wurde. Sie b e j a h t e dies. Ich legte als Gutachter dar, daß
eine solche Feststellung auf dem schwachen Fundament der Bekundung einer jugendlichen Straßenprostituierten, die sich noch im
Pubertätsalter befände und zudem gerade menstruierte, nicht auf-
gebaut werden könnte. Das Gericht schloß sich dieser Auffassung an.

Ähnlich wie gelegentlich bei Männern k l i m a k t e r i s c h e
N e u r o s e n   u n d   P s y c h o s e n vorkommen, ohne daß streng genommen vom Klimakterium im Sinne einer M e n o p a u s e die Rede
sein kann, kommen auch ausnahmsweise b e i   m ä n n l i c h e n   P e r -
s o n e n   R u d i m e n t e   m e n s t r u e l l e r   S t ö r u n g e n vor, die stark
an das weibliche Unwohlsein erinnern. Namentlich bei sehr femi-
ninen Männern und unter diesen besonders häufig bei Transvestiten
habe ich solches beobachten können.

Dieselbe Rücksicht wie das menstruierende verdient auch d a s
s c h w a n g e r e   u n d   g e b ä r e n d e   W e i b , e b e n s o   d i e   W ö c h -
n e r i n   u n d   d i e   s t i l l e n d e   M u t t e r. Denn ebenso wie während
der Pubertät, der Menstruation und dem Klimakterium erleidet auch
während der G r a v i d i t ä t , der N i e d e r k u n f t , im W o c h e n -
b e t t und in der S t i l l z e i t das ganze Getriebe des Körpers und
der Seele, besonders aber das D r ü s e n l e b e n eine vielgestaltige Beeinflussung, von der nicht selten das gesamte Nervensystem, sei es
vorübergehend, sei es dauernd, schwer betroffen wird. Kommen doch
hier zu der qualitativen innersekretorischen Blutveränderung quanti-
tative hinzu, wie veränderter Blutdruck und Gehirndruck, außerdem
direkte psychische Erschütterungen, ferner die Erschöpfung durch
die Geburtsarbeit, der Blutverlust, der Einfluß der Schmerzen, die
plazentare Autointoxikation oder womöglich gar Infektionen und
Embolien, kurz eine Menge Schädigungen und Gefahren, die es begreiflich machen, daß namentlich dort, wo e i n e   e n d o g e n e   D i s -
p o s i t i o n s s c h w ä c h e gegeben ist, nur zu leicht Störungen Platz
greifen.

Im einzelnen muß hier auf die Lehrbücher für Gynäkologie verwiesen werden, nur sei angeführt, daß d e r   H ä u f i g k e i t   n a c h
unter den G e n e r a t i o n s p s y c h o s e n die des Geburtsakts und
Wochenbetts an erster Stelle stehen, die der Laktation an zweiter, die
der Schwangerschaft an dritter; ihrem p s y c h o p a t h o l o g i s c h e n
G e s a m t c h a r a k t e r nach erinnert die Stillzeit am meisten an die
Wechseljahre, das Puerperium an die Pubertät und die Schwangerschaft an die Menstruation.

Dementsprechend prävalieren in der G r a v i d i t ä t depressive und angstvolle Affekte neben manischen Verstimmungen. Im W o c h e n b e t t können alle möglichen Arten von Geistesstörungen zum Ausbruch gelangen. Besonders häufig tritt in dieser Phase die akute halluzinatorische Verwirrtheit (Amentia) auf. In der Geburtsperiode selbst ist namentlich bei neuropathischen und hysterischen Frauen nicht selten eine impulsive Neigung zu Gewalttakten beobachtet worden, d i e W u t d e r G e b ä r e r i n n e n, die sich besonders auch gegen das eigene Kind richten kann. In der Literatur sind Fälle beschrieben, in denen psychopathische Wöchnerinnen in einem unbewachten Augenblick das eben geborene Kind an die Wand schleuderten, aus dem Fenster herauswarfen, erwürgten oder erdrückten. K e i n F a l l v o n K i n d e s m o r d s o l l t e o h n e H i n z u z i e h u n g e i n e s ä r z t l i c h e n S a c h v e r s t ä n d i g e n a b g e u r t e i l t w e r d e n. Die in der S ä u g e z e i t auftretenden Seelenstörungen unterscheiden sich insofern von den übrigen Generationspsychosen, als sie chronischer und unheilbar zu sein pflegen. Namentlich fest in der Psyche verankerte Wahnvorstellungen der Paranoia nehmen von dieser Zeit ihren Ursprung; aber auch Melancholien, Manien, Verwirrtheitszustände und vor allem Angstzustände mit Zwangsgedanken sind in der Laktationsperiode vertreten.

In u n e h e l i c h e n Schwangerschaften wirken naturgemäß neben den endogenen auch die e x o g e n e n Gründe auf ein labiles Nervensystem sehr nachteilig ein, ja psychopathische Mädchen und Frauen können durch den graviden Zustand ganz aus der Fassung gebracht werden. Dieser Gesichtspunkt darf bei der S t r a f v e r f o l g u n g k r i m i n e l l e r A b o r t e nicht außer acht gelassen werden. Mit der Anführung eines hierher gehörigen Falles, den ich mit Dr. Ernst B u r c h a r d zu begutachten hatte, will ich dieses Kapitel schließen. Das Gutachten, aus dem alles Nähere ersichtlich ist, lautete:

Seitens der Verteidigung des am 9. Oktober 1887 zu Neu-Ruppin geborenen Fräulein Therese L. sind wir ersucht worden, ein Gutachten über den Geisteszustand der Angeklagten, unter besonderer Berücksichtigung der Frage ihrer strafrechtlichen Verantwortlichkeit für das ihr zur Last gelegte Delikt, abzugeben.

Wir haben Fräulein L. während nahezu eines Vierteljahres eingehend beobachtet, körperlich untersucht und vielfach exploriert. Über die Vorgeschichte, insonderheit die familiären Verhältnisse hat uns die Schwester der Therese, die Mitangeklagte Martha, besonders eingehende Angaben gemacht, die wir durch Erkundigungen bei Bekannten der Geschwister L. nach Möglichkeit nachgeprüft und ergänzt haben. Auf Grund dieser Unterlagen haben wir uns, gestützt auf eine langjährige spezialistische Erfahrung in sexualwissenschaftlichen und psychiatrischen Fragen, ein Urteil über das uns obliegende Beweisthema in gemeinsamen Beratungen gebildet.

Es liegt bei der Angeklagten eine ä u ß e r s t s c h w e r e e r b l i c h e B e l a s t u n g — insbesondere in nervöser und psychischer Hinsicht — vor. Der Vater soll in seiner Jugend und auch während der ersten Jahre der Ehe ein äußerst ausschweifendes Leben geführt, in Alkohol und sexueller Betätigung stark exzediert haben. In späteren Jahren stellten sich bei ihm allerlei Zwangsvorstellungen und seltsame Neigungen ein, bis er an einem psychischen Leiden erkrankte, das den geschilderten Symptomen nach sich fraglos als Paralyse charakterisiert und zum Tode führte.

Die Mutter ist hochgradig nervös und litt an epileptischen Krampf-anfällen, die nach der Geburt des dritten Kindes mit besonderer Heftigkeit auf-traten und erst in späteren Lebensjahren an Stärke und Heftigkeit abnahmen. Außer-dem ist sie schwer herzleidend und nervös.

Einige Geschwister der Angeklagten waren nicht lebensfähig und starben bald nach der Geburt. Von den lebenden Geschwistern ist uns die älteste Schwester ärztlich genau bekannt und ebenfalls von uns eingehend beobachtet. Sie soll als Kind dauernd schwer krank gewesen sein, an Gelenkrheumatismus und Veitstanz gelitten und sich so spät entwickelt haben, daß sie erst mit 8 Jahren sprechen lernte. — Nach den anschaulichen und innerlich wahrscheinlichen Angaben, welche uns Bekannte gemacht haben, zeigten sich im späteren Leben bei ihr typische Symptome ausge-sprochener Hysterie. Sie hatte wiederholt schreckhafte Sinnestäuschungen, an welche sich Angstzustände anschlossen, die sich suggestiv auch auf die anderen Familien-mitglieder übertrugen. — Vor einigen Jahren ist ein äußerst charakteristischer Dämmerzustand bei ihr beobachtet; sie ging in das Wasser des Wannsees und wurde von Passanten herausgeholt, als ihr das Wasser bereits bis zum Halse ging. Sie hatte — unter dem Einfluß einer hysterischen Illusion — den Spiegel des Sees für Asphalt gehalten und die Nässe des Wassers nicht gespürt. — Im Anschluß an diesen Vorfall wurde sie in eine Nervenheilanstalt überführt, wo sie mehrere Monate blieb.

Die zweite Schwester leidet ebenfalls von Jugend auf an nervösen Störungen, ins-besondere charakteristischen Zwangsantrieben (Kauen von neuem Leder, frischbedrucktem Zeitungspapier usw.). — Sie lebt nach unglücklicher Ehe, aus der ein — ebenfalls nerven-krankes — Kind stammt, von ihrem Manne getrennt. In der weiteren Verwandtschaft war unter anderem ein Bruder der Mutter geisteskrank und endete durch Selbstmord (Erhängen).

Die Angeklagte selbst soll von den Geschwistern von Kindheit an die schwächlichste und kränkste gewesen sein. — Geistig äußerst schwerfällig, entwickelte sie sich sehr langsam, lernte spät gehen und sprechen. Auch bei ihr traten in nervöser Hinsicht bereits in jugendlichem Alter Erscheinungen von typisch hysterischem Gepräge auf. So bestand bei ihr jahrelang ein als „Dämmerungsblindheit" bekannter Zu-stand, der darin bestand, daß sie bei schwindendem Tageslicht absolut nichts sehen konnte. Als heranwachsendes Mädchen soll sie einmal zwei Tage lang in einem Starrkrampf gelegen haben.

Um das 15. Lebensjahr bestand bei ihr ein zwangsmäßiger Hang zum Entwenden und Verstecken zweckloser Gegenstände.

Die Periode trat spät — mit 19 Jahren — ein und blieb dauernd unregelmäßig, von heftigen Beschwerden begleitet. Je älter sie wurde, desto mehr fiel ihrer Um-gebung ihre Interesse- und Teilnahmlosigkeit auf. Im Verkehr mit Fremden und nament-lich mit Männern war sie scheu und schloß sich förmlich ängstlich ab.

Ihre Stimmung wird als eine ständig gedrückte bezeichnet, ihr Wesen ist stumpf und apathisch. Unsere eigene Beobachtung hat diese Angabe in vollstem Umfange be-stätigt. Ebenso überzeugten wir uns in eingehenden psychischen Untersuchungen von der überaus eigenartigen und krankhaften Art ihres psychischen Reagierens. Bei den ersten Explorationen versetzten sie einfache Fragen in einen Zustand völliger Verblüfft-heit und Verwirrung, der gewöhnlich damit endete, daß sie in Tränen ausbrach. Erst als sie sich etwas an uns gewöhnt hatte, gab sie uns zögernd und mühsam Antworten, welche uns ein Bild von der Armut ihrer Interessen, der Lückenhaftigkeit und Zu-sammenhanglosigkeit ihrer Vorstellungen und Kenntnisse gaben.

Versuchten wir aber — nach langer Beobachtungsdauer — Assoziationsprüfungen mit ihr vorzunehmen, ihr Kombinations- und Urteilsvermögen durch einfache Aufgaben, Erklärung von Sprichwörtern, kleinen Rätseln, leichtverständlichen Witzen auf die Probe zu stellen, dann stellte sich rasch wieder ein Versagen, verbunden mit Weinen, ein.

Noch stärker reagiert sie auf relativ geringfügige Erschütterungen ihres Gefühlslebens, die gleichfalls zunächst depressive Affektäußerungen und dann ein apathisches Erstarren hervorrufen.

In gleicher Weise soll ihr Verhalten sein, wenn einem ihrer Angehörigen etwas zustößt, eine Erkrankung in der Familie auftritt oder ihr selbst irgendein ungewöhnliches Erlebnis begegnet. Sie reagiert darauf mit einem Zustande schwerer Apathie, der in anscheinender absoluter Gleichgültigkeit oder völliger Willenlosigkeit zum Ausdruck kommt. Diesem psychischen Befund entsprechen körperlich nervöse Symptome: Störungen der Sensibilität, der Schweißsekretion, der Gefäß- und Reflexerregbarkeit. Die Kopfhaut zeigt Spuren eines für derartige nervöse Zustände charakteristischen (sogenannten trophoneurotischen) Hautausschlages, das Gesicht zahlreiche Narben, die von multiplen Eiterherden herrühren, deren Verbreitung gleichfalls für Hysterie typisch ist.

G u t a c h t e n: Es wird Therese L. zur Last gelegt, daß sie eine Abtreibung an sich hat vornehmen lassen, und ist es unsere Aufgabe, unsere sachverständige Ansicht darüber zum Ausdruck zu bringen, inwieweit in Anbetracht des geschilderten Geisteszustandes eine Beschränkung oder Aufhebung ihrer freien Willensbestimmung für das in Frage stehende Delikt vorlag.

Therese L. ist eine nervenkranke Person, bei der auf dem Boden schwerster erblicher Belastung sich ein Zustand hochgradiger konstitutioneller Psychopathie hysterischer Natur entwickelt hat.

Das Charakteristische und Wesentliche dieses Zustandes beruht nicht sowohl auf der mangelhaften Anlage einzelner psychischer Eigenschaften und Fähigkeiten als vielmehr auf dem völlig abnormen Funktionieren des gesamten psychischen Apparates.

Der seelische Mechanismus — wenn wir uns der Anschaulichkeit halber dieses übertragenen Ausdruckes bedienen dürfen — ist in allen seinen Funktionen gehemmt und reagiert auf Anreize im Sinne einer bis zur Lähmung sich steigernden Hemmung.

Wie dieses Verhalten auf dem Gebiete des Affektlebens sich in einer ständigen Depression, welche bei Gefühlserregungen in völlige Apathie umschlägt, bekundet, auf dem Gebiete der Verstandesfähigkeit in einem völligen Versagen der Kombinations- und Urteilsfähigkeit bei relativ geringer geistiger Anspannung zum Ausdruck kommt, tritt es in analoger und besonders markanter Weise hinsichtlich der Willenstätigkeit zutage.

Ereignisse und Anforderungen, welche den normalen Menschen zu besonders konsequentem, planvollem und zielstrebigem Handeln veranlassen, bewirken bei pathologischen Naturen von der Art Therese L.s ein völliges Versagen aller zweckmäßigen und geordneten Willensäußerungen und bedingen, in Verbindung mit den in solchen Situationen gleichfalls eintretenden Veränderungen der Gefühls- und Verstandestätigkeit einen Zustand völliger Abulie, in dem die Kranke entweder ein wehrloses Werkzeug in der Hand anderer ist oder aber bei dem Fehlen geordneter Willenstätigkeit unter dem Einfluß impulsiver Antriebe handelt.

Daß diese pathologische Einstellung der psychischen Funktionen während der Schwangerschaft bei Therese L. in besonders ausgesprochener Weise bestand, war, wissenschaftlicher Erfahrung nach, zu erwarten und wird durch ihr Verhalten in der Tat durchaus bestätigt.

Der Zustand krankhafter Reaktion, der auch sonst bei ihr infolge besonderer Erlebnisse eintritt, war in dieser Zeit unter dem ständigen Einfluß der außergewöhnlichen und beängstigenden Sachlage ein permanenter geworden. Unserer Überzeugung nach lag demgemäß bei Therese L. zur Zeit der Begehung des ihr zur Last gelegten Delikts ein Zustand krankhafter Störung der Geistestätigkeit vor, welcher die freie Willensbestimmung im Sinne des § 51 des StGB.s ausschloß.

Die Angeklagte wurde freigesprochen.

Die Onanie (Ipsation)

Gegensuggestionen — Wechselseitige Onanie und Homosexualität — Onanie als Schutzmittel — Wirkung der Onanie auf das Nervensystem — Funktionelle Störungen — Vasomotorische Neurosen — Urtikaria nach Onanie — Angstneurosen — Viszerale und Blasenneurosen — Beeinflussung des Geisteslebens durch die Ipsation — Depressionen, Hypochondrien, Versündigungs- und Selbstmordideen der Onanisten — Verschlimmern Phantasievorstellungen die Nachteile der Onanie? — Es gibt keine spezifischen Onanieschäden — Behandlung der Ipsation — Beseitigung der Onanie und Onaniefolgen — Psychische, hygienische, medikamentöse, instrumentelle und operative Mittel — Hypnotische Suggestionsbehandlung — Ärztliche Aufklärungsmethode — Innehaltung der Wahrheit und Fernhaltung von Übertreibungen und Drohungen — Die sexuelle Erziehung als Teil der hygienischen Erziehung — Geschlechtskunde — Bedenklichkeit der Keuschheitsgelübde — Die sechs Gebiete der hygienischen Therapie: Körperpflege und Körperübung, Bekleidung und Ernährung, seelische und sexuelle Diätetik — Vermeidung von Juckreizen — Hydrotherapie — Gymnastik — Wichtigkeit der künstlichen Körperhüllen: Bett und Kleid — Hosen und Hosentaschen — Menge und Art der Speisen — Das Nachtmahl — Der Alkohol — Pflanzenkost — Diätetik der Seele — Wissensschatz und Willensschatz — Überwindung der Willensschwäche — Gewöhnung und Planmäßigkeit — Sexuelle Selbstbeherrschung — Verwerflichkeit des Spürsystems — Gutachten über einen relegierten Schüler — Das geschlechtliche Dilemma von der Reife bis zur Ehe — Heilkraft einer ideellen Liebe — Einklang zwischen Biologie und Soziologie — Arzneien, Apparate und Operationen zur Bekämpfung der Ipsation — Sedantien und Roborantien — Infibulation, Klitoridektomie und Kastration.

Name und Begriff.

Unter den sexuellen Begleiterscheinungen der Entwicklungsjahre kommt keine an Häufigkeit derjenigen gleich, mit der wir uns im folgenden Kapitel zu beschäftigen haben, der Selbstbefriedigung. Ihr Fehlen ist im Alter der Pubertät viel seltener wie ihr Vorkommen, so daß beachtenswerte Forscher dazu neigten, in dieser primären Sexualbetätigung „an und für sich" keine pathologische Anomalie, sondern eine physiologische Entspannungsform der Reifezeit zu erblicken.

Der deutsche Ausdruck „Selbstbefriedigung" deckt das, worum es sich hier handelt, besser, als irgendeine der sonst gebräuchlichen Bezeichnungen. Masturbation, umgebildet aus Manustupration, zusammengesetzt aus manus = Hand und stuprum = Schändung, ein altes Wort[1]), das neuerdings dadurch wieder mehr in Aufnahme gekommen ist, daß Rohleder es zum Titel seiner bekannten Monographie über den Gegenstand wählte, ist insofern unzutreffend — ebenso wie die seltenere dem griechischen entlehnte Bezeichnung Cheiromanie, gebildet aus $\chi \varepsilon i \varrho$ = Hand und $\mu \alpha \nu i \alpha$ = Sucht —, als, wie wir wissen, es durchaus nicht

---

[1]) Das Substantivum Masturbatio kommt im klassischen Latein nicht vor, dagegen das Verbum masturbari; Martial XI. 104, 13: masturbantur Phrygii post ostia servi; Martial XIV. 103 steht masturbator = Onanist.

immer die Hand ist, welche die durch Reihung hervorgerufene Genitalerregung vermittelt. Die Griechen selbst
sprachen übrigens in diesem Sinn nicht von Cheiromanie, sondern von χειρουργεῖν oder δέφειν (eigentlich „kneten").

Noch weniger wissenschaftlich befriedigend ist der sehr volks-
tümliche internationale Name: Onanie. Er wird zurückgeführt auf eine Stelle im ersten Buche Mosis, Kapitel 36, Vers 9, wo-
von Onan, dem Sohne des Juda und der Suah, dem Enkel Israels die
Rede ist. Von diesem soll sein Vater gefordert haben, daß er nach
altjüdischem Gesetz die Witwe seines verstorbenen Bruders Her
eheliche, um mit ihr Kinder zu erzeugen. Dies aber wollte Onan
nicht, deshalb ließ er, als er ihr beiwohnte, seinen Samen zur Erde
fallen und verderben, damit keine Kinder aus dem Verkehr mit
seiner Schwägerin entständen. „Dies mißfiel Gott so sehr, daß er
ihn sterben ließ." Es ist ohne weiteres klar, daß diese Handlung Onans,
der Coitus interruptus oder reservatus, etwas ganz anderes
darstellt, als diejenige Betätigung, durch die sein Name unsterb-
lich geworden ist. Trotzdem hat, namentlich seitdem der Lausanner
Arzt Simon Andrée Tissot im Jahre 1760 sein berühmtes Werk:
„De l'Onanisme ou dissertation physique sur les maladies pro-
duites par la masturbation" schrieb, das Wort „Onanie"
— englisch Onania — in allen Sprachen Eingang gefunden. Es
wird zum Teil ganz sinnwidrig angewandt, denn, bedeutet es dasselbe wie Selbstbefriedigung, so ist beispielsweise die verbreitete
Wendung mutuelle oder gegenseitige Onanie gleich wechsel-
seitiger Selbstbefriedigung ein Widerspruch in sich. Das
Typische der Onanie ist gerade das Einseitige. Ist ein onanistischer Akt gegenseitig, so fällt er in eine ganz andere
Kategorie. Auch die vielen Bezeichnungen, die mehr oder weniger
moralische Werturteile enthalten, wie „Schoßsünde", „stum-
mes Laster", „Jugendverirrung", „Selbstbefleckung" können auf
wissenschaftliche Verwendung keinen Anspruch erheben.

Da das Wesentliche der onanistischen Sexualbetätigung die am
eigenen Körper selbst vorgenommene Geschlechtserregung, das Solitäre ist, kommt dem Kern der Sache sehr nahe
ein Ausdruck, den ein polnischer Autor, Dr. Kurkiewicz aus
Krakau, in einer Schrift über den Gegenstand gebraucht hat:
„Ipsatio", was eine geschlechtliche Handlung, die von jemanden
selbst an sich selbst vorgenommen wird, bedeuten würde.
Sprachlich verwandt ist dieses lateinische Wort dem von Bleuler
eingeführten, vom Griechischen hergeleiteten Ausdruck Autismus.
Doch wird hier schon mehr an eine seelische Bezugnahme auf
die eigene Persönlichkeit gedacht, eine Voraussetzung, die keineswegs für die große Mehrzahl der Fälle von Selbstbefriedigung zu-

treffen würde. Ähnliches gilt auch von dem Ausdruck Auto-erotismus, den Havelock Ellis in die Sexualwissenschaft eingeführt hat (Geschlechtstrieb und Schamgefühl S. 163), und ebenso von Latamendis Autoerastie und Näkes Narzißmus. Hier ist mehr oder weniger der eigene Körper nicht nur das leibliche, sondern auch das psychische Objekt des onanierenden Subjekts. Das aber geht schon über den Begriff der gewöhnlichen Onanie im Sinne von Selbstbefriedigung oder Ipsation hinaus.

Unterscheiden wir als zwei Hauptgruppen der Onanie die mit und ohne Vorstellungen, so ist es klar, daß bei der ohne Vorstellungen die eigene Person als Gegenstand erotischer Anziehung überhaupt nicht in Frage kommt; aber auch bei der durch Vorstellungen ausgelösten spielt die eigene Persönlichkeit nur eine untergeordnete Rolle, indem es zumeist andere Menschen oder Dinge sind, auf die sich die Gedanken erstrecken. Die Fälle, in denen sich diese dennoch auf die eigene Individualität beziehen, werden wir in dem nächsten (VI.) Kapitel über „Automonosexualismus" ausführlicher behandeln.

Ursachen der Ipsation.

Welches sind die Ursachen dieser so weitverbreiteten Geschlechtsbetätigung? Da muß man zunächst zweierlei voneinander trennen: die zentrale und periphere Veranlassung. Der zentrale Grund ist der bei einem gesunden Menschen spontan und instinktiv auftretende Trieb, sich sexuelle Lustgefühle zu verschaffen. Dieser Entspannungsdrang tritt gewöhnlich erst dann in größerem Umfange auf, wenn durch das innere Sekret der Geschlechtsdrüsen, die Sexualhormone des Mannes und des Weibes, Andrin und Gynäzin, das nervöse Geschlechtszentrum in den Zustand erotischer Spannung versetzt, wie Steinach es kurz nennt, „erotisiert" wird. Der bei der Entspannung eintretende Rausch ist das erstrebte Ziel der Selbstbefriedigung. Insofern gleicht das onanistische Verlangen anderen süchtigen Begehrungen von Rauschsubstanzen mit dem Unterschiede, daß der das Nervensystem chemisch verändernde Stoff nicht von außen, sondern von innen in das Blut gebracht wird. Wir können Bloch[2]) daher vollkommen beistimmen, wenn er sagt: „die innere Sekretion hat uns auch das Verständnis für das Wesen der Masturbation eröffnet, für die man bisher fast ausschließlich sekundäre Gelegenheitsursachen in Anspruch genommen hatte".

---

²) Bloch: Aufgaben und Ziele der Sexualwissenschaft. Zeitschr. f. Sexualw. Bd. 1, S. 9.

Die Erfahrung, daß ein solcher Lustgewinn am eigenen Körper möglich ist, wird vielfach durch andere vermittelt, durch die sogenannte „Verführung", die von Älteren oder Gleichaltrigen, seltener von Jüngeren ausgeht. Die objektive Bedeutung der Schuld des Verführers ist nicht so groß, wie sie gemeiniglich erscheint. Denn von der Mehrzahl männlicher und weiblicher Onanisten wird versichert, daß sie ganz von allein zur Selbstbefriedigung gelangt seien, so daß wohl angenommen werden kann, daß die meisten auch unverleitet dazu gekommen wären. Ist doch der Weg zu dieser Lustquelle nur zu leicht gefunden. Vergegenwärtigt man sich, daß unwillkürliche Erektionen in der Pubertätszeit fast niemals ausbleiben, daß schon ein leichtes Streifen der Bettdecke oder Beinkleider an den Krauseschen Endkörperchen der Glans eine leicht lustbetonte Reizung bewirkt, ferner, daß der ausgestreckte Arm fast stets genau bis zu der Genitalzone reicht, so ergibt sich schon aus diesen drei Momenten: Häufigkeit spontaner Erektionen, Empfindlichkeit der Glans, Länge des Arms, die außerordentliche Leichtigkeit, mit der ein jugendlicher Mensch zur Selbstbefriedigung gelangen kann, bei dem die Hemmungen durch den Willen nur schwach, die Hemmungen durch Wissen vielleicht überhaupt nicht vorhanden sind. Beim weiblichen Geschlecht liegen ganz ähnliche Einflüsse vor, die namentlich durch die Sensitivität des Kitzlers und der kleinen Labien gegeben sind.

Vielfach werden von den Patienten und Autoren stärkere taktile Reize als die geschilderten oberflächlichen Berührungen für die Auslösung der Onanie verantwortlich gemacht, beispielsweise das bei Knaben beliebte Rutschen auf dem Treppengeländer, Stangenklettern oder Hochziehen am Tau, bei Mädchen Radfahren oder Reiten im Herrensitz. Es kann auch nicht in Abrede gestellt werden, daß solche Umstände eine verhängnisvolle Bedeutung gewinnen können. Ich will als Beispiele aus meinem Material Schilderungen zweier Onanisten anführen, die intelligent und zuverlässig sind. Die eine rührt von einem 30jährigen Manne aus dem Arbeiterstande her, die andere von der ebenso alten Gattin eines Kriegsgefangenen. Ersterer schreibt: „Ich glaube, ungefähr im Alter von 11—12 Jahren mit der Onanie angefangen zu haben, allerdings erst unwissentlich und weiß ich mich zu entsinnen, das ich durch etwas ganz Besonderes dazu gekommen bin: Ich war nämlich mit Quirlen von Eiweiß beschäftigt und wie man's gewöhnlich tut, klemmt man den Topf zwischen die Beine und quirlt. Doch dauert es immer geraume Zeit, ehe das Eiweiß fest wird, und da man's nun erzwingen will, drückt man immer fester den Topf an sich und speziell an die Geschlechtsteile. Da löste sich nun damals plötzlich das eigentümliche Gefühl los und ich war wie berauscht davon. Wußte natürlich lange Zeit noch nichts über das Wesen des Vorgangs, doch versuchte ich es zu wiederholen, eben bloß durch das A n e i n a n d e r p r e s s e n d e r B e i n e, und es gelang mir und es wurde eine unselige Leidenschaft daraus, die ich vielleicht an manchen Tagen 5—10mal ausgeübt haben mag. Es war noch in einer Zeit, wo keine Pollution eintrat. Doch wurde es später auch nicht viel besser, als dasselbe geschah. Im Gegenteil, nun las man öfter Schwarten auf schlechtem Zeitungspapier, die irgendein Kamerad plötzlich aus der Tasche zog und die nun heimlich verschlungen wurden. So dauerte es nicht lange und ich benutzte die Hand zum Onanieren und übte es öfters des Nachts im Bett und am Tage im Abort aus. Doch der Trieb war stärker als meine Willenskraft und so reizte mich bald die kleinste Ursache, Bilder von halbnackten Frauen, Zeitungsberichte über sexuelle Dinge, schwangere Frauen, s o g a r d a s W o r t j u n g e s M ä d c h e n g e - n ü g t e, um bei mir den Drang hervorzurufen, und ich habe es auch bis heute noch nicht fertiggebracht, ganz der Onanie zu entsagen.“

In dem anderen Bericht heißt es: „Zum erstenmal hatte ich es in der Schule gesehen von einem kleinen Mädchen, und obgleich ich diesem kleinen Mädchen meine Verachtung ausdrückte über so etwas Häßliches, so tat ich es doch selbst, als ich zu Hause war und im Bett lag. Ich erinnere mich nicht, ob ich mir dabei etwas dachte, wenn ich es tat, es mußte nur dunkel sein und still — ich weiß, ich kroch ganz unter die Decke. Wenn es geschehen war, weinte ich oft über mich selbst, fürchtete mich zu beten und konnte doch ohne zu beten nicht einschlafen, so war ich immer in s c h r e c k l i c h e r s e e l i s c h e r Verfassung und ich versprach mir selbst, es nie mehr zu tun, bis ich mich beruhigte und einschlief. Mein gegebenes Versprechen habe ich nie gehalten, es geschah immer wieder, weiß nicht in welchen Abständen, aber doch nicht öfter als einmal im Monat glaube ich. Ich weiß es nicht genau. Jahrelang gelassen habe ich es, als meine Mutter mich dabei überraschte und mir eine eindringliche strenge und doch gütige Rede hielt. Da habe ich es meiner Mutter zuliebe gelassen, bis kurz vor der Menstruation. D a q u ä l t e u n d j u c k t e e s m i c h s o, d a ß i c h e s w i e d e r m i t e i n e r g r o ß e n L e i d e n s c h a f t - l i c h k e i t t a t. Am nächsten Morgen sah ich, daß ich blutete und hatte Schmerzen in den Knien und in den Beinen und konnte nicht aufstehen. Ich gestand meiner Mutter, daß ich es wieder getan hätte und ganz blutig sei, ich glaubte, es sei die Folge davon und weinte heftig. Mutter beruhigte mich und hielt mir die zweite Rede; ich war damals 13 Jahre alt.“

Ist es in dem einen der eben angeführten Fälle der eingeklemmte Topf, so ist es in dem anderen der erregende erste M e n - s t r u a t i o n s v o r g a n g, welcher den genitalen zur Onanie füh-

renden Reiz vermittelte. Dabei ist hier, wie bei allen ähnlichen Anlässen der Grad der allgemeinen n e r v ö s e n R e i z b a r k e i t, der
neuropathischen Disposition und Konstitution wohl zu berücksichtigen. Je stärker das Nervensystem ist, um so stärkerer Außenreize, je schwächer es ist, um so schwächerer Anlässe bedarf es, um
onanistische Manipulationen auszulösen.

Die F r e u d sche Schule hat sich auch hier wieder ihre eigene
Lehre zurechtgelegt. Weil es in der Tat vorkommt, daß bei der
Säuberung kleinster Kinder „von den Endprodukten des Stoff-
wechsels" durch Abwaschen und Trockenreiben der Genitalgegend
von Müttern und Wärterinnen u n b e a b s i c h t i g t e L u s t e m p f i n-
d u n g e n an diesen empfindlichen Stellen wachgerufen werden, die
zu Selbstspielereien Anlaß geben können, v e r a l l g e m e i n e r t
S a d g a r [3]) dies und schreibt: „Um es kurz zu sagen und in einem
Satze: D i e l e t z t e n W u r z e l n j e d e r S e l b s t b e f r i e d i g u n g
r u h e n i n d e r · n o t w e n d i g e n S ä u g l i n g s p f l e g e." Und
T a u s k [4]) geht in demselben Sammelbande der Wiener psychoanalytischen Vereinigung noch weiter, indem er ausführt, daß
„die vom P f l e g e p e r s o n a l durch Berührung und Friktion
der sexuell empfindlichen Organe b e i m R e i n i g e n u n d K l e i-
d e n d e r K i n d e r gesetzten Erregungen die ersten sexuellen
Verführungen seien, denen das Kind unterliege. Es lerne auf
diese Weise die Lustquelle kennen, die in der Berührung
sexueller Zonen durch. a n d e r e Personen liegt, und es lerne
sie auch unverdächtigerweise gebrauchen. Diese ersten Verführungen
seien von allergrößter Wichtigkeit für das Leben des Menschen. Sie
seien der Anlaß dazu, daß das Kind seine Lustbedürfnisse von
a n d e r n Menschen abhängig mache und bei anderen Menschen zu
befriedigen suche; sie seien einfach die erste und u n e r l ä ß l i c h e
B e d i n g u n g f ü r d i e E n t s t e h u n g d e r N e i g u n g z u m M e n-
s c h e n, f ü r d i e E n t s t e h u n g d e r L i e b e." So T a u s k. Es
bedarf wohl keines Hinweises, daß wir diese mit so dogmatischer
Sicherheit vorgetragenen Lehrsätze für ebenso unbewiesen, wie einseitig und übertrieben halten.   Mit Recht macht auch S t e k e l
gegen diese Hypothesen geltend, daß sie nicht die Onanie der T i e r e
erklärten, indem ja doch Hunde und Affen des Wartepersonals er-
mangelten, das ihnen beim Säubern von Verunreinigungen an den
Geschlechtsteilen zerren könnte.

Unter den ö r t l i c h e n I r r i t a m e n t e n, die häufig zur Selbstbefriedigung führen, stehen bei beiden Geschlechtern allerdings die
H a u t- u n d S c h l e i m h a u t a f f e k t i o n e n d e r G e n i t a l- und

---

[3]) Die Onanie. Vierzehn Beiträge zu einer Diskussion der „Wiener Psychoanalytischen Vereinigung". Wiesbaden 1912. J. F. Bergmann. J. S a d g e r, S. 13.
[4]) Ebendaselbst. V i k t o r T a u s k, S. 54.

benachbarten Analzone obenan. Jedes Kribbeln, Jucken und
Kratzen bewirkt in dieser Region Reize, bei deren Bekämpfung es
zu Reibungen an den Geschlechtsteilen kommen kann. Die Reibung
erhöht den Reiz, der vermehrte Reiz verstärkt die Reibung und so
wird fast unmerklich die Grenze überschritten, die
von der lustbetonten Beseitigung peripherer Juckgefühle zu
wollüstigen „Spielereien" an den Geschlechtsteilen führt.
Namentlich bei Kindern spielt dieser Zusammenhang eine beträchtliche Rolle; bei kleineren Knaben und Mädchen sind hier
in erster Linie die so häufigen Darmschmarotzer aus den Gattun-
gen Oxyuris und Askaris (Springwürmer und Spulwürmer)
zu nennen. Ich habe viele Kinder zwischen dem zweiten und dem
zwölften Lebensjahre behandelt, bei denen die Beseitigung der Ein-
geweidewürmer zur Behebung des Brennens und Bohrens in der
affizierten Zone und damit zur Heilung von der Onanie führte.

Unter den äußeren parasitären Erkrankungen ähnlicher
Wirksamkeit sind vor allem Skabies und Pedikulosis (Krätze
und Läuse) zu erwähnen. Aber auch alle anderen Hautleiden können
die gleiche Bedeutung gewinnen, beispielsweise die Urtikaria,
das gewöhnliche Ekzem, die bei nicht sauber gehaltenen Kindern
so häufige Intertrigo; auch Lichen ruber und vor allem der
rein nervöse Pruritus, für den beim männlichen Geschlecht die
Pubes, beim weiblichen die Vulva Prädilektionsstellen sind. Namentlich bei Frauen habe ich Fälle gesehen, in denen der Pruritus vulvae die Patientinnen förmlich zur Verzweiflung brachte und ex-
zessiveste Masturbation bewirkte.

Von Störungen, welche an den Sexualorganen selbst irrita-
torisch wirken, kommt bei Knaben die angeborene Verengerung
der Vorhaut — die Phimose — an erster Stelle in Betracht;
neben ihr und durch sie ruft die gesteigerte Absonderung der
Schleimhaut von Eichel und Vorhaut sowie die Ansammlung dieser
Sekrete unter dem Präputium und die dadurch verursachten entzündlichen Erscheinungen ein Prickeln an den Nervenendkörperchen der
Glans hervor, das zum Hingreifen und Onanieren Anlaß gibt. Bei weiblichen Personen kommen teils entzündliche Reizzustände
an der Klitoris und den Schamlippen in Betracht, teils
reizende Schleimabsonderungen aus der Scheide, der
weiße Fluß, der bei Mädchen vielfach bereits in frühem Kindesalter auftritt, namentlich bei Anämie und Chlorose.

Vielfach geht der zur Onanie führende Impuls nicht unmittelbar von der Genital- und benachbarten Analzone, sondern von entfernteren Reizstellen aus. Besonders erregend und erigierend wirken hier die mit Schleimhaut bedeckten und mit Haaren versehenen Stellen der Körperoberfläche, vor allem die regio mammillaris. Ferner finden sich

sexuelle Erregungsstellen dort, wo die Oberhaut besonders prall
gespannt ist und ohne viel Unterhautfettgewebe den Muskeln und
Knochen aufliegt. Bei den Menschen sind derartige Reizstellen
die Handteller, die Fußsohlen, die Fingerspitzen, die Zehen-
spitzen, Knie und Ellenbogen. Weitere erogene Zonen sind
bei vielen die innere Seite des Oberschenkels, der Nabel, die Nacken-
gegend, der Hals, die Ohrmuschel und Ohrläppchen, bei manchen
die behaarte Kopfhaut. Auch hier gibt es wiederum ganz individuelle
Besonderheiten, welche anatomisch vermutlich durch eine stärkere
Anhäufung sexueller Nervenendkörperchen an gewissen Stellen
charakterisiert sind. Um einige hierher gehörige Seltenheiten anzu-
führen, erwähne ich den Fall eines Mannes, der angab, daß er
durch Zwicken des äußeren Augenwinkels, eines anderen, der durch
Einführen des Fingers in die äußere Öffnung des Gehörganges,
eines dritten, der durch Spielen mit der Zungenspitze am Gaumen-
gewölbe erotische Lustgefühle vermittelt erhielt. Alle diese Personen erregten diese Partien künstlich bei sich selbst zu masturbatorischen Zwecken.

Zu diesen örtlich auslösenden Momenten gesellen sich nervöse
Zustände allgemein gesteigerter Unruhe, welche ebenfalls
einen motorischen Drang zu onanistischen Manipulationen herbei-
führen können. Es sind hier besonders der Veitstanz in seinen verschiedenen Abstufungen von der Chorea minor bis zu den sich in
Zuckungen einzelner Muskelgruppen äußernden Tiks zu nennen. Es
wird hier im Einzelfalle nicht immer ganz leicht zu entscheiden sein,
ob die Onanie eine Folge der motorischen Unruhe ist, oder mit dieser
zugleich auf dem Boden der neuropathischen Konstitution
erwachsen ist. Denn zweifellos ist diese ebenso wie die weiter-
gehende psychopathische Konstitution an und für sich ein
Faktor, der stark zur Selbstbefriedigung disponiert. Alle geistigen
Schwächezustände begünstigen schon deshalb den Drang, am
eigenen Körper sexuelle Lustgefühle herbeizuführen, weil bei ihnen
die intellektuellen und ethischen Hemmungen eingeschränkt und die
Ausübung normalgeschlechtlichen Verkehrs äußerlich und innerlich erschwert ist. Die exzessivesten Onanisten, die ich sah, waren
ausgesprochene Psychopathen bald mehr imbeziller, bald mehr
hysterischer oder epileptischer Färbung. Es ist sehr beachtenswert,
daß geistige Defekte sehr viel häufiger eine Ursache
als eine Folge sexueller Ausschweifungen sind. Sehr
zutreffend bemerkt Ziehen: „Unmäßige Onanie ist öfter ein
Symptom als eine Ursache einer psychopathischen Konstitution [5]).

---

[5]) Die Erkennung der psychopathischen Konstitutionen (krankhaft seelischen Ver-
anlagungen) und die öffentliche Fürsorge für psychopathisch veranlagte Kinder. Von
Prof. Dr. Ziehen. Dritte Auflage. Berlin 1916. S. Karger. S. 22.

Sie tritt bei psychopathischen Kindern oft schon sehr früh auf." Unter den Psychopathen findet man auch die befremdlichste Gruppe der Onanisten, jene, für die zeitlebens die Onanie die adäquate Befriedigungsform bleibt, zu der sie immer wieder zurückgreifen, selbst wenn sie innerhalb oder außerhalb der Ehe reichlich Gelegenheit zum normalgeschlechtlichen Koitus haben.

Noch zwei weitere Ursachen der Onanie finde ich in meiner Kasuistik vielfach aufgeführt: Schlaflosigkeit und geschlechtliche Abstinenz. Namentlich von älteren, aber auch von jüngeren nervösen Onanisten kann man nicht selten hören, daß sie sich der Onanie gleichsam als eines Schlafmittels bedienen. Sie vermöchten erst nach dieser Entspannung die für die Ruhe erforderliche Abspannung zu finden und so sei die Selbstbefriedigung für sie eine allabendliche Gewohnheit geworden, wie für andere die Sucht, sich durch Morphium zu berauschen oder durch alkoholische Getränke die nötige „Bettschwere" zu verschaffen.

Ist dieses Motiv verhältnismäßig selten, so findet sich um so häufiger sowohl bei Männern als bei Frauen die Angabe, sie „hülfen sich" mit Selbstbefriedigung, weil ihnen die Befriedigung mit anderen, der sie den Vorzug geben würden, versagt sei. Diese Surrogatonanie, auch Notonanie genannt, ist zweifellos sehr häufig, wird sie doch gelegentlich geradezu selbst von ärztlicher Seite empfohlen. Namentlich von jungen Leuten zwischen 20 und 30 Jahren habe ich häufig erfahren, daß sie aus Furcht vor Ansteckung mit onanistischen Ersatzakten vorlieb nehmen, und Max Marcuse führt einen Autor an, der bemerkt: „Die Onanie, mäßig geübt, hat sehr viele Vorteile, besonders für studierende Jünglinge; es wird dabei Geld und, was noch wertvoller ist, Zeit erspart; man entgeht allen unangenehmen Verbindlichkeiten und Verhältnissen, macht niemanden unglücklich und läuft nicht Gefahr, venerische Krankheiten zu erwerben." Gelegentlich kann man auch von Verlobten und von ihren Frauen örtlich getrennten Ehemännern hören, daß sie in der Onanie eine Nothelferin zur Bewahrung der Treue erblicken.

Man kann die Abstinenzonanisten in zwei Gruppen teilen: die geschlechtlich normalen und die abnormal veranlagten. Daß der Normalsexuelle in eingeschlechtlicher Umgebung — auf Schiffen, im Felde, in Erziehungsanstalten, im Gefängnisse, kurz überall dort, wo ihm die Gelegenheit zum Beischlaf fehlt — vielfach dazu gelangt, sich in größeren oder kleineren Abständen „brevi manu" selbst zu entspannen, meist unter Vorstellungen des Weibes, ist eine alt- und allbekannte Tatsache. Manche drücken dabei das Kopfkissen in die Arme und bedecken es mit liebkosenden Worten und Küssen, andere machen sich aus dem Bettuch eine Art

Vagina zurecht. Die a k t i v e Neigung f a u t e d e m i e u x (B l o c h s „Pseudohomosexualität") statt mit einem Weibe mit einer Person g l e i c h e n Geschlechts sexuellen Umgang zu pflegen, sei es masturbatorisch, oder weitergehend, ist bei N o r m a l s e x u e l l e n nicht so häufig, wie die solitäre Onanie, dagegen ist bei abstinenten Normalen die W i d e r s t a n d s f ä h i g k e i t homosexuellen Anträgen gegenüber geringer und dementsprechend die passive Geneigtheit „mitzumachen" größer. :

Beim w e i b l i c h e n Geschlecht liegen die Verhältnisse ganz a n a l o g. Viele jüngere und ältere Mädchen, vereinsamte Frauen, Witwen, „Strohwitwen" onanieren unter der Vorstellung sexuellen Umgangs mit einem Manne, wobei nicht selten die Phantasie m a t e r i e l l durch Phallusimitationen unterstützt wird. Wiederholt konnte ich Fälle beobachten, in denen Frauen zu Onanistinnen wurden, weil der Gatte an E j a c u l a t i o p r a e c o x litt. Dieses Leiden des Mannes bewirkt, daß die Erregungskurve der Frau noch ansteigt, während sie beim Manne b e r e i t s a b g e k l u n g e n ist. Infolgedessen fühlt die Frau sich nach dem Akte in keiner Weise entspannt und sucht durch Selbsthilfe eine Entlastung herbeizuführen. Diesen solitären onanistischen E r s a t z h a n d l u n g e n verwandt ist es, wenn sich normalsexuelle Frauen in Ermangelung eines Mannes von Viragines befriedigen lassen, sei es durch D i g i t a t i o oder c u n n i - l i n c t i o. Dabei pflegen sie sich ihrerseits meist passiv zu verhalten und vermeiden aktive Berührungen der weiblichen Person.

Sehr häufig ist die s u r r o g a t i v e Onanie b e i s e x u e l l A b - n o r m e n aller Art. Auch hier ist die Auffassung, es entständen Perversionen aus Onanie, dahin zu berichtigen, daß d i e O n a n i e v i e l m e h r e i n e F o l g e d e r n i c h t b e f r i e d i g t e n P e r v e r - s i o n ist. Bald ist es die mangelnde Gelegenheit zu adäquater Entspannung, bald die Furcht vor ihr und den Folgen, die diese Personen zur Ipsation treibt. Ich kannte einen höheren Geistlichen, der lediglich aus Angst, er könnte einmal in der Beherrschung seiner krankhaften Neigungen versagen, jahrelang täglich vier- bis fünfmal masturbierte.

Gewöhnlich pflegen sich die in ihrer geschlechtlichen Triebrichtung von der Norm abweichenden Männer und Frauen bei der Onanie die Person, Sache oder Handlung v o r z u s t e l l e n, die sie geschlechtlich erregt; homosexuelle Frauen denken an Frauen, Urninge an Männer i h r e r G e s c h m a c k s r i c h t u n g, Fetischisten an ihr S y m b o l, Masochisten und Sadisten an die Passionen, welche sie begehren. Vielfach werden diese Vorstellungen durch das Lesen entsprechender Schilderungen oder den Anblick adäquater Reize vertieft. Fast jeder sexuell Anormale hat Bilder der ihn anziehenden Subjekte oder Objekte in seinem Besitz, viele erregen sich vor Schaufensterauslagen. Erst kürzlich bildete sich um einen alten Mann, der

vor einem Korsettgeschäft in der Tauentzienstraße in Berlin unent-
blößt, aber doch unverkennbar onanierte, ein Kreis spöttischer Beobachter. Oder sie folgen auf weiten Wegen den sie sexuell anziehenden.
Gestalten, ohne sich im übrigen irgendwie auffällig zu machen. Bei
Neuropathen oder Personen, deren Libido durch lange Enthaltung
sehr gesteigert ist, kommt es dabei gelegentlich wohl auch zu Eja-
kulationen und zum Orgasmus, ohne Friktion des Sexualorgans,
lediglich durch die hochgradige geistige Sexualerregung.

Diesen Vorgang hat man auch als geistige oder Gedankenonanie bezeichnet, auch als „moralische" Onanie (Rohleder) oder
„Onanie durch bloße Gedankenunzucht" (Hammond). Sie gilt als
ganz besonders schädlich wegen „der immensen Verschwendung der
Nervensubstanz und der dadurch herbeigeführten geistigen Schwächung". (Rohleder l. c. S. 28.) Seitdem Hufeland in seiner berühmten Makrobiotik gesagt hat: „Die geistige Onanie ist ohne
alle Unkeuschheit des Körpers möglich, sie besteht in der Anfüllung
und Erhitzung des Gehirns mit wollüstigen Bildern", schlängelt sich
der Begriff der psychischen Onanie durch die Fachliteratur,
ohne daß er im Laufe der Zeit an Klarheit gewonnen hätte. Soweit ich
die Ausführungen der Autoren übersehe, ist es dreierlei, was sie
darunter verstehen: Einige sehen in der psychischen Onanie lediglich „Gedankenunzucht"; auch Hufeland scheint dies gemeint zu haben, denn er spricht lediglich von der Anfüllung und
Erhitzung des Gehirns mit wollüstigen Bildern, ohne Andeutung
einer dadurch bewirkten Ejakulation. Dies wäre aber
etwas ganz anderes als das, was gewöhnlich unter Onanie verstanden
wird. Andere meinen mit Gedankenonanie Onanie mit bestimmten
Vorstellungen im Gegensatz zu der gedankenlosen. Es
wäre dies die oben als Surrogatonanie bezeichnete Form der Onanie,
die an und für sich nicht schädlicher ist, als die ohne zentrale Phantasien ausgeübte. Noch andere stellen sich unter psychischer Onanie
die durch bloße Vorstellungen ohne Manipulation an den Genitalien bis zur Ejakulation gesteigerte Geschlechtserregung vor. Das aber ist dann auch keine eigentliche Onanie,
sondern gehört in das Gebiet der sexuellen Hyperästhesie. Deshalb
ließe man in der Fachliteratur den Ausdruck psychische Onanie,
den Hufeland wahrscheinlich ursprünglich nur bildlich und übertragen gemeint hat, etwa im Sinne dessen, was Ellis später unter
sexuellem Tagtraum oder Eulenburg unter ideeller Kohabitation verstanden hat, am besten gänzlich fallen.

Tritt bei der sogenannten geistigen Onanie die Gehirntätig-
keit ganz in den Vordergrund, so rückt sie bei einer weiteren
Form, der unbewußten Onanie, fast völlig in den Hintergrund.
Es wird nämlich vielfach von männlichen und weiblichen Personen
behauptet, sie onanierten im Schlaf oder Halbschlummer, ohne daß sie

sich dessen bewußt wären. Einer sorgsamen Nachprüfung halten diese
Angaben meistens nicht stand, ebensowenig wie die nicht seltenen
Bekundungen, es habe jemand ein ihm zur Last gelegtes sexuelles
Delikt im Schlaf begangen.

Doch pflegen dann meistens die von den Zeugen berichteten
Nebenumstände derartig zu sein, daß sie die behauptete Bewußtlosigkeit widerlegen. Andererseits kann aber nicht in Abrede gestellt werden, daß es vorkommt, daß Personen, die einen wollüstigen Traum
haben, schlafend mit dem erigierten Gliede stoßweise Bewegungen
ad ejaculationem ausführen oder während der Pollution mit der
Hand nach dem Geschlechtsteil greifen, wobei es sich dann in
der Tat um ein Zwischending zwischen Pollution und
Onanie handeln würde.

Noch eine andere Art unbewußter Onanie, die wachend
vorgenommen wird, ist zu erwähnen. Sie besteht darin, daß die Geschlechtsteile durch Gegendrücken an einen festen Gegenstand
erregt werden, ohne daß die Betreffenden wissen, daß es sich um
eine Onanie handelt. Namentlich bei Mädchen und Frauen bin ich
dieser unbewußten Onanie oft begegnet. So schreibt eine geistig
hochstehende Frau von 27 Jahren, eine Oberin: „Ich onanierte niemals, aber als ich 5 Jahre alt war, lehnte ich mich einmal mit dem
Leib an ein Geländer. Durch den starken Druck gegen die Schoß-
und Schamgegend löste sich ein eigenartiges Gefühl bei mir aus,
das sehr schön war. Ich sagte damals zu meiner kleinen Cousine,
sie möchte das auch einmal probieren, es wäre dann in einem wie
wundervolles Glockenläuten. Ich habe dies dann sehr oft wiederholt
an Fensterbänken und Bettstellen, ohne eine Ahnung zu haben, daß
es etwas Sinnliches wäre. Erst mit 14 Jahren wurde es mir klar,
daß es ein richtiges geschlechtliches Gefühl sei. Bis heute noch
ist meine einzigste sexuelle Auslösung dieser feste
fast schmerzhafte Druck gegen einen Bettpfosten
oder eine hölzerne Lehne. Fast alles, was ich im
Leben an Befriedigung empfunden habe, verschaffte ich mir
auf diese Art. Beim Manne — Patientin ist jetzt verheiratet —
reagiere ich sehr schwer und äußerst selten." Eine andere Dame,
eine Engländerin, berichtet: „Im Alter von 27 Jahren begann ich
zu onanieren, als ich erkältet an der Riviera im Bett lag. Ich hatte
eine Wärmflasche bekommen und verspürte ein so angenehmes Gefühl, als ich sie gegen die Geschlechtsteile drückte, daß ich es
immer wieder tat. Daß dies die Onanie sei, wußte und begriff ich
lange Zeit nicht. Es war mir bis dahin überhaupt unbekannt, daß
von diesen Partien beim Anrühren solche Empfindung ausstrahlt."

Verbreitung und Häufigkeit der Ipsation

Berücksichtigen wir die vielen zentralen und peripheren Ursachen, die zur Onanie führen, so kann es nicht wundernehmen, daß
die Zahl derjenigen, die in ihrem Leben n i e m a l s onaniert haben,
verschwindend gering ist im Vergleich zu der übergroßen Mehrzahl männlicher und weiblicher Personen, die für kürzere oder
längere Zeit der Selbstbefriedigung ergeben waren. Die meisten
Sachkenner stehen heute mit R o h l e d e r auf dem Standpunkt, daß
„neunzig Prozent Masturbanten unter dem Menschengeschlecht"
nicht zu hoch gegriffen sind. Allerdings sind wir dabei im wesentlichen auf S c h ä t z u n g e n angewiesen, denn die bisherigen statistischen Untersuchungen erstrecken sich auf zu wenig Personen,
um eine geeignete Unterlage zu bieten.

J u l i a n M a r c u s e wurde unter 210 Fällen 196mal stattge-
fundene Onanie bejaht, 14mal verneint, das wäre ca. 93%. Eine
Umfrage, die M e i r o w s k y unter Ärzten veranstaltete, ergab, daß
von 88 nur 10 n i c h t masturbiert hatten, mithin betrug der Prozentsatz der Onanisten 88,7. Bei einer früheren Rundfrage fand er unter
170 Studenten 121 Onanisten. Eine in B u d a p e s t vorgenommene
s e x u a l p ä d a g o g i s c h e Enquete ergab 96,7% Masturbanten. Professor D ü c k ermittelte unter 119 erwachsenen Männern folgendes:
4 (3,4%) hatten weder onaniert noch koitiert; 7 (5,8%) hatten schon
koitiert, niemals aber vorher onaniert; 68 (57,2%) onanierten, weil
ihnen die Gelegenheit zum Koitus fehlte; 40 (33,6%) geben, trotzdem
sie ebenso leicht hätten koitieren können, der Onanie den Vorzug;
z u s a m m e n a l s o 90,8% O n a n i s t e n.

In England stellte der Schularzt D u k e s bei 90—95% der
Schüler Onanie fest; aus Amerika berichtet S e e r l e y, daß von
125 Studenten nur 6 Onanie in Abrede stellten. Einige Autoren
sind zu noch höheren Zahlen gelangt, so spricht Professor O s k a r
B e r g e r sich (im Archiv für Psychiatrie Bd. 6, 1876) dahin aus,
daß jeder Erwachsene ohne A u s n a h m e in seinem Leben einmal
Onanist gewesen sei. Er sagt: Die Masturbation ist eine so verbreitete Manipulation, daß von hundert jungen Männern und Mädchen 99 sich zeitweilig damit abgeben und der Hundertste, wie ich
zu sagen pflege, der r e i n e Mensch, die Wahrheit verheimlicht[6])."
Und S t e k e l[7]) erklärt geradezu: „A l l e M e n s c h e n o n a -
n i e r e n. Von dieser Regel gibt es keine Ausnahme, wenn man
einmal weiß, daß es e i n e u n b e w u ß t e O n a n i e g i b t."

Auch ich bin auf Grund umfangreicher Nachforschungen zu
dem Ergebnis gelangt, daß Männer und Frauen, die niemals bewußt

---

6) Zitiert nach R o h l e d e r, S. 50.
7) Wiener Diskussion S. 31.

oder unbewußt onanistische Handlungen an ihrem Körper vorgenommen haben, selten sind. Jedenfalls bilden sie Ausnahmen von
der Regel und ich kann nicht behaupten, daß sie sich von denen,
die Selbstbefriedigung zugeben, durch hervorragende körperliche
oder geistige Fähigkeiten auszeichneten. Sie machten eher den
Eindruck von Sonderlingen als die Onanisten. Namentlich machte es
mich stutzig, daß unter denen, die mich konsultierten, weil sie sich
nach Eingehung der Ehe zu ihrer eigenen schmerzlichen Über-
raschung als impotent erwiesen, mehrere waren, die nicht nur
jeden früheren Geschlechtsverkehr, sondern auch jegliche Vornahme
von Onanie in Abrede stellten.

Neuerdings habe ich unter 500 für zuverlässig gehaltenen Personen verschiedenen Alters und Standes, teils Patienten, teils anderen
eine Umfrage über Vorkommen, Beginn, Häufigkeit und Formen
der Selbstbefriedigung veranstaltet. 480 unter 500 gestanden zu,
zu onanieren oder früher onaniert zu haben. Mithin:

Onanisten 96%
Nichtonanisten . . . 4%

Sehr verschieden ist die Verbreitung der Ipsation nach den verschiedenen Altersklassen. In erster Linie ist sie eine Erscheinung der
Entwicklungsjahre. In unseren Breiten dürfte es das Alter
von 14 bis 18 Jahren sein, in dem bei weitem am meisten onaniert
wird. Auch 3 bis 4 Jahre vorher und nachher, also im Alter von
10 bis 14 und von 18 bis 22 Jahren ist die Zahl der Onanisten noch
recht bedeutend; wesentlich geringer ist sie dann in der Zeit vor
dem 10. und nach dem 22. Lebensjahre, sie kommt aber auch noch
nach dem 30. Jahre und später bis ins höchste Greisenalter hinein
vor, wie es andererseits auch Fälle gibt, die bis in das früheste
Säuglingsalter zurückreichen.

Ob freilich durch das „Spielen“ der Kinder am Gliede schon
regelrechte Orgasmen ausgelöst werden, erscheint zweifelhaft,
obwohl die Angehörigen nicht selten Fälle berichten, in denen das
erregte Gebaren der Kinder solches vermuten läßt. Donner beobachtete einen 2½jährigen Onanisten, den Sohn eines Offiziers,
welcher auf dem Boden herumrutschte, bis er eine Erektion und anscheinend wollüstige Gefühle hervorrief, schließlich provozierte er
diese ihm angenehme Sensation täglich 8 bis 10mal. Der Junge
magerte sehr ab, war sehr ermattet und bekam Krämpfe. Durch
einen mehrmonatlichen Aufenthalt an der See erholte er sich dann
wieder.

Man hat auch in dem Daumenlutschen und sonstigen Ludel-
bewegungen der Kleinen, dem Suctus voluptabilis eine erotische
onanistische Handlung erblicken wollen; ebenso im Nasenbohren.
Daß dieses Saugen und Bohren den Kindern Lust bereitet, ist ohne
weiteres zuzugeben, ob aber diese Lust eine geschlecht-

liche ist, erscheint mehr wie zweifelhaft, es sei denn,
man hält jegliche Lust für erotisch. Mit demselben,
ja mit mehr Recht, wie man das Lutschen für eine sexuelle,
kann man das gedankenlose Spielen am Gliede bei Kindern
für eine unerotische Lusthandlung ansehen, da wohl die
empfindsamen peripheren Tastkörperchen, nicht aber die erotisierende Rauschsubstanz vorhanden ist, die erst nach der
Reife die Nervenzentren umspült und erotisiert. Daß allerdings die
Spermasekretion kein unbedingtes Erfordernis wollüstiger Erregung ist, zeigen die übereinstimmenden Angaben von Knaben, die
bereits vor der Samenabsonderung mit Lustgefühlen onanierten,
sowie die oben S. 10 von mir erwähnte Tatsache, daß auch Personen,
bei denen infolge von Hodenverkümmerung überhaupt kein
Sperma gebildet wird, mit Wollustempfindungen der Onanie
frönen.

Den Beginn der Onanie festzustellen ist für die Sexual-
pädagogik von höchster Wichtigkeit. 437 von 500 machten mir glaubhafte Angaben über den Zeitpunkt, in dem sie der Selbstbefriedigung
verfielen.

Das Ergebnis veranschaulicht folgende Kurve. Die
oberste Zahlenreihe enthält die Lebensjahre von 4—24. Die unterste
Zahlenreihe gibt an, wie sich in absoluten Zahlen die Onanisten auf
diese Lebensjahre verteilen, beispielsweise begannen von 437 66 im

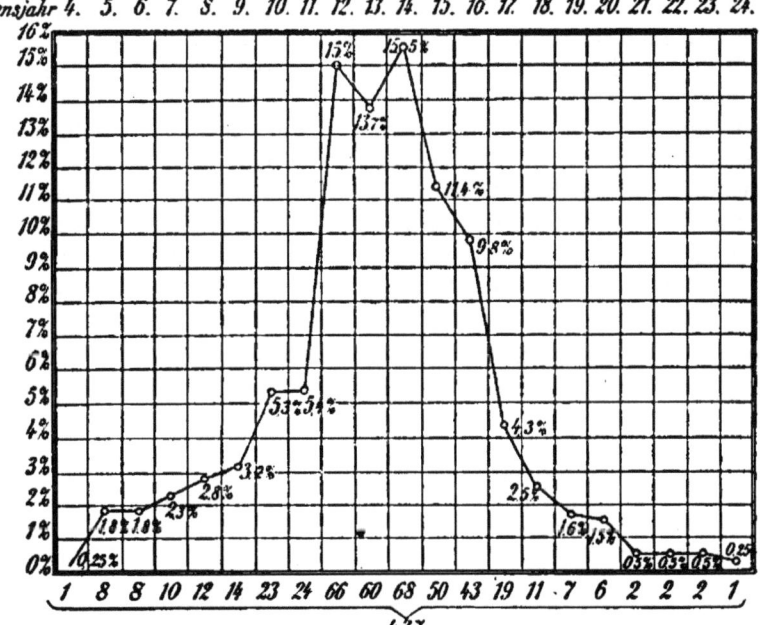

12., 60 im 13. und 68 im 14. Lebensjahr mit der Onanie. Die seit-
liche Reihe enthält die in Betracht kommenden Prozentzahlen von
0—16%, während neben der Kurve selbst die genauen Prozentzahlen
in den betreffenden Lebensjahren vermerkt sind.

Nach dieser statistischen Tabelle fällt der Beginn der Onanie vorzugsweise in das Alter von 12—14 Jahren, es begannen
von 437 Onanisten:

194 d. s. 44,4% zwischen dem 12. und 14. Lebensjahr,
101 d. s. 22,9% vor dem 12. Lebensjahre,
142 d. s. 32.7% nach dem 14. Lebensjahre.

437 = 100 %.

Im allgemeinen kann man sagen, daß mit dem Abschluß der
Reifezeit und der Aufnahme regelmäßigen Geschlechtsverkehrs der
onanistische Drang nachläßt und bald völlig verschwindet. Dies
gilt aber nicht für alle, ja es gibt sogar verheiratete Männer und
Frauen, die Kinder haben, welche selbst bereits schon onanieren
und die doch nicht von zeitweiser Selbstbefriedigung lassen können.
Namentlich finden wir diese Fälle unter gewissen Psychopathen
und Neuropathen, bei denen die Onanie den Charakter einer Zwangshandlung trägt oder bei denen sie dauernd die ihnen entsprechendste
Form sexueller Entspannung bleibt.

Sehr verschieden ist die Anzahl onanistischer Akte beim einzelnen. Ich selbst habe Fälle gesehen, und auch von anderen sind
sie beschrieben worden, in denen Leute sehr lange Zeit fünfmal
und öfter am Tage masturbierten. Eine beträchtliche Menge onaniert täglich einmal, meist abends im Bett oder früh, viele gewohn-
heitsmäßig zwei- bis dreimal in der Woche. Manche wiederum onanieren fast regelmäßig einmal in der Woche und andere nur ein-
bis zweimal im Monat. Es gibt auch Personen, bei denen dieser Akt
nur einmal vierteljährlich, halbjährlich oder jährlich vorkommt;
5 Fälle kenne ich, davon betreffen 3 Frauen, die in ihrem Leben
nur ein einziges Mal und dann nie wieder Selbstbefriedigung getrieben haben.

Unter den 500 von uns befragten machten 283 glaubhafte Angaben über die Häufigkeit der onanistischen Betätigung, und zwar
betätigten sich:

109 = 39% zweimal wöchentlich oder seltener,
174 = 61% öfter als zweimal wöchentlich.

283 = 100%.

Nicht selten führen Onanisten genau Buch über die einzelnen
Daten.

In meinem Besitze befinden sich mehrere O n a n i e k a l e n d e r , die mir von Patienten übergeben wurden. Ich gebe zwei Proben. So finden sich in einem kleinen Notizbuch mit der Überschrift „1897" folgende Eintragungen:

1897: 5. I. — 7. I. — 9. I. — 15. I. — 17. I. — 20. I. — 23. I. — 25. I. — 31. I. — 3. II. — 6. II. — 10. II. — 16. II. — 17. II. — 5. III. — 10. III. — 13. III. — 17. III. — 21. III. — 23. III. — 28. III. — 2. IV. — 8. IV. — 15. IV. ⇌ P. — 23. IV. — 25. IV. — 28. IV. — 3. V. — 4. V. — 11. V. — 15. V. ⇌ P. — 16. V. — 21. V. — 23. V. — 27. V. — 30. V. — 2. VI. — 6. VI. — 7. VI. ⇌ P. — 18. VI. — 22. VI. — 27. VI. — 1. VII. — 4. VII. ⇌ P. — 6. VII. — 10. VII. — 15. VII. — 17. VII. — 26. VII. ⇌ P. — 27. VII. — 29. VII. — Auf der Reise: 3. VIII. — 10. VIII. — 12. VIII. — 13. VIII. — 15. VIII. ⇌ P. — 17. VIII. ⇌ 2°. — 3. IX. — Berlin: 10. IX. — 16. IX. — 23. IX. — 26. IX. — 3. X. — 5. X. ⇌ P. — 7. X. ⇌ P. — 15. X. — 17. X. — 20. X. — 22. X. — 25. X. — 31. X. — 3. XI. — 8. XI. — 12. XI. — 15. XI. — 20. XI. ⇌ P. & O. — 21. XI. — 26. XI. ⇌ P. — 28. XI. — 30. XI. — 1. XII. — 10. XII. — 19. XII. — 30. XII.

Ein anderer (1890 geboren) überreichte mir die folgende T a b e l l e seiner „Onanien (+), Pollutionen (⇌) und durch Berührung weiblicher Hände herbeigeführten Ergüsse (‡)". Einen regelrechten Koitus hatte er bisher aus Furcht vor den Folgen noch nicht vollzogen:

Jahr	Jan. +	Jan. =	Jan. ‡	Febr. +	Febr. =	Febr. ‡	März +	März =	März ‡	April +	April =	April ‡	Mai +	Mai =	Mai ‡	Juni +	Juni =	Juni ‡	Juli +	Juli =	Juli ‡	Aug +	Aug =	Aug ‡	Sept. +	Sept. =	Sept. ‡	Okt. +	Okt. =	Okt. ‡	Nov. +	Nov. =	Nov. ‡	Dez. +	Dez. =	Dez. ‡	Summa	+	=	‡
1908										4			4			9			7			5			7	1		6	1	1	3	1	2	⇌	45	3	3
1909	4		1	5	2		5	1		6	2		4	1	1	7	1	1	6	1		8			7			4			3			5	1	⇌	64	9	3
1910	5	2		4			6			3	1		8	1		6	1		8	1		6			9			4	1		8	1		5	⇌	72	8	0
1911	7			5			7	1		3	1		8			7			8			5			3	1		6			4			5	1	⇌	68	4	0
1912	6	1		3	2		4			5			3	1		4	1		3	1		4	1		2	2		5			4			4	⇌	47	9	0
1913																																							

Die A n z a h l d e r J a h r e , in denen die einzelnen Selbstbefriedigung treiben, beträgt in den meisten Fällen 3 bis 4 Jahre, oft auch nur 1 bis 2 Jahre, häufig aber auch 5 bis 10 Jahre, selbst mehr, doch sind mir und anderen Sexualforschern auch Fälle vorgekommen, in denen sich die Onanie von der Reifezeit an ü b e r d i e g a n z e L e b e n s d a u e r erstreckte.

Viel umstritten ist die Frage, ob die Ipsation b e i d e m w e i b l i c h e n G e s c h l e c h t e b e n s o v e r b r e i t e t ist, wie bei dem männlichen. Nach meinen Erfahrungen ist dies zu b e j a h e n . Nur bestehen hinsichtlich der Onanie in den verschiedenen Lebensaltern gewisse Unterschiede. In der ersten und zweiten Kindheit b i s z u r P u b e r t ä t ist ihr Vorkommen bei beiden Geschlechtern

gleich. In der Reifezeit selbst aber scheint sie bei den Jungen
verbreiteter infolge der größeren motorischen Unruhe und Aktivität
des männlichen Geschlechts, andererseits sind aber bei den
Mädchen durch periodische Affluxe allerlei sensitive Reize an
den Genitalien gegeben, die bei den Knaben fehlen. Nach Abschluß der Reifezeit aber bieten sich für die Männer viel
mehr Möglichkeiten und Gelegenheiten zu der ihnen entsprechenden Geschlechtsentspannung als für die zahllosen unbefriedigten,
vereinsamten, ledigen Frauen, so daß etwa vom 20. Lebensjahre ab
die weibliche Surrogatonanie an Häufigkeit die
männliche weit übertrifft. Infolgedessen dürfte die Ge-
samtziffer onanistischer Akte sicherlich wohl bei beiden Geschlechtern die gleiche sein.

Abwegig ist auch die Annahme, wie sie beispielsweise noch
Paul Mantegazza vertrat, die Onanie sei „eine der bitteren
Früchte der Zivilisation". Es trifft ja zu, daß Ehelosigkeit
unter Männern und Frauen der Naturvölker eine sehr seltene Erscheinung ist und daß dadurch die aus Mangel an sexuellem Verkehr entstehende Selbstbefriedigung weniger oft vorkommt, im
übrigen aber ist die Onanie auf der Erde so ubiquitär wie der
Koitus selbst; wir finden sie unter allen Himmelsstrichen, in Stadt
und Land, bei arm und reich, hoch und niedrig in gleicher Weise
vertreten und heute genau so wie schon in biblischer Zeit. Gerade
diese ihre Allgemeinheit legt immer wieder den Gedanken nahe,
daß ihr bis zu einem gewissen Grade ein physiologischer
Charakter innewohnt.

Ist sie doch auch bei Tieren nachgewiesen und vielfach beobachtet worden; teils klopfen diese mit dem harten Geschlechtsglied
an eine festere oder weichere Unterlage, teils drücken sie es reibend
zwischen die Hinterbeine oder bedienen sich noch anderer Kunstgriffe, bis der Same abspritzt. Nicht nur bei Pferden, Hunden und
Affen, welch letztere mit den Händen masturbieren, hat man solches
gesehen, sondern auch bei vielen anderen Tieren, wie brünstigen Hir-
schen, die sich an Baumstämmen reiben, Schafen, Katzen, Kamelen
und Elefanten. Wenn allerdings Rohleder[8] sagt: „Es muß immer
wieder betont werden, daß Tiere nur onanieren, wenn sie keine
Gelegenheit haben, den Normalakt zu vollführen", so scheint es mir,
als ob wir bisher in die seelischen Regungen der Elefanten und
Kamele denn doch zu wenig eingedrungen sind, um über die positiven
und negativen Beweggründe ein Urteil abgeben zu können,
welche bei ihnen masturbatorische Handlungen auslösen.

Wie Mantegazza irrtümlicherweise meinte, daß die Onanie
nur bei zivilisierten Völkern vorkomme, versuchte Donner zu

---

8) Rohleder, l. c. 55.

beweisen, daß sie sich e r s t i n n e u e r e r Zeit, und zwar hauptsächlich s e i t d e r M i t t e d e s l e t z t e n J a h r h u n d e r t s in so
riesigem Umfange verbreitet hätte. Er schreibt: „Wenn auch angenommen werden kann, daß die Onanie jahrhundertelang ihr
Wesen im Verborgenen treiben konnte, so ist doch sicher, daß sie
mehr die neueren Geschlechter aufsucht, und ihre Verheerungen
scheinen immer mehr zuzunehmen. Bei den alten Griechen und
Römern spielte die Gymnastik eine große Rolle. Die Schönheit,
Grazie, Kraft und Behendigkeit des Körpers, mit welcher die Onanie
nicht vereinbar ist, genoß eine Art göttlicher Verehrung, und was
mir noch wichtiger erscheint, die Geschlechtsbedürfnisse konnten
auf jede Weise befriedigt werden, da man den jungen Leuten nicht
nur keine Hindernisse in den Weg legte, sondern ihnen diesen Verkehr geradezu ermöglichte und erleichterte, und da weiterhin die
Geschlechtskrankheiten noch nahezu unbekannt waren."

Die Annahme, daß die antiken Schriftsteller die Onanie nicht
erwähnten, trifft nicht zu. Bekannt ist die Erzählung über den
Philosophen D i o g e n e s , der auf dem Markte onaniert und bemerkt
haben soll, er bedaure, sich den Hunger nicht ebenso vertreiben zu
können, wie die Geilheit. Ebenso wie in der attischen Komödie spielt
bei den römischen Satirikern, zumal bei M a r t i a l , J u v e n a l und
P e t r o n die Onanie eine sehr große Rolle[9]). Auch auf die weibliche
Selbstbefriedigung wird vielfach Bezug genommen, und zwar ähnlich wie in der Bibel, wo der Prophet H e s e k i e l sich beschwert,
daß die Weiber mit Nachahmungen männlicher Glieder aus Edelmetall „gehuret" hätten, gewöhnlich auf die instrumentale Onanie.
So spielt A r i s t o p h a n e s in der Komödie „Der Friede" auf Selbstbefriedigung der Weiber mit einer Möhre an. Daß bei den Medizinern des Altertums, H i p p o k r a t e s , G a l e n u s und C e l s u s ,
nichts über Onanie vorkommt, läßt nur den Schluß zu, daß sie die
Onanie n i c h t a l s p a t h o l o g i s c h b e t r a c h t e t e n , keineswegs
aber, daß sie sie n i c h t g e k a n n t haben.

Ipsationsformen

Sowohl bei dem weiblichen wie bei dem männlichen Geschlecht kann man drei Hauptformen der Ipsation unterscheiden,
die m a n u e l l e , f e m o r a l e und k o h a b i t o i d e (beischlafsartige).
Erwähnenswert ist, daß fast jeder die i h m e i g e n e O n a n i e f o r m
dauernd beibehält. Der S c h e n k e l onanist wird sich nur selten der

---

[9]) Vgl. die Arbeiten von L i c h t über den *παιδων ερως* in der griechischen
Dichtung im Band VIII und IX der Jahrbücher für sexuelle Zwischenstufen und
Band VII der Anthropophyteia.

Hände, der Manusturbant im ursprünglichen Sinne dieses
Wortes kaum je der Schenkel bedienen.

Die verbreitetste Art der Onanie ist zweifellos bei beiden Geschlechtern die manuelle. Hierbei werden die empfindsamen
Wollustkörperchen der glans penis oder glans clitoridis durch
Streichungen und Vibrationen, unmittelbar oder mittelbar, beispielsweise durch Hin- und Herstreifen des Präputiums, oder Zerren der
Labia minora (die gewissermaßen das Präputium der clitoris sind [10]),
so lange gereizt, bis sich die kumulierende Erregung re-
flektorisch ähnlich wie beim Koitus auf das spinale und zerebrale Sexualzentrum fortpflanzt, von wo aus die Erschütterung
dann zentrifugal auf die motorischen Nervenbahnen übergeht.
Durch diese wird dann schließlich gleichzeitig eine Aus-
stoßung externer Sekrete nach außen und interner
Rauschstoffe über zerebrale Nervenganglien bewirkt.
Nach den an meinem Material gesammelten Erfahrungen onanieren
über dreiviertel aller männlichen Ipsanten in dieser Weise manuell
und auch von den weiblichen gut die Hälfte. Zur Reiz- und Lust-
verstärkung werden nicht selten drückende und ziehende Bewegungen
in der Umgebung, von Frauen mit Vorliebe an den kleinen Schamlippen, von Männern an der Skrotalhaut vorgenommen.

Varianten der meist mit der rechten Hand vorgenommenen
manuellen Ipsation sind die bimanuelle, bei welcher das Membrum
zwischen den beiden flachen Händen hin- und hergerollt wird, eine
bei wilden Völkern viel geübte Abart. So berichtet Günther Teßmann [11]) von dem westafrikanischen Negerstamm der Pangwe, daß
sie bei der Onanie dadurch die Geschlechtslust auslösen, daß sie
das Glied „quirlen". Eine andere Methode besteht darin, daß die
Hohlhand nicht bewegt, sondern still gehalten wird und mit dem
Körper stehend oder liegend in sie hinein beischlafähnliche Bewegungen ausgeführt werden. Diese Abart, bei der die Hand gewöhnlich eingefettet wird, stellt einen Übergang dar zwischen der
manuellen und der kohabitoiden Ipsation.

Die zweithäufigste Art der Onanie ist bei Männern die
femorale, wobei das Membrum zwischen die vibrierende
Oberschenkelmuskulatur gepreßt wird. Auch beim Weibe findet
sich diese Form des Drückens der Klitoris und der Labien durch
die aneinandergepreßten Schenkel. Dem Schenkelreiben wird
deshalb vielfach der Vorzug gegeben, weil es die Selbstbefriedigung
in Anwesenheit anderer, an öffentlichen Orten, vielfach im An-

---

[10]) Vgl. Otto Adlers Diskussionsbemerkung zum Vortrag Liebermann „Über
erogene Zonen". Zeitschr. f. Sexualw. Bd. 1, S. 35.

[11]) Die Pangwe. 18. Abschnitt von Günther Teßmann. Völkerkundliche Monographie eines westafrikanischen Negerstamms. Ergebnisse der Lübecker Pangwe-Expedition.
1907—1909 und früherer Forschungen, 1904—1907. Berlin 1913. Wasmuth.

blick eines Fetischs, ermöglicht, ohne daß jemand den Vorgang wahrnimmt.

So hatte ich einen Patienten, der in der elektrischen Straßenbahn oder im Eisenbahnwagen, wenn er Frauen mit übergeschlagenen Beinen sich gegenübersah, diese von keinem beobachtete Manipulation bis zur Ejakulation an sich vornahm; eine von mir behandelte Frau tat das gleiche bei der Beobachtung hoher Sporenstiefel. Ein Rechtsanwalt meiner Klientel ejakulierte auf diese Art täglich fünfmal, und zwar mit erstaunlicher Kunstfertigkeit. Namentlich wenn der von Hause aus sehr neuropathische Mann in Aufregung und Angst war, entspannte er sich durch Oberschenkeldruck mehrere Male hintereinander, beispielsweise während er im Gerichtsgebäude auf eine Verhandlung wartete; indem er sich im Korridor mit dem Angeklagten unterhielt, lehnte er sich an eine Säule und onanierte unbemerkt. In seinen Aufzeichnungen heißt es: „Soweit ich mich entsinnen kann, fing es in der dritten Volksschulklasse an, im Alter von etwa 9 Jahren. Entstanden ist es bei Gelegenheit der Bearbeitung einer Rechenaufgabe. Ich konnte diese nicht gleich lösen, geriet darüber in große Erregung, schlug die Beine zusammen, drückte heftig und hatte gleich darauf ein unbeschreiblich wohliges Gefühl. Seitdem blieb bis auf den heutigen Tag ein Hauptmotiv zur Onanie eine schwierige geistige Arbeit, an die ich mich zu machen hatte. Das ist mir so zur Gewohnheit geworden, daß ich bei fast jeder geistigen längeren Arbeit einige Male onaniere; ohne dies kann ich fast gar nicht arbeiten. Je drängender und wichtiger die Arbeit ist und je kürzer die dazu zur Verfügung stehende Zeit, um so leidenschaftlicher und heftiger ist der Drang zur Onanie. Namentlich bei schriftlichen Prüfungen ist dieser Drang ein ganz ungeheurer gewesen. Nie onanierte ich vielleicht mehr als zur Zeit, da ich mein juristisches Staatsexamen ablegte (schriftliche Prüfung). Hier onanierte ich täglich vielleicht 15 mal oder mehr; an manchen Tagen (der Konkurs dauerte 14 Tage) auch etwas weniger. Ob ich die Arbeiten daheim oder auswärts mache oder in der Kanzlei, stets ist der Drang zur Onanie dabei gleich heftig, und muß ihm ohne Widerstand nachgegeben werden."

Eine dritte Form der Ipsation, die ebenfalls recht häufig ist, imitiert den Koitus. Männer führen durch beischlafähnliche Bewegungen gegen eine Unterlage, wie Kissen, Bettzeug, Erektion, Orgasmus und Ejakulation herbei. Sie verfertigen sich dabei nicht selten aus Tüchern scheidenartige Öffnungen oder stecken den Phallus in vorhandene Löcher und Spalten. Einer meiner Patienten, ein 21jähriger Student, gibt folgende Beschreibung:

„Seit meinem 14. Jahre ahme ich den Geschlechtsakt durch Stoßen mit dem Bauch gegen das Bett nach; zuerst tat ich es zwei Wochen lang jeden zweiten Tag, dann lange Zeit ganz regelmäßig jede Woche, dann in größeren unregelmäßigen Abständen, jetzt oft monatelang nicht. Zeitweise übte ich auch folgenden Modus: Ausgekleidet in der Badekabine habe ich, vor oder nach dem Bad, das ge- spannte Leintuch unter dem erigierten Penis mit beiden Händen gehalten und ihn so lange durch rasches Spannen und Nachlassen gereizt, bis die Ejakulation kam; oder ich führte dasselbe durch Ziehen und Reiben eines Handtuchs über den Penis herbei. Ich bin der vollen Überzeugung," fügt Patient hinzu, „daß ich nie in Onanie verfallen wäre, hätte ich von Jugend auf mit Mädchen intim — ich meine nicht körperlich — verkehrt. Denn zur Zeit meiner Tanz- stunde, in der ich auch ein Mädchen liebte, erlosch jegliche Onanie, und ich war die ganze Woche in einem angeregten Zustand. Als die Tanzstunde aufhörte, kam die regelmäßige Onanie wieder. Mich zu befreien, ist trotz größter Anstrengung bisher unmöglich ge- wesen." Ein anderer Masturbant, der zu mir kam, onanierte, indem er sich auf eine Kleiderbürste setzte. Diese verknüpfte er mit der Vorstellung einer behaarten Vulva. Er gibt an, daß ihm „die Natur zum erstenmal gekommen sei", als er als Junge von 14 Jahren zu- fällig nackend auf einer Kleiderbürste saß; seitdem — er ist jetzt im 28. Jahre — befriedigt er sich mehrmals wöchentlich auf diese Art.

Beim weiblichen Geschlecht dürfte die kohabitoide Form, bei der ein phallusersetzender Gegenstand bis zum Orgasmus in der Scheide hin- und hergeschoben wird, neben der Klitorisvibration die üblichste Onanieform sein. In erster Linie wird zu diesem Zweck ein Finger benutzt, gelegentlich auch zwei, oder ein künstliches Glied aus Gummi — es gibt solche mit milchgefüllten Druckballons — oder irgendein beliebiger Gegenstand. Seitdem sich der Anatom Hyrtl eine merkwürdige Sammlung von Körpern anlegte, die er bei Obduktionen aus dem oberen Scheidengewölbe entfernt hatte, zieht sich durch die Literatur ein seltsames Verzeichnis dieser Artikel, das mit Rüben, Bananen und Siegellackstangen zu beginnen und mit Rosenkränzen, Rasierpinseln, einem Maikäfer und einer zu- sammengeknitterten Speisekarte zu enden pflegt. Mir selbst teilte vor einiger Zeit ein Kollege folgenden Fall mit:

„Kürzlich onanierte in einem großen Werke eines Elektrokon- zerns auf dem Abort eine Arbeiterin mit einer Selterwasser- flasche. Durch die Bewegungen bildete sich in der Flasche ein Vakuum, das ein Herausziehen unmöglich machte. Auf ihr Stöhnen hin kam eine Kollegin zu Hilfe. Die Arbeiterin wurde ohnmächtig, worauf der Heilgehilfe des Werkes sowie der Vertrauensarzt herzu- gerufen wurden. Bis zum Eintreffen des Arztes bemühten sich der

Heilgehilfe und die Arbeitskollegin vergebens, den Eindringling zu entfernen. Der Arzt ließ sich einen kleinen Hammer gehen, mit dem er den Boden der Flasche einschlug und erlöste dadurch die Arbeiterin von ihrem Übel."

Eine sehr seltene Abart der Selbstbefriedigung ist die o r a l e , ausgeführt durch Heranbringung des eigenen Mundes an die Genitalien. Beim Weibe dürfte diese Form wohl überhaupt nicht möglich sein, beim Mann aber kommt sie ausnahmsweise vor; Voraussetzung ist eine ungewöhnliche B i e g s a m k e i t des Körpers. K r a f f t - E h i n g berichtet einen Fall, in dem ein Patient die Fellatio an sich selbst vornahm. Von einem Aktphotographen wurde mir vor Jahren die Photographie eines Römers übersandt, der sich in dieser Stellung aufnehmen ließ. Ferner besitze ich von zwei anscheinend zuverlässigen Patienten entsprechende Mitteilungen, der eine schreibt, daß er onaniert, indem er auf dem Rücken liegend die Beine über den Kopf schlage und so membrum suum in os proprium praktiziere.

Noch zwei weitere Formen der Onanie sind zu erwähnen: die u r e t h r a l e und m a m m i l l a r e .

Man hat wiederholt beobachtet, daß sowohl Kinder wie Erwachsene allerlei Objekte in die Harnröhre praktizieren, wie Erbsen, Bohnen, Blumenstiele, Strohhalme, Kornähren, Zahnstocher, Stricknadeln, Stecknadeln, Bleistifte, Federhalter, Sonden, Streichhölzer und ähnliches. Sowohl männliche wie weibliche Personen hat man bei solchem Tun betroffen und etliche Male hat man auf operativem Wege aus der Harnröhre derartige Gegenstände entfernen müssen, die sich hierbei festgebohrt hatten; ja selbst aus der Harnblase, in die sie hineingeschlüpft waren, mußten sie extrahiert werden. Ich bin der Meinung, daß man v o n e i n e r e i g e n t l i c h e n O n a n i e h i e r n i c h t r e d e n k a n n . Teils handelt es sich um Spielereien, wie sie analog von Kindern an allen Körperöffnungen, Gehörgang, Nase, After vorgenommen werden. Nicht selten liegt auch eine absichtliche Schmerzerzeugung auf a u t o m a s o c h i s t i s c h e r G r u n d l a g e vor. Auch kommt es bei Frauen vor, daß versehentlich ein spitzer Gegenstand von der Vaginal- nach der benachbarten Urethralöffnung gleitet. Sicherlich kann auch durch leichtere Berührungen der inneren Harnröhrenschleimhaut eine Art Kitzel hervorgerufen werden, daß aber dieser eine g e s c h l e c h t l i c h e E r - r e g u n g o d e r g a r e i n e E j a k u l a t i o n bewirkt, halte ich nach den Erfahrungen meiner Praxis für nahezu ausgeschlossen.

Anders ist es mit der M a m m a l o n a n i e . Die erektilen Brustwarzen stellen in der Tat bei beiden Geschlechtern eine e r o g e n e Z o n e e r s t e r O r d n u n g dar. Ihre Nervenendkörperchen stehen mit den Genitalorganen in engem Konnex. Sie verhalten sich darin ganz ähnlich wie die der Lippenschleimhaut. Es ist ja bekannt, wie leicht die Mundberührung im Kuß zu Erektionen führt. Die Mammal-

onanie, welche gewöhnlich mittels Reiben der Brustwärzchen
zwischen zwei sich bewegenden Fingern ausgeführt wird, wird teils
als Reizverstärkung bei der gewöhnlichen Onanie vorgenommen, teils aber auch als ausschließliches Reizmittel bis zum
Höhepunkt der Erregung fortgesetzt, indem es dann beim Weihe zum
Ausstoßen des Zervikalpfropfes, beim Manne zur Ejakulation kommt.
Erst kürzlich wurde ich in einem Falle um Rat angegangen, in
dem ein 50jähriger Mann seit vielen Jahren vor dem Spiegel lediglich durch Ziehen, Rollen und Reiben der Brustwärzchen so lange
masturbierte, bis Pollution eintrat.

Auch hier handelt es sich oft um eine unbewußte oder lar-
vierte Onanie, besonders dann, wenn es vermieden wird, die starken Lustgefühle bis zur Spermasekretion zu steigern.

Im Zusammenhang hiermit muß endlich noch kurz auf drei
Onanievariationen eingegangen werden, die Onania pro-
longata, interrupta und incompleta. Die protra-
hierte Onanie besteht darin, daß der mit der Ejakulation
verknüpfte Lusthöhepunkt absichtlich recht lange hinausgeschoben
wird. Sobald der Onanist merkt, daß die Vorlust sich diesem
Endstadium nähert, stellt er die Friktionen ein, um sie nach
einer Pause wieder aufzunehmen. Es gibt Fälle, in denen der
sexuelle Akt durch diese Unterbrechungen bis zu einer Stunde
und darüber hinaus verlängert wird. Daß der Verbrauch von
Nervenkraft dadurch erheblich vermehrt wird, liegt auf der
Hand. Im übrigen ist die Zeit vom Friktionsbeginn bis zur Ent-
ladung bei der Onanie individuell genau so verschieden wie beim
Koitus, sie variiert zwischen wenigen Sekunden — sich damit dem
Vorgang der Ejaculatio praecox nähernd — und vielen Minuten,
20 und mehr.

Wie der übermäßig prolongierte, so greift auch der vor dem
Endstadium gänzlich unterbrochene Masturbationsakt — die
Onania interrupta — das Nervensystem infolge gestörter
Reaktion stark an. Für beide gilt das, was Alexander Payer
in seiner Broschüre „Der unvollständige Beischlaf“ (Stuttgart 1890)
ausführt. „Durch die Ejakulation und die dieselbe bedingende Kon-
traktion der Genitalmuskeln wird nun der in seinen erektilen Ge-
bilden und kavernösen Räumen mit Blut überfüllte Genitalschlauch
von Blut entlastet und zugleich das Erektionszentrum mit dem
Ejakulationszentrum funktionell außer Tätigkeit gesetzt...,
je vollkommener die Depletion des blutüberfüllten Genital-
schlauches ist, um so behaglicher und wohler fühlt sich der Betreffende. Gerade aber diese Bedingung fehlt beim Coitus reservatus.“

Von dem gewöhnlichen Coitus interruptus unterscheidet sich die
Masturbatio interrupta wesentlich dadurch, daß bei jenem meist nur

die Ejaculatio in vagina (durch Extractio penis e vagina ante ejaculationem), bei dieser die Ejakulation überhaupt verhindert
werden soll. Man kann bei der Masturbatio interrupta eine
voluntaria und involuntaria unterscheiden, je nachdem
sich die vorzeitige Beendigung mit oder gegen den Willen des
Onanisten vollzieht. Das freiwillige Abbrechen beruht auf
Gegenvorstellungen und hängt eng mit dem meist angestrengten
Abgewöhnungskampf des Onanisten zusammen, der sich
mit tausend Eiden, Gebeten, Gelübden und Versprechungen
immer wieder vorgenommen hat, von seiner Schwäche abzulassen.
Bald überwiegen mehr ethische, bald mehr gesundheitliche Bedenken, namentlich ist aber die keineswegs feststehende Annahme
wirksam, nicht die geschlechtliche Erregung, sondern der Samen-
verlust als solcher sei bei der Onanie das gesundheitsschädi-
gende Moment.

Die unfreiwillige Unterbrechung wird durch äußere Störungen verursacht oder durch eine spontan eintretende Er-
schlaffung des Gliedes bei längerer Fortsetzung der Friktionen entsprechend dem auch während der Kohabitation nicht selten vor-
kommenden Zurückgehen der Libido und Erektion. Wie bei der
freiwilligen Interruption die Sexualhypochondrie, so ist
bei der unfreiwilligen die Sexualneurasthenie der hauptsächlich ins Gewicht fallende Faktor.

Was endlich noch die Masturbatio incompleta anlangt, so
versteht Rohleder darunter den ziemlich seltenen Vorgang, daß
ein völlig befriedigender Orgasmus ohne Samenausstoßung eintritt.
Auch diese seltene und in ihrer Entstehung noch keineswegs klar-
gestellte Erscheinung besitzt eine Analogie im normalen Koitus,
bei dem gleichfalls, wenn auch nur in sehr vereinzelten Fällen, die
Auslösung eines vollen Orgasmus ohne Ejakulation beobachtet worden ist.

Diagnose der Ipsation

Was nun die objektive Erkennung der Selbstbefriedigung betrifft, so kann der Satz vorangestellt werden, daß es einen exakten
Beweis der Onanie nicht gibt, es sei denn, daß jemand auf frischer
Tat ertappt ist, oder daß man die in der weiblichen Vagina gefundenen Fremdkörper als ein untrügliches Indizium erachtet. Selbst
die in der Bettwäsche, in Taschentüchern und Handtüchern oder an
Kleidern vorhandenen Samenflecken sind keine sicheren Zeichen,
denn sie können auch eine Folge unfreiwilliger Samenabgänge oder
regulärer Kohabitationen sein. Immerhin ist es sehr verdächtig,
wenn wiederholt in Taghemden steife, weißgraue, von der Umgebung
sich ziemlich scharf abhebende Stellen beobachtet werden. Ist man

im Zweifel, ob es sich tatsächlich um Samenflecke handelt, so kann durch folgende Methoden der Nachweis erbracht werden:

Ein verdächtiges Leinwandstück von ungefähr 2 qcm wird in eine 4 ccm konzentrierte Schwefelsäure und 1 ccm Wasser enthaltende Eprouvette gebracht. Durch tüchtiges Schütteln erhöht sich beim Vermischen von Säure und Wasser die Temperatur auf 82 Grad. Nun gießt man rasch 15 ccm kaltes Wasser in die vorher durch einen Wasserstrahl erkaltete Eprouvette. Eine große Anzahl von Gasbläschen steigt an die Oberfläsche, sowie Klümpchen, welche die Spermatozoiden und die Epithelzellen enthalten. Diese Klümpchen werden auf einem Objektträger ausgebreitet und drei- bis viermal durch die Flamme gezogen, um sie zu fixieren. Falls keine Klümpchen auf die Oberfläche steigen, verdünnt man die Schwefelsäurelösung mittels 15 Volumenteilen und zentrifugiert; dann befinden sich die Spermatozoiden im Bodensatz. Als Färbungsmethode empfiehlt sich, während 10 Minuten 2—3 Tropfen einer alkoholischen ¹/₂prozentigen Eosinlösung einwirken zu lassen, dann mittels Wasser und nachher mittels absolutem Alkohol zu behandeln. Falls nur wenig Spermatozoen[12]) im Präparat vorhanden sind, wird schließlich noch mit Löfflerblau während einiger Sekunden gefärbt. Demetrius Gasio[13]) gibt folgende Methode an: Von dem zu untersuchenden Gewebe werden Stückchen, die der Peripherie und dem Zentrum des Spermafleckes angehören, herausgeschnitten und 3—5 Minuten in eine 1:1000 Quecksilberchlorid-(Sublimat)lösung gelegt, dann abgepreßt. 1 Tropfen der Flüssigkeit wird bei leichter Flamme getrocknet und eine Minute in 1prozentiger wässeriger Eosinlösung gefärbt; dann wird mit 1prozentiger Jodkaliumlösung entfärbt bis zur Rosatönung. Die Färbung kann auch unterbleiben, ermöglicht aber die schnellere Auffindung der Spermien. — Eine andere Methode stammt von B. Baechie[14]): 1. Färbung eines ca. 1 qcm großen Stückes des befleckten Stoffes ¹/₂—1 Minute in einer der folgenden Lösungen: 1prozentigem saurem Fuchsin oder Methylenblau, salzsaurem Wasser (1:100) 40 Teile oder 1prozentigem saurem Fuchsin, 1prozentiges Methylenblau aa 1 Teil, salzsaures Wasser (1:100) 40 Teile. 2. Abwaschen in salzsaurem Wasser (1:100). 3. Abtrocknen an der Luft oder Entwässerung in absolutem Alkohol. 4. Aufhellen in Xylol, auf dem Objektträger

---

¹²) Vgl. L. Marique: Neues Verfahren zum Nachweis von Spermatozoiden. Arch. internat. de méd. législat. Bd. 1, S. 111—139. Referat von Zuntz in den Jahresberichten über die Fortschritte der Tierchemie 1911, Bd. 40, S. 461.

¹³) Zur Auffindung der Spermatozoen in alten Spermaflecken. D. med. Woch. Bd. 36, S. 1366—68, 1910.

¹⁴) Vgl. „Über eine Methode zur direkten Untersuchung der Spermatozoen auf Zeugflecken". Vierteljahrsbericht für gerichtliche Medizin und öffentliches Sanitätswesen. 1912. H. 1.

Einbetten nach Belieben. Behufs mikroskopischer Untersuchung ist die stärker gefärbte Seite des Stoffes nach oben zu wenden. Andernfalls müssen beide Seiten des Stoffes untersucht werden. Ferner ist zu beachten, daß, wenn die Flecke nicht frisch sind, ein, je nach den Fällen verschiedenes, von $^1/_2$—24 Stunden dauerndes Auffrischen in 20—30prozentiger Ammoniaklösung erforderlich ist, sowie späteres Verbringen in destilliertes Wasser im Moment der Färbung.

Keinesfalls angängig ist es, aus dem scheuen Gebaren, dem verlegenen Wesen, dem verstockten Gesichtsausdruck, den blauen Ringen unter den Augen oder den eingefallenen Wangen heranwachsender Jünglinge oder Jungfrauen Onanie zu folgern. Alles dies hat gewöhnlich ganz andere Ursachen und ist durchaus nicht beweisend. Es muß dies um so mehr betont werden, als sich die Onanisten selbst oft den größten Befürchtungen hingeben, jedermann könne ihnen ihr geheimes Laster ansehen. Ängstlich stellen sie sich früh vor den Spiegel, prüfen ihre Gesichtszüge und beunruhigen sich in gänzlich ungerechtfertigter Weise.

Es scheint, als ob diese Onaniehypochondrie von früheren Ärzten nicht als solche erkannt worden ist, denn sonst könnte man kaum verstehen, was von ihnen alles als „signes de l'onanisme" beschrieben worden ist: Unruhe, besonders abends, Magerkeit, trauriger Gesichtsausdruck, rauhe Stimme, unsteter Blick, kurzer Atem, schlottrige Kniee, unsicherer Gang, Wadenkrämpfe, Empfindlichkeit gegen Kälte, Schweigsamkeit, Hang nach Einsamkeit und störrisches Wesen gegenüber den Chefs (embarassés vis-à-vis leurs chefs). Auch die Freudsche Schule[15]) spricht neuerdings wieder von „Masturbations-Charakterzügen" und erwähnt als solche die Sparsucht („die ursprüngliche anale Sparsamkeit"), die Sammelwut, den Reinlichkeitsfanatismus sowie „die Gewohnheit, Geschenke, und zwar meist Näschereien, die ja dem Verderben ausgesetzt sind, sich für einen späteren Zeitpunkt aufzuheben, aufzusparen". „Professor Freud — berichtet Rank — konnte dieses Verhalten als typischen Masturbations-Charakterzug agnoszieren und meint, daß darin einerseits der Zug zur Enthaltsamkeit zum Ausdruck komme, andererseits das Schuldbewußtsein, das sich des Geschenkes nicht würdig fühle." Fournier (de l'onanisme) bezeichnet als Merkmal der Onanie: „Besuche von verdächtigen Personen" (offenbar eine Verwechslung mit Homosexualität), und Baraduc (de l'ulcération des cicatrices récentes symptomatiques de la nymphomanie et de l'onanisme, Paris 1872) sieht es sogar als symptomatisch an, daß bei Onanisten Wunden schlecht heilen, weil in ihnen kleine gelbe Knöpfchen entstehen (petites boutons, jaunâtres peu proéminents). Auch

---

[15]) Die Onanie. Vierzehn Beiträge zu einer Diskussion der „Wiener Psychoanalytischen Vereinigung". Wiesbaden 1912. S. 123.

Back[16]) gibt noch Hautausschläge und Haarausfall als Zeichen
der Gewohnheitsonanie an, während andere gerade im Gegenteil in
Übereinstimmung mit einem alten verbreiteten Volksglauben meinen,
daß Hauteffloreszenzen, die sogenannten Keuschheitspickel oder
Jünglingspickel, von sexueller Enthaltsamkeit herrühren. Devay
(Hyg. des familles, II. edit., 1858, S. 572) gibt als sicheres Mittel,
die Onanie zu erkennen, an, daß die Pupille ein wenig nach oben,
und zwar teils nach innen und teils nach außen verschoben sei
(presque toujours dans ce cas la pupille est deformée, oblongue- au
lieu d'être arrondie; elle ne se trouve plus dans l'axe de la cornée).
Donner[17]), dem ich dies entnehme, will diesen Punkt bestätigt gefunden haben. Doch kann ich ihm hierin auf
Grund meiner Beobachtungen nicht beistimmen und ebensowenig in zwei anderen „objektiven Befunden", die er als patho-
gnomisch für Onanie ansieht: in der Umwandlung der hellroten
Farbe des Colliculus seminalis in eine dunkelscharlachrote sowie dem
Auftreten von Urethralfäden im Urin neben glashellem faden-
ziehenden Schleim aus den Cowperschen Drüsen. Er meint, daß,
wenn man solches im Urin bei jungen Leuten findet, die noch
keinen Tripper gehabt haben, man „ziemlich sicher eine Onanie
diagnostizieren könne". In Wirklichkeit handelt es sich hier aber
nur um Reizerscheinungen und deren Folgen, die ebensogut
von jeder anderen Art sexueller Betätigung, namentlich auch von
häufigerem Koitus kommen können, aber durchaus nicht für Onanie
beweisend sind. Gleichfalls sind es nicht: Brennen beim Urinieren,
häufiger Harndrang und Bettnässen, aus denen andere auf Onanie
haben schließen wollen. Es erhellt unschwer, daß unter den angeb-
lichen körperlichen und seelischen Onaniemerkmalen viele sind, die
wir im vorigen Kapitel als Erscheinungen und Störungen der
Pubertät an und für sich beschrieben haben. Sie sind also mehr
bedingt durch die innere Sekretion der Pubertätsdrüse, als
durch die von den Onanisten künstlich bewirkte äußere Sekretion.

Die in den älteren Lehrbüchern für gerichtliche Medizin angeführten „Indizien" der Onanie geben an Einbildungskraft den
bisher erwähnten wenig nach. Es bietet mehr wie ein Kuriosi-
tätsinteresse, diesen mit solcher Sicherheit vorgetragenen Irrlehren nachzugehen. Zeigen sie uns doch, wie fest sich derartige Trug-
schlüsse in der Wissenschaft einnisten und weiterschleppen, bis sie
zu Dogmen erstarren, von deren Wahrheit die falschen Propheten

---

[16]) Dr. Georg Back: „Sexuelle Verirrungen des Menschen und der Natur".
Berlin 1910. S. 121.
[17]) Dr. med. H. Donner: Über unfreiwillige Samenverluste, ihre Ursachen, Folgen
und Behandlung. Stuttgart 1898. S. 51.

selbst durchdrungen sind, einfach, weil sie ihnen als Glaubenssätze
von ihren Lehrern ü b e r l i e f e r t worden sind. Gerade auf sexuellem
Gebiet wimmelt es von diesen Irrlehren und man würde sehr daneben greifen, wollte man annehmen, daß sämtliche oder auch nur der
größte Teil von ihnen schon jetzt überwunden sind.

Schon·die Gründe, w e s h a l b man sich in den Lehrbüchern für
gerichtliche Medizin mit der Onanie beschäftigt, verdienen Beachtung. In F r i e d r e i c h s Blättern für gerichtliche Anthropologie
(für Ärzte und Juristen, Erlangen bei Enke 1856, VI, 69) heißt es darüber: „Die Selbstbefriedigung kann sowohl von rechtlicher als auch
polizeilicher Seite aus veranlaßt, Gegenstand einer gerichtlich-
anthropologischen Untersuchung werden, wenn durch sie irgendeine Rechtsverletzung erzeugt wurde: beispielsweise, wenn eine
Ehefrau sich beklagt, ihr Mann treibe Onanie und schwäche
sich dadurch so, daß e r s e i n e e h e l i c h e n P f l i c h t e n
n i c h t m e h r h i n r e i c h e n d e r f ü l l e n k ö n n e; oder wenn
die durch Onanie hervorgerufene Geistesschwäche als G r u n d
d e r M i n d e r u n g o d e r A u f h e b u n g d e r Z u r e c h n u n g s-
f ä h i g k e i t angezogen wird; wenn öffentliche Anstalten, als
Erziehungsanstalten, Seminarien, Klöster usw. dieser bei ihnen
eingerissenen Unzucht für verdächtig erklärt werden." Über
die Merkmale der Onanie wird dann dem Gerichtsarzt und Polizei-
arzt folgendes gelehrt: „diese Merkmale sind entweder allgemeine
oder besondere, d. h. dem einzelnen Geschlecht eigentümlich a) Merkmale der Selbstbefriedigung bei b e i d e n Geschlechtern sind: rote
trübe, aufgeschwollene Augen, bläuliche Ringe um dieselben, ein matter
Blick; kleine Ausschläge im Gesicht, besonders an der Stirn, blasses
eingefallenes Aussehen, Niedergeschlagenheit, üble Launen, Hang
zur Einsamkeit, eine besinnungslose Starrheit, Flecken in der Leib-
wäsche und in dem Bette, oder auch wohl auf dem Fußboden an ein-
samen Orten. B r ü c k [18]) macht darauf aufmerksam, daß das K a u e n
a n d e n F i n g e r n ä g e l n, welches man so häufig in Irrenhäusern
bei Blödsinnigen beobachtete, in der Regel nur von jenen solcher
Unglücklichen geschehe, die zugleich Onanie trieben, und daß es
deshalb a l s s i c h e r e r V e r r ä t e r g e h e i m e r S ü n d e n a u c h
b e i K n a b e n u n d M ä d c h e n B e a c h t u n g v e r d i e n e. b) Merkmale der Selbstbefriedigung n a c h dem Geschlechte sind: beim
männlichen: ein s c h l a f f e r, l a n g h e r a b h ä n g e n d e r H o d e n-
s a c k, erschlaffte Vorhaut, Schweiß in der Gegend der Geschlechtsteile; beim weiblichen Teile: eine sehr feuchte Mutterscheide, aufgeschwollene Schamlefzen; eine längere, dickere, besonders empfind-
liche Klitoris und — wenn sich das Individuum seiner Finger bedient — an denselben, besonders am Zeige- und Mittelfinger, Warzen
und ein dem Sauerkohl nicht unähnlicher Geruch."

[18]) In Caspers Wochenschrift 1835, Nr. 45.

Unter allen diesen Onanie-Indizien befindet sich auch nicht ein einziges, auf das sich die Diagnose Onanie auch nur mit einiger Sicherheit stützen ließe. Wie viele aber mögen auch hier Opfer falscher Dogmatik und Diagnostik geworden sein, gestempelt vor anderen und was schlimmer ist, vor sich selbst zu sündhaften, lasterhaften und verbrecherischen Menschen, ehe sich die richtige Erkenntnis über Ursachen, Wesen und Folgen der Onanie durchsetzte.

Ipsationsfolgen

Die Tatsache, daß es unmöglich ist, aus dem Körperbefund eine objektive Diagnose der Onanie zu stellen, sollte logische Forscher auf den Gedanken bringen, daß es dann auch mit den Folgen der Onanie nicht so schlimm sein kann, wie vielfach von Ärzten und Laien angenommen wurde und zum Teil noch jetzt angenommen wird. Wir haben es hier mit einer Massensuggestion zu tun, der nutzlos und schuldlos im Laufe der Zeit eine große Menge von Menschen zum Opfer gefallen sind; nicht nur, daß ihnen die besten Jahre ihres Lebens vergällt und verbittert wurden, nicht wenige sind direkt zum Selbstmord getrieben worden, weil sie meinten, daß aus ihnen nun doch nichts mehr werden könne; viele strebsame Jünglinge sind diesem Irrwahn unterlegen. Die Ansicht Rohleders[19]), daß die Onanie auch bei nervös belasteten Individuen nimmermehr zum Suizidium führen kann, vermag ich auf Grund meiner Erfahrungen nicht zu teilen. Mehr als einen jungen Mann habe ich gesehen, der sich die Pulsader aufschnitt, oder eine Kugel in den Körper jagte und nur mit knapper Not vom freigewählten Tode errettet werden konnte, weil er der Onanie nicht Herr werden konnte und ihm vor ihren Folgen graute. Auch weiß ich von manchem Kriegsfreiwilligen, der, als er sich bei Ausbruch des Weltkrieges von vaterländischer Begeisterung geleitet, so schnell wie möglich meldete, nebenbei die stille Hoffnung hegte, eine feindliche Kugel werde ihn von der sündigen Lust befreien. Von einem Primaner erhielt ich kurz vor dem Kriege folgendes Schreiben:

„Hochgeehrter Herr Doktor! Gestatten Sie mir, daß ich als ein Ihnen ganz Fernstehender mich mit der Bitte an Sie wende, mich durch Ihren Rat aus der unglücklichsten Lage zu reißen. Ich habe keinerlei Eigenschaften auf meiner Seite, durch die ich meine Bitte genügend stützen könnte. Ich hoffe, daß dies keine Schranke bedeuten wird, sondern, daß Sie mir, geehrter Herr Dr., erlauben, an Ihre Menschenliebe und an den Arzt zu appellieren. Ich möchte gleich in medias res gehen, um mich möglichst schnell von dem Alp zu befreien, trotzdem ich immer noch nicht weiß, wie ich vor einem andern erklären soll, was mir selbst ganz unerklärlich ist.

---

[19]) L. c. S. 210.

Ich habe jetzt mein 17. Jahr vollendet und seit vielleicht meinem 8. Jahr leide ich an der **schrecklichsten Krankheit, der Onanie**. Seien Sie versichert, daß meiner Natur alles Unreine fremd ist, zuwider, ekelhaft. Und ich muß gegen allen Willen in diesem widerlichen Schmutz versinken! Denken Sie sich, seit meinem 8. Jahr, das heißt, wo ich noch nicht von dem, was ich tat, wußte; wo ich weder wissen noch ahnen konnte, daß es so etwas gibt. Jetzt, wo ich älter wurde, habe ich versucht, mir die Zusammenhänge zu suchen, aus denen ich vielleicht die Gründe zu meinem Leiden herleiten konnte. Es gibt da vieles, worüber man nur bei einer mündlichen Unterredung sprechen kann, doch soweit ich es vermag, will ich alles berichten: Meine Eltern sind beide nervös, am meisten meine Mutter, bei der die Nervosität oft zu heftiger Gereiztheit führt; sie teilt die Veranlagung mit den meisten Mitgliedern ihrer Familie. Meine Geschwister haben alle einen schlappen Körperorganismus. Bei allen ist er an tiefen Augenrändern erkennbar. Ich hätte mich selbst verantwortlich zu machen, wenn die Krankheit in einem Alter eingetreten wäre, wo ich die volle Entschließungsfreiheit über mein Tun besaß. So aber begann sie in einem Alter, wo ich mich ihrer nicht erwehren konnte, in dem ich nicht einmal wußte, daß es eine Krankheit war, wo sie sich geradezu wie eine unabweisbare Notwendigkeit einstellte. Und dieses Übel grub sich so tief in meinen Organismus ein, daß ich vollkommen ohnmächtig dagegen wurde, zumal es mir gerade die Kraft nahm, die ich brauchte, um es zu bekämpfen; einmal allerdings, für kaum $1^1/_4$ Jahr hatte ich mich davon befreit; aber es kehrte wieder und beherrschte mich von neuem, allem meinem Wehren zum Trotz. Wenn ich jetzt an die Zeit zurückdenke, erscheint mir meine Anstrengung, auf die ich damals so stolz war, wie die Karikatur einer Energie. Und nun denken Sie, Herr Dr., jetzt vor einem Monat ist das Leiden von mir gewichen, ohne jedes besondere Bemühen meinerseits, es vergiftet nicht mehr meinen Körper und, was mich am meisten freut, nicht mehr mein Denken, ich bin vollkommen frei und rein. Sobald ich das merkte, unterstützte ich den Zustand sofort durch fleißige Körpergymnastik, trinke keine alkoholischen Flüssigkeiten, keinen Tee, ganz wenig Kaffee, viel Kakao und Milch. Ich fühle ganz genau, daß das Leiden nun nicht wieder kehrt! Aber was nützt mir das alles, **es hat meinen Körper untergraben und vor allem mein Nervensystem, mein Gehirn.** Ich fühle so eine entsetzliche Müdigkeit; ich lebe und lebe nicht. Versuchen Sie bitte, Herr Dr., sich diesen wahnsinnigen Zustand vorzustellen: Ich bin von Natur geistig und seelisch mit den besten Gaben ausgestattet, und muß nun alles verkümmern lassen. Ich kann kein Buch richtig lesen, diese bleierne Müdigkeit setzt sich jedem Bemühen entgegen, mich in die Gedankengänge eines schweren Schriftstellers einzuarbeiten. Ich bin aber bei meiner ganzen geistigen Anlage darauf angewiesen und deshalb bedeutet der Zustand tausendmal mehr als das, was man mit dem Wort Tod ausdrücken kann; ein Tag vergeht wie der andere, jede Stunde ist ein neues Sterben, da jeder Versuch, scharf zu denken, mich an meine Ohnmacht erinnert. Ich bin so nervös, daß ich fortwährend zittere, jetzt wo ich schreibe ebenso wie bei jeder anderen Gelegenheit. Das Dilemma verstärkt sich noch, weil ich jeden Augenblick Herzklopfen bekomme, das mir zu starke körperliche Bewegung verbietet, während ich wiederum Körperübungen machen muß, um meine Kräfte wiederzuerlangen. Was tun! Mein Geschick setzt mich in fürchterliche Angst, die sich nicht ausdrücken läßt: Ich bin so gern bereit, gutzumachen, was die Natur an mir gesündigt hat. Ich wäre froh, wenn ich mir wenigstens Vorwürfe machen könnte. Ich möchte noch einmal betonen, daß meine Krankheit, von der ich sprach, aufgehört hat und daß ich an mir genau fühle, daß sie nicht wiederkehrt. Aber das, was bleibt, ist traurig genug, es heißt soviel wie **lebendig tot**, was ohne alle Pose und Vorstellung gesagt ist, Herr Dr., und was Sie sicherlich verstehen werden, wenn Sie sich in meinen Zustand hineindenken. Deshalb bitte ich, mich aus meiner verzweifelten Lage durch irgendeinen Rat, irgendein Wort aufzurichten: Sagen Sie mir, ob es nicht möglich ist, durch vernünftiges Verhalten mich von dieser **entsetzlichen Müdigkeit** zu befreien, ob es nicht gelingen kann, mich wieder arbeitsfähig zu machen. Wenn ich einen Wunsch an das Schicksal habe, so ist es nur der, bis zum letzten Tage arbeiten zu können, die Schätze meiner

Veranlagung heben zu können. Wie soll ich noch Achtung vor mir selber haben, wo ich jeden Augenblick durch alles was ich angreife gedemütigt werde: es ist fürchterlich. Bei Ihrem Menschheitsgefühl bitte ich Sie, mir zu helfen. Aber bitte schonen Sie mich nicht. Ich bin vernünftig genug, und deshalb jeder Wahrheit gewachsen. Ich behandle mich ganz objektiv und habe ein ganz unpersönliches Interesse an mir. Ich finde die unzähligen Menschen so lächerlich, die so unendlich viel Wert auf ihr Persönchen legen und so viel Aufhebens davon machen, wenn ihnen die Menschlichkeit passiert, daß sie sterben sollen. Aber d a s ist zu bedauern, wenn man durch einen blöden Zufall um ein reiches Dasein betrogen wird und das unbenutzt liegen lassen muß, worin sich das Höchste, Größte manifestiert. Ich bitte Sie flehentlich, mir zu schreiben. Sollte eine Heilung sich nur durch eine persönliche Untersuchung bewerkstelligen lassen oder eine längere Behandlung, so bin ich gern dazu bereit. Ich komme bald nach Berlin und da läßt sich dann weiteres tun. Ich bin Ihnen in ewigem Dank ergeben, wenn Sie mir die gütige Hilfe zuteil werden lassen. Es wird mir wie eine Neugeburt sein, wenn ich meine Fesseln erst abgeworfen habe.

Ich habe beim Nachlesen gemerkt, daß ich etwas zu erwähnen vergessen habe: Ich habe mich, trotz meiner geschlechtlichen Überreiztheit, nicht in sexuellen Verkehr eingelassen (was übrigens bei vielen andern meines Alters keineswegs so selbstverständlich ist). Ich hatte eine heillose Scheu vor dem Schmutz."

Aus der auf dieses Schreiben s o g l e i c h erteilten Antwort seien einige Stellen wiedergegeben: "„Sehr geehrter Herr T. Mit großem, aufrichtigem Mitgefühl habe ich Ihr Schreiben gelesen. Auf Grund einer reichen Erfahrung auf dem in Frage stehenden Gebiete kann ich Ihnen aus vollster Überzeugung die Versicherung geben, daß Sie die Schädlichkeiten und namentlich die bleibenden Folgen der Onanie s e h r e r h e b l i c h überschätzen."

„Die Onanie, die übrigens eine in den Entwicklungsjahren nahezu allgemein geübte sexuelle Betätigungsart darstellt, bedingt nur insofern eine größere Gefahr als andere Geschlechtsakte, als sie infolge der unbeschränkten Gelegenheit vielfach in exzessiver Weise geübt wird und dadurch namentlich b e i o h n e h i n n e r v ö s d i s - p o n i e r t e n jungen Menschen bisweilen r e c h t u n a n g e n e h m e , a b e r i m m e r r e p a r a b l e Störungen bedingt. Meistens ist die durch übertriebene Vorstellungen der schädlichen Folgen der Onanie hervorgerufene Angst ein weit gesundheitsschädi- genderes Moment als diese selbst. Eine gewisse Mattigkeit und Unfähigkeit sich zu konzentrieren, wie Sie sie gegen- wärtig bei sich beobachten, kann ja bis zu einem gewissen Grade durch übertriebene Onanie hervorgerufen sein, wird sich aber bei normaler und naturgemäßer Lebensweise sehr bald von selbst wieder verlieren. Sie kann aber auch, und das halte ich für das Wahr- scheinlichere, eine durchaus natürliche Begleiterscheinung der Puber- tätsjahre sein, die für jeden, besonders aber für den nervös ver- anlagten und dabei intelligenten Menschen eine Periode schwerer innerer Kämpfe und seelischer Konflikte zu sein pflegt." Es folgte nun die Aufforderung, sich möglichst bald zwecks Untersuchung vorzustellen; doch kam dies nicht mehr zur Ausführung, da der

Krieg entbrannte. Der Schreiber trat sogleich freiwillig ins Heer und fiel wenige Monate später in Flandern.

Ähnliche Onanistenbriefe sind mir, wie wohl jedem Sexualforscher, in erklecklicher Anzahl zugegangen. In allen spiegelt sich der Seelenkampf wieder, den Tolstoi in der Kreuzersonate in die Worte faßt: „Ich quäle mich, und Sie haben sich gewiß auch gequält, und so quälen sich 99 unter 100 von unseren Knaben; ich entsetzte mich, ich litt, ich betete und fiel immer wieder zurück."

Diese Selbstpeinigungen können auch nicht wundernehmen, wenn man liest, mit wie krassen Farben nicht nur in Laienschriften, sondern vielfach auch in ernsthaften medizinischen und theologischen Büchern „die unheimlichen Folgen heimlicher Verirrungen" ausgemalt werden. Zum großen Teil beruhten diese mehr oder weniger wohlgemeinten, jedoch mehr theoretischen, als auf Tatsachenbeobachtung gegründeten Warnungsschriften auf der anatomischen und physiologischen Unkenntnis der in Betracht kommenden Organsysteme. Solange man mit Hippokrates glaubte, daß der aus den Genitalien entleerte Same direkt aus dem Gehirn und Rückenmark abflösse, durfte man auch annehmen, daß durch diesen Säfteverlust Rückenmarksschwindsucht und Gehirnerweichung eintreten oder das Zentralorgan so eintrocknen könne, „daß man es in der Schädelkapsel klappern hören könne". Es ist ein Zeichen der auch in der Naturwissenschaft herrschenden vis inertiae, daß man mit den fallenden Prämissen nicht auch die Schlüsse fallen läßt. Denn als man längst wußte, daß der Same aus besonderen Geschlechtsdrüsen stammt und, gleichviel auf welche Weise abgestoßen, sich binnen kurzem wieder ersetzt, als man die der ganzen Natur eigene Verschwendung von Keimzellen erkannt und auch gefunden hatte, daß bei vielen der Onanie zugeschriebenen Krankheiten ganz andere Ursachen eine ausschlaggebende Rolle spielen, wie beispielsweise das luetische und alkoholische Toxin, die pathogenen Kleinlebewesen und die Heredität, als alle diese wissenschaftlichen Fortschritte die früheren Kausalitätshypothesen vollkommen umgestürzt hatten, hielt man doch immer noch zähe an dem Glauben oder richtiger Aberglauben fest, daß eine Unzahl körperlicher und geistiger Erkrankungen auf das Schuldkonto der Onanie zu setzen seien.

Soweit die von Schreckbildern erfüllten Schriften der Abschreckung dienen sollten, haben sie ihren Zweck — die Verminderung der Onanie — nicht erfüllt. Ja, sollte es in der Tat zutreffen, daß die Onanie erst im 19. Jahrhundert eine so ungeheure Verbreitung gefunden hat wie manche glauben, so müßte man eher das Gegenteil annehmen, da die übergroße Anzahl dieser Bücher erst während dieser Zeit im An-

schluß an das Tissotsche Werk „de l'Onanisme" erschienen
sind. Tissots Schrift wurde so viel übersetzt und „ging so gut",
daß die französischen Verleger fast während des ganzen vorigen
Jahrhunderts den Weltmarkt mit der führenden Literatur auf diesem
Gebiete versorgten. Auf Tissot folgt Doussins „Brief über die
Gefahren der Onanie", dann Fecaubés Arbeit über die Chiromanie,
denen sich dann die an wissenschaftlichem Wert höherstehenden
Werke von Deslandes „über die Onanie und die übrigen Ge-
schlechtsausschweifungen" (Paris 1835) sowie Lallemands weit-
verbreitetes Buch „des pertes seminales involontaires" (Paris und
Montpellier 1836 und 1841) anschlossen. Der Einfluß der französischen Auffassungen war ein so starker, daß sogar ein biologisch
so erleuchteter Geist wie Kant, ein Zeitgenosse Tissots, in seiner
„Metaphysik der Sitten" (1797 [20]) sich dahin aussprach, daß „die
unnatürliche Wollust der Selbstbefleckung", dieser „naturwidrige
Gebrauch" (oder Mißbrauch) der Geschlechtseigenschaft, eine der
Sittlichkeit im höchsten Maße widerstrebende Verletzung der Pflicht
gegen sich selbst sei, sie erscheint Kant „noch unsittlicher
und empörender als der Selbstmord" — was sich auch
darin ausspreche, daß man von diesem doch unbedenklich sich zu
reden getraue, während hier dagegen „selbst die Nennung
eines solchen Lasters bei seinem eigenen Namen für
unsittlich gehalten wird —, gleich als ob der Mensch überhaupt sich
beschämt fühle, einer solchen ihn selbst unter das Vieh herab-
würdigenden Behandlung seiner eigenen Person fähig
zu sein". Mit Recht zitiert Eulenburg diesen Ausführungen Kants
gegenüber das Wort Mephistos:

> „Man darf vor keuschen Ohren das nicht nennen,
> Was keusche Herzen nicht entbehren können."

Im übrigen könnte man Bände füllen, wenn man alle die entsetzlichen Folgen nennen und widerlegen wollte, die von früheren
Autoren der Onanie zugeschoben wurden. So schreibt von Hoven
(Versuch über Nervenkrankheiten, Nürnberg 1813, S. 7): „Aber die
fürchterlichsten Folgen dieser Schwäche und Erschöpfung der Ner-
venkräfte, Epilepsie, Katalepsie, Blödsinn usw. zeigen sich
vorzüglich nur bei den Onanisten. Die meisten Epileptischen, Kata-
leptischen, Blödsinnigen, ja selbst die meisten Wahnsinnigen waren,
wie die Geschichte der Irrenhäuser lehrt, in ihrer Jugend Onanisten,
und wenn nichts beweist, wie sehr dieses Laster das Nervensystem
angreift, so beweist es die schlimmste aller Nervenkrankheiten, die

---

[20]) Neu herausgegeben als 42. Band der philosophischen Bibliothek, Leipzig 1907.
Vgl. Prof. Dr. A. Eulenburg: Moralität und Sexualität. Sexualethische Streifzüge
im Gebiete der neueren Philosophie und Ethik. A. Marcus & E. Webers Verlag.
Bonn. S. 18.

Rückenmarksdarre (tabes dorsalis), eine Krankheit, wodurch die Natur dasselbe noch strenger bestraft, als die Unzucht durch die Lustseuche" — als ob nicht auch die meisten Nichtepileptiker, Nichtkataleptiker und Nichttabiker in ihrer Jugend Onanisten waren. Erst in den achtziger Jahren des vorigen Jahrhunderts ließ ·die Irrlehre allmählich nach. Ich erinnere mich noch recht deutlich, wie erlösend es förmlich wirkte, als einer der Bahnbrecher einer vernünftigen Anschauung, mein verehrter Lehrer E r b in Heidelberg, den Studenten klarlegte, daß es ein Fehlschluß schlimmster Art gewesen sei, Rückenmarksschwindsucht und Gehirnerweichung auf Onanie zurückzuführen.

Die Auffassung von der Zerstörung des Körpers durch die Onanie wurde auch dadurch nicht erschüttert, daß man unter den Onanisten nicht selten junge Leute von g e r a d e z u s t r o t z e n d e r Kraft und G e s u n d h e i t fand. So behandele ich gegenwärtig einen Onanisten von 16 Jahren, der ein wahrer Athlet ist. Er wiegt 180 Pfund, sieht blühend aus und ist geistig überaus rege. Sein Vater führte ihn mir zu, weil er wenige Wochen vorher einen ernstlichen Selbstmordversuch unternommen hatte. Die Eltern hörten nachts einen Schuß im Nebenzimmer mit anschließendem Fall und als sie erschreckt hineinstürzten, fanden sie ihren Sohn von einer Kugel getroffen bewußtlos am Boden liegen. Das Geschoß, welches im Fettpolster steckengeblieben war, heilte bald reaktionslos ein. Als Grund der Selbstmordabsicht ergab sich, daß der Sohn bereits seit 10 Jahren in hohem Maße der Onanie ergeben war. Vor einem Monat hatte er einem Wandervogelführer das E h r e n w o r t gegeben, damit aufzuhören, nun hatte er sein Wort gebrochen und doch wieder onaniert; „da er die Hoffnung auf Besserung aufgegeben hätte, habe er Schluß machen wollen."

Es liegt die Frage nahe, wie der durch die Selbstbefriedigung verursachte Schade zu erklären wäre. Beruht er auf dem S ä f t e - und S t o f f v e r l u s t ? Dieser ist nicht größer wie beim Koitus; das abgegebene Quantum Eiweiß ist durch die Ernährung leicht wieder ersetzt, es ist auch festgestellt, daß die in einem Ejakulat entleerte Samenmenge von durchschnittlich 3 Gramm zwar bei wiederholten Entladungen innerhalb eines Tages abnimmt, nach 24stündiger Ruhe aber bereits wieder die gleiche Höhe erreicht. Auch die R e i z u n g u n d S c h w ä c h u n g des Nervensystems ist bei m ä ß i g vorgenommener Ipsation von der des Koitus nicht wesentlich verschieden, nur bei h ä u f i g w i e d e r h o l t e n Akten — was ja allerdings ein relativer Begriff ist — b e i n e u r o p a t h i s c h e n u n d v o r a l l e m j u n g e n M e n s c h e n in der Vorpubertät ist sie von größerer Bedeutung. Bleibt der p s y c h i s c h e F a k t o r, die Gebundenheit an etwas, was stärker ist als alle guten Vorsätze, das S c h u l d b e w u ß t s e i n. Dieses Moment ist bei den dem

Leben entgegenwachsenden Menschen allerdings ein Umstand, der schwer ins Gewicht fällt und wohl geeignet ist, das seelische und nervöse Gleichgewicht erheblich zu stören.

Wenden wir uns nun den wirklichen und vermeintlichen Folgen der Onanie im einzelnen zu, so empfiehlt es sich, die körperlichen, sexuellen, nervösen und psychischen Schäden zu überprüfen. Hinsichtlich der ersten Rubrik, den körperlichen Folgeerscheinungen der Ipsation, können wir uns sehr kurz fassen. Es ist nämlich bisher in keiner Hinsicht der Nachweis erbracht, und es erscheint auch die Meinung nach dem derzeitigen Stande der Wissenschaft durch nichts begründet, daß die Onanie irgendeine substantielle Veränderung des menschlichen Organismus zur Folge hat. Theoretisch wäre es ja wohl nicht ausgeschlossen, daß eine allgemeine Körperschwächung auch eine Schwächung einzelner Organe bedingt und sie dadurch für exogene Krankheitsursachen weniger widerstandsfähig macht. Aber einmal ist der Begriff der Organschwäche und Organminderwertigkeit überhaupt ein sehr relativer, unbestimmter, um nicht zu sagen unwissenschaftlicher, und weiterhin sieht man Onanisten von so gesundem, stämmigen Äußeren und so robuster Körperbeschaffenheit, daß die Behauptung, irgendeine katarrhalische, entzündliche, infektiöse, karzinomöse oder sonstige Veränderung der Körpergewebe könne durch die Onanie als solche verursacht sein, als völlig willkürlich abgewiesen werden muß.

Eher könnte man daran denken, daß die exzessive, nicht kohabitatorische Verwendung der Geschlechtsorgane rein örtliche Wirkungen und Umgestaltungen am Genitalapparat zuwege bringen könne. Tatsächlich ist solches auch behauptet worden. Man hat davon gesprochen, daß sich beim männlichen Geschlecht durch starke Onanie der Penis vergrößere, die Vorhaut sich ausdehne und das Skrotum schrumpfe oder erschlaffe, während bei Frauen die Klitoris hypertrophiere und die kleinen Labien welkten und schlaff herunterhingen. Beides ist unrichtig. So wenig ein Schwamm sein wirkliches Volumen verändert, wenn er auch noch so oft seine Ausdehnung durch den verschiedenen Gehalt an Feuchtigkeit wechselt, so wenig ändern die Schwellkörper des Gliedes, von deren Ausdehnung die Größe des Organs im wesentlichen abhängt, durch Schwellung und Leerung ihren gegebenen Umfang. Die Schlaffheit oder Prallheit des Skrotums aber hängt von seinem Inhalt ab, der gleichfalls durch die Onanie keine dauernde Abänderung erleidet. Abbildungen, wie sie noch neuerdings wieder Dr. Georg Back in seinem verbreiteten Werk (l. c. Abbildung 17, S. 114) mit der Unterschrift: „Der Hodensack eines Gewohnheitsonanisten" bringt, sollten daher als irreführend besser unterbleiben. Die bei Frauen gefundenen Hypertrophien der äußeren Genitalorgane stellen ähnlich wie die Phimose oder

Hypospadie beim Manne kongenitale adhärente Entwicklungsstörungen dar, sind vielfach schon Varianten der Geschlechtsdifferenzierung, so daß zwischen ihrem Ursprung und der meist erst nach ihrem Vorhandensein einsetzenden Onanie unmöglich ein Kausalnexus bestehen kann. Auch örtliche Katarrhe, wie Balanitis und Vulvitis (fluor albus) sowie Menstruationsstörungen dürften kaum je auf unkomplizierte Onanie zurückzuführen sein.

Dagegen habe ich mich des Eindrucks nicht erwehren können, trotzdem auch hier ein schlüssiger Beweis kaum erbracht werden kann, daß die so häufige Ejaculatio praecox, eine nicht nur für den Mann, sondern auch für das empfangende Weib recht peinliche Potenzstörung, nicht selten auf einer allzuhäufigen onanistischen Reizung beruht, allerdings auch nur bei entsprechend disponierten Personen, denn die Zahl der Masturbanten, die nicht dieser S e x u a l - n e u r o s e verfallen, ist ungleich größer, als die an ihr leiden.

Auch für die Entwicklung der eigentlichen I m p o t e n z spielt die Selbstbefriedigung nicht die Rolle, die ihr von Laien vielfach zugeschrieben wird. Daß die I m p o t e n t i a g e n e r a n d i, die Fortpflanzungsunfähigkeit, weder beim Manne noch beim Weibe von Onanie herrühren kann, dürfte für jemanden, der sich genauer mit den Gründen männlicher und weiblicher Fruchtbarkeit und Unfruchtbarkeit beschäftigt hat, kaum noch zweifelhaft sein. Die andere Form, die I m p o t e n t i a c o e u n d i, die Beischlafsunfähigkeit, ist ätiologisch in mehrere Untergruppen, in die organische, spinale, nervöse und psychische Impotenz einzuteilen. Die o r g a n i s c h e, beruhend auf organischen Erkrankungen der peripheren Teile, ist von der Onanie unabhängig. Ebenso die s p i n a l e, welche durch Strukturveränderungen, Läsionen, syphilitische Entartungen, Entzündungen der Rückenmarkszentren für die Erektion und Ejakulation bedingt ist. Die n e r v ö s e Impotenz ist eine gelegentliche Teilerscheinung der sexuellen Neurasthenie, die ihrerseits als Begleiterscheinung der Onanie auftreten kann. Diese nervöse Potenzstörung sitzt aber nach meiner Erfahrung meist nicht sehr tief und ist dementsprechend auch verhältnismäßig leicht zu beseitigen im Gegensatz zu der p s y c h i s c h e n Impotenz, die durch f e h l e n d e R e a k t i o n s - f ä h i g k e i t d e s z e r e b r a l e n Z e n t r u m s begründet ist.

Zwischen der nervösen und psychischen Impotenz steht die a u t o s u g g e s t i v e, in der wir eine Folgeerscheinung der sexuellen Hypochondrie und Skrupelsucht zu erblicken haben. Ist ein Onanist fest davon durchdrungen und überzeugt, er habe durch Selbstbefriedigung die Fähigkeit verloren, sich einem Weibe mit Erfolg zu nähern, so kann mit der Zeit aus dieser Vorstellung eine Scheu vor dem Weibe, ja sogar ein v o r ü b e r g e h e n d e s U n v e r m ö g e n resultieren. Entsprechende Gegensuggestionen eines kundigen Arztes leisten hier vortreffliche Dienste.

Ganz anders aber verhält es sich bei der psychischen Impotenz im eigentlichen Sinne, bei der dem negativen Ausfall etwas Positives, der seelischen Abneigung eine seelische Zuneigung gegenübersteht. Die Triebabweichungen, um die es sich
hier handelt, sind in der Anlage schon vor Ausübung der
Onanie vorhanden, nicht selten auch schon vor ihrem Eintritt be-
tätigt worden und es ist schon aus diesem Grunde irrtümlich, sie
auf Onanie zurückzuführen. Gleichwohl begegnen wir nicht nur in
Laienkreisen immer wieder solchen Trugschlüssen; so behauptet
Schimmelbusch-Hochdahl in einem Vortrage, den er auf
der Hamburger Naturforscherversammlung 1902 [21]) über das Thema:
„Der Grundirrtum in von Krafft-Ebings Psychopathia sexualis historisch und philosophisch betrachtet", hielt, daß „perverses
Sexualempfinden nicht als angeboren, sondern als durch
Masturbation erworben zu betrachten sei". Namentlich hat
man geglaubt, daß die in Internaten, Knaben- und Mädchen-
pensionaten, Kadetten-, Waisen- und anderen Erziehungsanstalten
so weit verbreitete mutuelle Masturbation eine häufige Ursache der Homosexualität abgäbe. In der Tat gibt es manche hoch-
berühmte Schulen besonders in Deutschland und England, aus denen
zuverlässige Gewährsmänner übereinstimmend berichten, daß in ihnen
seit alters her mutuelle Onanie epidemisch sei. Ich selbst besitze
eine größere Reihe hierhergehöriger Berichte. Aber gerade diese
ausgedehnte Verbreitung beweist, daß der Onanie eine entschei-
dende Bedeutung für die Entstehung gleichgeschlechtlicher Neigungen nicht innewohnen kann. Wenn beispielsweise von 120 Wai-
senknaben, die unter gleichen Verhältnissen erzogen, alle fast
ausnahmslos masturbierten, nachweislich später nur einer homosexuell geworden ist, wenn überhaupt unter 100 Menschen
über 95 Onanisten sind, und unter diesen sich später nur
einer als dauernd homosexuell herausstellt, zwei vielleicht
noch als bisexuell, 92 aber als völlig heterosexuell,
so werden wir unmöglich die Onanie als ausreichenden Grund homosexueller Triebrichtung ansehen können. Unter den vielen männlichen und weiblichen Personen, die mich wegen Befreiung von
Onanie um Rat fragten, befand sich nicht eine, deren seelische Triebrichtung infolge der Masturbation eine Änderung erfahren hatte.
Die heterosexuelle Mehrzahl bleibt heterosexuell, die homosexuelle
Minderheit homosexuell. Auch die Phantasie-Vorstellungen beim
onanistischen Akt hatten, soweit vorhanden, dementsprechend
gleichbleibend entweder homosexuellen oder heterosexuellen

---

[21]) Referat in der Münchn. med. Woch. Nr. 47, 1902. Eine gründliche Widerlegung
des Schimmelbuschschen Vortrags findet sich im Jahrb. f. sex. Zwischenstufen Jahrg. 4,
S. 964 ff.

Inhalt. Richtig ist allerdings, daß vielfach die Homosexuellen die Masturbation noch in einem Alter treiben, in dem
sie bei Heterosexuellen bereits dem Geschlechtsverkehr mit
dem andern Geschlecht Platz gemacht hat. Es handelt sich dann
eben um surrogative oder prophylaktische Akte, die naturgemäß bei den sexuell abnormal Veranlagten eine größere Rolle
spielen, als bei der Normalen. Stekel erzählt einmal einen Fall,
in dem ein Mann kurze Zeit, nachdem er die von ihm täglich be-
triebene Onanie aufgegeben hatte, weil er von ihren schlimmen
Folgen gelesen hatte, sich an einem kleinen Mädchen verging und
infolgedessen ins Zuchthaus kam. Es hat schon etwas Richtiges,
wenn er hinzufügt: „Die Onanie hat in diesem Sinne eine wichtige
soziale Bedeutung. Sie ist gewissermaßen ein Schutz der Gesellschaft vor unglücklichen Menschen mit übermächtigen Trieben und
allzu schwachen ethischen Hemmungen. Würde man die Onanie vollkommen unterdrücken, die Zahl der Sittlichkeitsdelikte würde ins
Unglaubliche steigen."

Es wird bei dieser Darlegung allerdings übersehen, daß stärkere
Onanie selbst die Hemmungen schwächt und damit den
Widerstand gegen den abnormalen Anreiz vermin-
dert, dessen Eindrucksfähigkeit auf die Sinnes- und Sexualorgane
an und für sich von der Onanie unbeeinflußt bleibt.

Wie ist es nun mit dem schädigenden Einfluß der Onanie auf
das Nervensystem? Zweifellos ist der einzelne onanistische Akt
mit einer nicht unerheblichen Erregung und Schwächung der genitalen Neurone verbunden, die auf das Lumbalzentrum herüber-
greift und in den Rückenmarksbahnen weiterläuft und schließlich in den zerebralen Ein- und Ausdruckszentren endet. Die
elastischen Nerven des gesunden kräftigen Menschen überwinden die einzelne Alteration leicht. Nicht so
der zarte in der Entwicklung noch nicht abgeschlossene Ner-
venapparat jugendlicher Individuen oder von Hause aus neuropathischer Personen. Vor allem aber schadet das Über-
maß. Hier gilt so recht der alte Satz: gutta cavat lapidem,
non vi sed saepe cadendo, zu deutsch: Steter Tropfen höhlt
den Stein, wobei allerdings wieder einschränkend hinzugesetzt werden muß: das Maß, was bei dem einen noch als mäßig gelten
kann, muß bei dem andern schon unmäßig oder übermäßig genannt werden. Der Zustand aber, der sich aus der oft wiederholten
Reizung und Schwächung der Nerven entwickelt, ist der der reizbaren Nervenschwäche, den wir als Neurasthenie und wenn
er von Störungen des Sexuallebens ausgeht, als sexuelle Neurasthenie zu bezeichnen pflegen. Daß unter diese sexuellen
Störungen auch die Onanie zu rechnen ist — ebenso wie nicht selten
die forcierte sexuelle Enthaltung, der Coitus interruptus, geschlecht-

liche Unmäßigkeit, sowie **jede Form quantitativ oder qualitativ nicht adäquater Sexualbetätigung** —, erscheint bei unvoreingenommener Beobachtung und nüchtern-kritischer Prüfung außer Zweifel.

Gekennzeichnet ist dieses Leiden in erster Linie durch eine **erhöhte Reizbarkeit und Erschöpfbarkeit der Nerven**; bald überwiegen mehr die Erscheinungen der gewöhnlichen Nervenschwäche, bald die der Spinalirritation, bald der Symptomenkomplex der Zerebrasthenie und Psychasthenie. Dabei tritt uns eine bunte Fülle funktioneller Betriebsstörungen entgegen, die, wenn auch alle reparabel, doch recht geeignet sind, einem Menschen das Leben zu vergällen. Von Einzelerscheinungen fehlen bei der sexuellen Neurasthenie fast nie „der eingenommene Kopf", Rückenschmerzen, „Schwere in den Gliedern", das Gefühl von Zerschlagenheit und Kraftlosigkeit. Häufig wird über Schwindelanfälle, Ohnmachtsanwandlungen, Zittern sowie Überempfindlichkeit gegen Licht- und Schallreize geklagt. Der Schlaf ist oft gestört, Schlaflosigkeit wechselt mit schreckhaften Träumen, Alpdruck und Schlummersucht. Häufige Beschwerden sind Gedächtnisschwäche, Mißmutigkeit, Zerstreutheit, Interesselosigkeit, mangelnde Energie und Arbeitsunlust. Die Reflexe, vor allem die Sehnenreflexe und unter diesen wieder der Kremasterreflex und das Kniephänomen, zeigen eine erhebliche Steigerung. Ebenso ist die vasomotorische Reizbarkeit erhöht. Es besteht Errötungsfurcht sowie oft ein flecken- oder strichweises Auftreten von Hautröte, bald mehr vom Charakter der Urtikaria, bald vom Aussehen eines Erythems. Ich sah einen Masturbanten, der wenige Stunden nach dem manuellen Akt von stärkstem Jucken befallen wurde, das besonders an der Glans, an den Waden und Armen nahezu unerträglich und meist von Quaddeln begleitet war. Der Zustand währte gewöhnlich ein bis zwei Tage. Die gleichen Erscheinungen traten bei dem Patienten später auch post coitum auf.

Bei Onanisten, die zu vasomotorischen Störungen neigen, pflegen auch selten die Erscheinungen der **Herzneurose** zu fehlen. Man hat in diesem Sinne nicht gerade glücklich vom **Masturbantenherzen** gesprochen. Die Patienten leiden an beschleunigter Herztätigkeit, Herzklopfen und Herzschmerzen und vor allem an mehr oder weniger starker „Herzensangst", die sich von leichterer Präkordialangst bis zu schwersten Herzbeklemmungen mit Angstschweiß und Atemnot, sogenanntem „Asthma nervosum", steigern kann. Mit der Angst verbindet sich manchmal ein nur schwer unterdrückbarer innerer Zwang zum Aufschreien oder zu motorischen Exzessen, wie den Drang, sich hinzuwerfen oder Gegenstände zu zerstören; auch kompliziertere Zwangsideen kommen vor, wie sie in den seltsamsten Formen Neurotiker so oft quälen. So kam wiederholt ein exzessiver Onanist zu

mir, der die sonderbare Zwangsneigung hatte, wenn ihm die Tür
geöffnet wurde, zu fragen, ob sein Diener bereits nach ihm tele-
phonisch angeklingelt hätte oder ob sein Chauffeur sich bereits er-
kundigt hätte, wann er ihn mit seinem Auto abholen solle. Es war ein
unbemittelter Angestellter, der sich weder einen Diener noch ein Auto
leisten konnte und selbst das Lächerliche seiner Zwangshandlung vollkommen einsah.

Einige Autoren sind der Meinung, daß die Ursache der Angst
stets sexuelle Nichtbefriedigung sei. Freud sagt: „Angst
ist eine von ihrer Verwendung abgelenkte Libido." Eine ähnliche Auffassung vertrat schon Gattel [22]), der das Ergebnis seiner Untersuchungen in den Satz zusammenfaßte: „Die Angstneurose tritt
überall da auf, wo eine Retention der Libido stattfindet." Er teilte
die Angstneurotiker des Krafft-Ebingschen Ambulatoriums in vier
Gruppen ein, diejenigen, die den Coitus interruptus ausüben, ferner
die, welche häufig frustrane Erregungen haben, sowie die Impotenten
und Abstinenten. Die Onanisten erwähnte er namentlich nicht, doch
finden sich auch bei ihnen vollkommen analoge Beschwerden. Es
kommt offenbar ätiologisch im wesentlichen darauf an, daß in allen
genannten Fällen die dem wirklichen Bedürfnis entsprechende Entspannung fehlt. Dieselben Anschauungen,
wie die der genannten beiden Autoren, finden wir bei Herz [23]),
Strohmeyer [24]) und vor allem bei Steckel [25]), doch hat sich
die größere Reihe der Psychiater diese Auffassung bisher nicht
zu eigen machen können. Zum großen Teil beruht dies wohl
darauf, daß sie unter dem Angstbegriff nicht ganz dasselbe
verstehen, wie die Sexologen. Sie haben mehr die „Seelen-
angst" und Herzensangst im Sinn von Furcht im Auge, während
die Sexologen mehr an die vasomotorische Präkordialangst mit
begleitenden Beklemmungen denken, einem Erscheinungskomplex,
den man im Volksmunde auch als „Herzkrampf" bezeichnet.

Außer der Herzneurose habe ich bei Onanisten am häufigsten
viszerale und Blasenneurosen beobachtet. Die viszerale
Neurose trägt den Charakter einer nervösen Dyspepsie mit Magen-
drücken, kolikartigen Leibschmerzen, oft mit starken Diar-
rhöen, seltener mit Stuhlverstopfung einhergehend. Auch Übelkeit,
Widerwillen vor bestimmten Speisen, Aufstoßen, Erbrechen sind
manchmal vorhanden, Symptome, die mit Ausübung der Onanie zu-,
mit ihrer Unterlassung abnehmen. Bei der Zystoneurose besteht ein
quälender Harndrang oft schon bei ganz mäßiger Füllung der Harn-

---

[22]) Über die sexuellen Ursachen der Neurasthenie und Angstneurose, Berlin 1898.
[23]) Max Herz: Die sexuelle psychogene Herzneurose, 1909.
[24]) Strohmeyer: Über die ursächlichen Beziehungen der Sexualität zu Angst-
und Zwangszuständen. Jahrb. f. Psych. u. Neur. 1908.
[25]) Wilhelm Steckel: Die Angstneurose.

blase. Bei manchen Patienten schießt dann beim Wasserlassen unter
starkem Druck ein kaum zu haltender Strahl hervor, bei anderen
kann der Urin nur sehr schwer tropfenweise entleert werden. Der
Zufall fügt es, daß ich zur Zeit zwei völlig analoge Fälle von Blasen-
neurose zu behandeln habe, von denen der eine bei einem ex-
zessiven Onanisten, der andere bei einem Total-
abstinenten aufgetreten ist. Beide sind im fünfunddreißig-
sten Jahr.

Es ist zu betonen, daß es eine spezifische, nur durch Onanie
bewirkte Krankheitsstörung überhaupt nicht gibt. Alle körperlichen
und seelischen Leiden, von denen wir annehmen — ob und inwieweit mit Recht bleibt dahingestellt —, daß sie auf Onanie beruhen,
sind auch bei Nichtonanisten beobachtet worden, sei
es infolge anderer exogener Momente, sei es lediglich auf endogen
neuropathischer Grundlage. Wohl nirgends ist daher der alte
Zweifelssatz der Mediziner, post hoc, non propter hoc, ange-
brachter, wie bei den Klagen der Onanisten. Kräpelin schreibt von
der Dementia praecox: „So manche Gründe sprechen dafür, daß
dem Geschlechtsleben bei dieser Krankheit eine gewisse Rolle zukommt, aber sie wird keinesfalls durch Onanie verursacht.
Es gibt zahlreiche begeisterte Onanisten, die nicht hebephrenisch
werden und umgekehrt fehlt die Onanie bei Hebephrenischen,
namentlich bei weiblichen, nicht selten gänzlich, trotz starker geschlechtlicher Erregung." Das gilt für alle Geisteskrankheiten, die früher der Onanie zugeschoben wurden. Daher entbehren auch die von Loewenfeld [20]) angeführten Erhebungen,
nach denen Ellinger unter 383 Geisteskranken in 83 Fällen, also
in 21,5%, Hagenbach 69mal unter 800 Kranken, Peretti unter
300 männlichen Irren in 59 Fällen Masturbation „als mit-
wirkende Ursache der Geistesstörung" gefunden haben
wollten, während Burs bei 10% aller im Eastern Michigan
Asylum behandelten Geisteskranken Masturbation als causa morbi
annahm, und nach Ribbing bei 3,7% der in den Schwedischen
Hospitälern aufgenommenen Geisteskranken das Leiden durch
Masturbation entstanden sein soll, jeder auf Exaktheit und Sachkenntnis Anspruch machenden Unterlage. Überhaupt ist das Auftreten einer wirklichen ausgesprochenen Geisteskrankheit nach
Onanie nicht erwiesen und auch nach dem gegenwärtigen
Stand der Lehre von den Geisteskrankheiten und
der Onanie auch nicht anzunehmen. Wohl können
vorübergehende Verschlimmerungen vorhandener Psychosen durch
die nervöse Reizung einer onanistischen Handlung verursacht
werden; namentlich bei Hysterikern und auch bei Epileptikern

---

[20]) L. c. S. 107.

kommt es vor, daß Anfälle durch den masturbatorischen Gehirnschock ausgelöst werden. Gegenwärtig habe ich ein junges
Mädchen in Beobachtung, die angibt, daß ihren heftigen epileptischen Krampfanfällen wollüstige Pollutionsträume voranzugehen pflegen. Es besteht aber bei der Vorgeschichte des stark libidinösen Mädchens der wohlbegründete Verdacht, daß diese Pollutionen
nicht so unfreiwillig auftreten, wie die Patientin schildert.

Die hauptsächlichste seelische Störung im Gefolge der Ipsation
ist eine Verschiebung der Stimmungslage nach der d e p r e s s i v e n
S e i t e. Diese kann sehr hochgradig sein, eine melancholische Färbung annehmen, zu Selbstmordgedanken und -versuchen, ja zum
Selbstmord selbst führen. Von den Onanieverteidigern wird der
Standpunkt vertreten, daß diese tiefe Niedergeschlagenheit keine
natürliche Begleiterscheinung der Onanie ist, sondern künstlich hervorgerufen ist durch die übertriebenen schauervollen Schilderungen
der furchtbaren Folgen der Selbstbefriedigung. Ich halte dies nur
zum Teil für zutreffend. Es gibt zweifellos Personen, die genau
darüber unterrichtet sind, daß die Onaniegefahren bei weitem nicht
so schlimm und vor allem so nachhaltig sind, als vielfach berichtet
wurde und die doch w e n i g e r v e r s t a n d e s m ä ß i g a l s r e i n
g e f ü h l s m ä ß i g s e e l i s c h u n g e m e i n u n t e r d e r I p s a t i o n
l e i d e n, die zu überwinden sie außerstande sind. Besteht
auch der Satz: Omne animal post coitum triste unter gesunden
Verhältnissen nicht zu Recht, so hat doch der Satz: Homo
sapiens post ipsationem tristis in der großen Überzahl der
Fälle seine volle Gültigkeit. Insofern trägt die Selbstbefriedigung
ihren Namen zu Unrecht, a l s s i e e i n w i r k l i c h e s G e f ü h l
d e r B e f r i e d i g u n g s e l t e n z u r ü c k l ä ß t. Die Niedergedrücktheit, das Schuldbewußtsein, die Gewissensbisse der Onanisten können sich bis zum V e r s ü n d i g u n g s w a h n und ausgesprochener
Hypochondrie steigern, die dann oft die Zeit der Onanie sehr lange
überdauert. Patienten, die noch nach zwanzig und mehr onaniefreien
Jahren den größten Teil ihrer Beschwerden immer wieder mit
ihren „J u g e n d s ü n d e n" in Zusammenhang bringen, sind keine
Seltenheit.

Mehrfach ist namentlich von der Freudschen Schule, aber
auch von anderen mit Nachdruck der Standpunkt vertreten
worden, daß Ipsation m i t P h a n t a s i e v o r s t e l l u n g e n viel
folgenschwerer sei, als solche o h n e P h a n t a s i e t ä t i g k e i t.
So schreibt R e i k [27]): „Wir wissen, daß die Onanie an sich
dem Organismus keinen großen Schaden zufügt, w e n n s i e
n i c h t v o n P h a n t a s i e n b e g l e i t e t i s t." Es ist dies

---

[27]) T h e o d o r R e i k: Zur Psychoanalyse des Narzißmus im Liebesleben der Gesunden. Zeitschr. f. Sexualw. Bd. 2, S. 45.

eine unbewiesene Vermutung. Man könnte mit demselben, wenn nicht mit mehr Recht die entgegengesetzte Auffassung vertreten, daß die „rein mechanische“ Onanie schädlicher sei, weil sie der natürlichen Entspannung durch den Koitus unähnlicher und daher unnatürlicher sei, als diejenige, bei der die unmittelbare Wahrnehmung wenigstens durch Erinnerungsbilder ersetzt wird. In Wirklichkeit dürften zwischen der Onanie mit und ohne Vorstellungen hinsichtlich der Schädlichkeit nennenswerte Unterschiede kaum vorhanden sein.

Fassen wir alles über die Onanieschäden zusammen, so kann man sagen, eine spezifische Folgeerkrankung der Onanie gibt es nicht, die Entstehung irgend einer körperlichen organischen oder geistigen Erkrankung durch sie ist in keiner Weise erwiesen. Die einzige mit größter Wahrscheinlichkeit nachgewiesene Folge ist bei exzessiver Onanie und neuropathischer Anlage eine reizbare Nervenschwäche (sexuelle Neurasthenie) meist allgemeinen, gelegentlich auch örtlich genitalen Charakters (Ejaculatio praecox). Ferner treten nach ihr seelische Depressionen hypochondrischer Färbung auf, die nicht allein durch unberechtigte exogen erzeugte Furchtvorstellungen bedingt zu sein scheinen, sondern in vielen Fällen auch als endogene Reaktion auf die onanistische Reizung anzusehen sind.

Behandlung der Ipsation

Sind demnach in summa die Onaniefolgen bei ganz unparteiischer Betrachtung keineswegs als schwerwiegend oder gar · lebensverkürzend anzusehen, so sind sie immerhin beträchtlich genug, um dem subjektiv meist in sehr hohem Grade bestehenden Verlangen nach ihrer Beseitigung nach Möglichkeit Rechnung zu tragen. Deshalb müssen wir uns nun noch mit der Behandlung der Onanie beschäftigen. Was vom Arzt in dieser Beziehung gefordert wird, ist zweierlei: einmal ist es die Beseitigung der Onaniefolgen und dann die Behebung der Onanie selbst. In beiden Fällen muß unsere Therapie im wesentlichen eine kausale sein. Um die durch die Onanie verursachten Schäden zu heilen, müssen wir den Patienten vor allem von der Onanie befreien, und um ihn hiervon zu erlösen, muß man vor allem die Ursachen kennen und entfernen, die ihn zur Onanie führen. Im einzelnen kann man die zahlreichen Heilmittel, die gegen die Onanie in Anwendung gebracht und empfohlen sind, in fünf Hauptgruppen teilen: in die psychischen, hygienischen, medikamentösen, instrumentalen und operativen Mittel.

Zur psychischen Therapie gehört die hypnotische Suggestionsbehandlung, die, von einem sachkundigen Arzt ausgeübt, häufig, und zwar auch schon im Kindesalter recht vortreffliche Dienste leistet; ihr begeistertster Fürsprecher ist v. Schrenck-Notzing, der sich von dem „kategorischen Imperativ des suggestiven Zwanges" bei Onanierenden in der Vorpubertät und Pubertät ungleich mehr verspricht, als von einer geistigen Beeinflussung im Wachzustande, die „über den geistigen Horizont und das Können vieler Kinder" hinausgeht. Ohne den Wert der Hypnose zu verkennen, möchte ich nach meiner Erfahrung doch einer geeigneten Aufklärungsmethode den Vorzug geben. Je nachdem der Fall es erfordert, wird diese darauf gerichtet sein, dem Patienten mehr die Schädlichkeit oder Nichtschädlichkeit der Onanie klarzumachen; in beiden Fällen aber, und darin liegt der Schwerpunkt dieses psychischen Verfahrens, hat man sich von Übertreibungen fern und streng an die Wahrheit zu halten.

Vielfach ist schon die Frage erörtert worden, von welcher Seite die heranwachsende Jugend am besten über das Geschlechtsleben und seine Gefahren einschließlich der Selbstbefriedigung aufgeklärt werden soll, ob von den Eltern, vom Arzt, Lehrer, Geistlichen, ob von einem älteren Freunde oder durch geeignete Schriften. Meines Erachtens kommt es weniger darauf an, von wem, als wann und in welcher Weise die sexuelle Aufklärung erfolgt. Es ist auch nicht nötig und richtig, daß alles, was man über die Entstehung des Menschen, die Onanie, die Geschlechtskrankheiten und andere Sexualfragen wissen muß, auf einmal beigebracht wird, sondern nach und nach hat die Erziehung die einzelnen Punkte zu berücksichtigen. Das ist wirksamer als eine einmalige sexuelle Belehrung, womit die hohe Bedeutung nicht verkannt werden soll, die in dem Herrenhausantrage des Generalgouverneurs Freiherrn von Bissing liegt, der unter anderm forderte, daß „planmäßige Belehrungen der Schüler und Schülerinnen sämtlicher Schulen vor der Entlassung über Geschlechtskrankheiten durch Schul- oder Amtsärzte" abgehalten werden sollen.

Was im besonderen die Onanie betrifft, so muß die verhütende Belehrung sehr viel früher beginnen. Sobald man überhaupt annehmen kann, daß ein Kind versteht, was man ihm sagt, ja schon vorher, soll die Mutter ihm sagen, daß das Spielen an dem Geschlechtsteil seiner Gesundheit nachteilig ist. Diese Mahnung kann später bei passenden Gelegenheiten, wie beim Baden, An- und Auskleiden noch oft erneuert werden, jedoch stets mit eindringlicher Milde, nicht mit übermäßiger Strenge, Schlagen auf Hand, den Geschlechtsteil oder Übertreibung der Gefahren. Gänzlich zu verwerfen ist das

kleinen Kindern gegenüber noch immer viel geübte D r o h e n , man
werde ihnen, wenn sie sich unten anfaßten, das Glied oder die Hände
abschneiden, oder sie müßten, wenn sie es wieder täten, sterben,
oder es sei eine „Todsünde". Auch das Schwörenlassen sollte unterbleiben. Durch alles dies wird das Kind nur übermäßig verängstigt
und daran gehindert, sich später jemandem anzuvertrauen. Auch ist
es wohl möglich, daß solche Einschüchterungen den Reiz erhöhen
nach dem alten Satz: Verbotene Früchte schmecken süß. Sagt doch
S t e k e l geradezu: „Das Verbot der Onanie wirkt als Lusterhöhung."
Man muß sich stets bewußt bleiben, daß die s e x u e l l e E r z i e -
h u n g in erster Linie e i n T e i l d e r h y g i e n i s c h e n E r z i e -
h u n g ist.

Ein nochmaliger Hinweis, daß jede künstliche Erregung der
Sexualorgane für das Nervensystem nachteilig ist, muß gegeben
werden, sobald sich die e r s t e n Z e i c h e n d e r G e s c h l e c h t s r e i f e bemerkbar machen, beim Mädchen also die erste Menstruation eintritt,
beim Knaben das Schamhaar sproßt. Wird ein Kind konfirmiert, so
können ihm Vater und Mutter bei dieser Gelegenheit auseinander-
setzen, daß die Einsegnung eigentlich ein Fest der beginnenden
Geschlechtsreife ist, daß alle Völker, namentlich auch die Naturvölker, diesen Vorgang feierlich begehen, weil er wie die Geburt
und Hochzeit einer der bedeutendsten Zeitabschnitte im menschlichen
Leben ist. Indem man klarlegt, wie dieses Ereignis Kindheit und
Jugend trennt, kann man auch schildern, daß nun die E n t w i c k -
l u n g s j a h r e beginnen, in denen Körper und Geist allmählich
zur Reife gelangen, man kann dann betonen, daß diese Entwicklungs-
zeit nicht durch fehlerhaftes Verhalten gestört werden darf, wie
Selbstbefriedigung, vorzeitigen Geschlechtsverkehr, Schwängerung
oder gar Ansteckung. Dabei malt man in schöner Anschaulichkeit
aus, welches Glück man später zu erwarten hat, wenn die Zeit, bis
zu der man einen auf Liebe gegründeten Lebensbund einzugehen in
der Lage ist, g e s c h l e c h t l i c h u n g e t r ü b t verläuft.

Fühlen sich Vater und Mutter ungeeignet, diese Aufgabe zu
übernehmen, die leicht und geschickt zu lösen nicht jedermanns
Sache ist, so mögen sie den Hausarzt, Geistlichen, Lehrer, kurz
diejenigen Personen, zu denen sie in dieser Hinsicht das meiste Vertrauen haben, bitten, statt ihrer das Erforderliche zu sagen. Mehr
wie anderswo gilt hier der Satz, daß es der Takt ist, der dem Gegenstand die Würde verleiht.

Eine wertvolle Ergänzung findet diese s e x u e l l e E r z i e h u n g
durch den bereits vor der Konfirmation beginnenden und nach ihr fort-
gesetzten Schulunterricht in Natur- und Menschenkunde. Die G e -
s c h l e c h t s k u n d e bildet einen der wichtigsten Bestandteile dieses
Fachs. Hier können bei Pflanzen und Tieren die überall in der
Natur wiederkehrenden Keimzellen, Eier und Samen beschrieben

werden und die verschiedenartigen Geschlechtsorgane, die sie be-
herbergen. Es werden die mannigfachen Formen geschildert, wie die
Keimzellen sich vermischen und sich dadurch väterliche und mütterliche Eigenschaften auf das Kind übertragen, ferner wie sich aus
der Vereinigung, die teils außerhalb, teils innerhalb des Körpers
vor sich geht, die Frucht entwickelt, wie sie geboren und durch
die Mutter ernährt wird, vor der Geburt durch rotes Blut und nach
der Geburt durch das weiße Blut, das man Milch nennt. So muß man
dem Lernenden allmählich immer mehr Einblick in die Natur-,
Geschlechts- und Menschenkunde gewähren, bis dem Kinde schließlich die entsprechenden Vorgänge beim Menschen als etwas ganz
Selbstverständliches erscheinen.

. Es ist ein verhängnisvoller Trugschluß, daß die Unwissenheit, die man noch vielfach schlechthin als „Unschuld" bezeichnet,
einen besseren sexuellen Schutz gewährleiste, als das Wissen
der Wahrheit, das im Gegenteil eines der wertvollsten Vor-
beugungsmittel auf sexuellem Gebiete ist. Es sollte endlich einmal
mit dem Dogma gebrochen werden, das gedankenlos einer dem anderen nachspricht, eine ernste sexuelle Aufklärung könne
schaden oder gar erst die Aufmerksamkeit auf einen Gegenstand
lenken, auf den der junge Mensch ohne Belehrung gar nicht erst
verfallen wäre. Hat sich denn nicht gerade die ganze sexuelle Not
unserer Zeit unter der Decke der Verborgenheit und Geheimnis-
krämerei entwickelt? Ich habe in den Lehrkursen, die ich seit
15 Jahren über die sexuelle Frage halte, viele Tausende auch über
Bedeutung und Folgen der Onanie aufgeklärt, von denen sehr viele
mündlich und schriftlich der Überzeugung Ausdruck gaben, daß sie
schwerlich der Onanie verfallen wären, wenn sie rechtzeitig das, was
ich ihnen auseinandersetzte, gewußt hätten.

Für abwegig aber muß ich es nach meinen Erfahrungen halten,
wenn junge Leute, wie es in Keuschheitsvereinen und anderswo vielfach geschieht, veranlaßt werden, Gelübde abzulegen oder das
Ehrenwort zu geben, daß sie nie mehr Onanie treiben werden.
Ich habe bereits einen Fall angeführt, in dem ein 16jähriger Jüngling einen ernstlichen Selbstmordversuch unternahm, weil er sein
Ehrenwort brach, und könnte noch mehrere Fälle beschreiben, in
denen es infolge ähnlicher Versprechungen zu schwerem seelischen
Zwiespalt kam.

Ganz anders als bei solchen, die man vor Onanie bewahren
will, muß die psychische Therapie denen gegenüber sein, die sich
schwer beunruhigen, weil sie onaniert haben. Den Weg der Wahrheit muß man auch hier betreten, aber man soll weniger den Nach-
teil betonen, welchen die Onanie für das Nervensystem hat, als
zeigen, daß diese Nachteile nicht überschätzt werden
dürfen. Vor allem muß man sich darin auf den Boden der Tat-

sachen stellen, daß man den Patienten zunächst einmal gründlich
untersucht und ihm dann darlegt, daß er positiv keinen ernstlichen Schaden durch die Onanie erlitten hat. Liegen Erscheinungen
sexueller Neurasthenie vor, so muß auf die Heilbarkeit dieser Beschwerden hingewiesen und erörtert werden, daß Spätfolgen der
Onanie nicht zu erwarten sind. Man wird dem Onanisten
klarlegen, mit welchen Mitteln er seine Schwäche überwinden kann,
daß er aber, falls er doch einmal wieder dem Triebe unterliegen
sollte, sich nicht verzweiflungsvoller Reue hingibt; der Onanist soll
grundsätzlich nie das Vergangene, sondern immer nur das
Zukünftige im Auge haben.

Unter den Mitteln, welche die psychische Behandlung in wertvoller Weise ergänzen, steht obenan die hygienische Therapie.
Man kann diese einteilen in die geeigneten Vorschriften über
Körperpflege, Körperübung, Bekleidung, Ernährung, seelische und sexuelle Diätetik. Wollten wir auf
diesen sechs Gebieten alles erörtern, was zur Verhütung der Onanie
dient, wir müßten eine besondere Gesundheitslehre schreiben
und den Rahmen dieses Grundrisses weit überschreiten. Nur das
Wesentlichste sei daher, hervorgehoben.

Hinsichtlich der Körperpflege ist vor allem darauf zu
achten, daß alles bekämpft wird, was als Hautreiz zum Jucken
und Kratzen und damit zur Erweckung ipsatorischer Lustgefühle Anlaß gibt. Deshalb muß bei Kindern sehr auf Darmwür-
mer geachtet und frühzeitig auf sorgsame Reinigung post defaecatio-
nem Wert gelegt werden. Alle entzündlichen Reizungen an der Glans
müssen vermieden, Phimosen, wenn sie solche befördern, operiert werden; der Pruritus vulvae et vaginae, sei er nervös oder katarrhalisch,
muß ebenso wie jedes parasitäre, exzematöse oder nervöse Jucken
an den Schamhaaren so rasch wie möglich beseitigt, überhaupt jede
Hautkrankheit einer schnellen und guten Behand-
lung unterzogen werden.

· Von Jugend an soll das Kind seinen ganzen Körper an regelmäßigen Wassergebrauch gewöhnen, so daß ihm dies zum täg-
lichen Bedürfnis wird. Es dient dies zugleich der Sauberkeit,
der Abhärtung und der Gesunderhaltung. Allerdings soll nicht un-
erwähnt bleiben, daß manche junge Leute berichten, daß gerade
das Alleinsein mit ihrem nackten Körper beim Baden sie immer
wieder zur Selbstbefriedigung veranlaßt hat. Namentlich gilt das
für Wannenbäder in Einzelzellen. Gemeinschaftsbäder in
größeren Badehallen haben den Vorzug, daß die gegenseitige Beobachtung und Scham voreinander ein nicht zu unterschätzendes
Gegengewicht bietet, wenn auch zuzugeben ist, daß in einigen
der Anblick nackter Körper erotische Empfindungen auslösen mag,
etwas, was gänzlich auszuschließen ein Ding der Unmöglichkeit

ist. Es wird aber um so weniger der Fall sein, je früher der Mensch sich daran gewöhnt hat, Nacktes unbefangen zu sehen; so ruft in den skandinavsichen Ländern, wo nacktes Baden noch immer eine allgemeine erfrischende Volkssitte ist, der unbekleidete Leib weniger erotische Vorstellungen hervor, als in den mittel- und südeuropäischen Ländern der von dem Feigenblatt der Badehose bedeckte Unterleib, der vielfach erst die sexuelle Neugier reizt. Im übrigen gehört auch die Badehose zu den Kleidungsstücken, deren Reibung örtliche Reizungen begünstigt. Vom Standpunkt der Onanie-Prophylaxe sind jedenfalls gemeinsame Schwimm- und Brausebäder die geeignetste Badeform. Ebenso zweckmäßig sind auch die Licht-, Luft- und Sonnenbäder, die in den letzten Jahren erfreulicherweise sehr an Volkstümlichkeit gewonnen haben, namentlich in Verbindung mit körperlichen Übungen. Aus dem Ursprung des Wortes Gymnastik von $\gamma \upsilon \mu \nu \acute{o} \varsigma$ = nackt ist ersichtlich, welchen Wert die in hygienischer Hinsicht vielfach vorbildlichen Hellenen gerade auf Nacktübungen legten.

Körperübungen, in erster Linie Wandern, dann Turnen, wie gute athletische und sportliche Betätigung gehören überhaupt zu den besten Vorbeugungs- und Heilmitteln gegen die Onanie. Wer es noch nicht vorher gewußt hat, hätte durch unsere Feldgrauen erfahren können, wie sehr körperliche Strapazen geeignet sind, den Geschlechtstrieb zu dämpfen. Viele junge Leute berichten, daß mit dem Leben in der Kaserne ihre Onanie wie mit einem Schlage erlosch. Die Erfahrung zeigt aber, daß als Abfuhr sexueller Spannkräfte körperlichen Leistungen doch nur eine relative, keine absolute Heilkraft innewohnt. Auch Nietzsches Meinung, daß „der Geschlechtstrieb an die Maschine gestellt werden und nützlich arbeiten lernen, z. B. holzhacken, Briefe tragen oder den Pflug führen könne"[28]), trifft nur für eine gewisse Zeit und für geistig besonders dazu befähigte Leute, nicht für die große Mehrzahl zu.

Neben der energischen Ableitung ist ein Hauptvorzug körperlicher Betätigung hinsichtlich der Onanievorbeugung, daß sie einen gesunden tiefen Schlaf hervorzubringen vermag. Der Satz, den mir ein Onanist schreibt: „Am meisten hilft noch, sich abarbeiten, bis man so müde wird, daß gleich der Schlaf eintritt," hat eine allgemeinere Bedeutung. Verführt doch gerade das lange Wachliegen im Bett, nackt und allein unter molligen Decken, junge Leute leicht zur Ipsation. Deshalb ist auch in dieser Beziehung alles, was den Schlaf stört, vom Übel, alles, was ihn bessert, von entschiedenem Nutzen. Auch der verlängerte Aufenthalt frühmorgens im Bett,

---

[28]) Vgl. Dr. v. Römer: Zeitschr. f. Sexualw. 1908, S. 39 ff.

womit viele Eltern ihren Kindern eine Sonntagsfreude bereiten
wollen, ebenso das zu frühe ins Bett schicken, wenn die Kinder
keine Spur von Müdigkeit zeigen, ist von diesem Gesichtspunkt
schädlich. Auch gewöhne man von Jugend an die Knaben und Mädchen an ein mehr h a r t e s, k ü h l e s u n d l e i c h t e s Lager.

Wie die natürliche Körperdecke, die Haut, so kann auch die
künstliche, das K l e i d, o n a n i e b e g ü n s t i g e n d e Reize auslösen.
Verschiedentlich wurde bereits, wie erst eben bei der nächtlichen
Körperhülle, auf diesen Umstand hingewiesen. Ältere Autoren haben
namentlich d e n e n g e n B e i n k l e i d e r n eine wesentliche Schuld an
der Onanie zugemessen. In meinem Werk: „Die Transvestiten" habe
ich ausführlicher ein merkwürdiges Buch aus dem Jahre 1791 erwähnt, merkwürdig durch seinen Inhalt — es führt den Titel: „Wie
der Geschlechtstrieb des Menschen in Ordnung zu bringen und die
Menschen besser und glücklicher zu machen sind" —, noch merkwürdiger durch den großen Eifer, mit dem sein Verfasser, der
„gräflich Schaumburg-Lippische Hofrat und Leibarzt" Dr. B e r n -
h a r d C h r i s t i a n F a u s t, seine Ideen verficht. Er fordert, daß
die hervorragendsten seiner Zeitgenossen, von denen er unter anderen
die Herren von G o e t h e, von Dahlberg, Herder, Hufeland, Schiller,
Wieland namentlich anführt, zu einer U n t e r s u c h u n g s k o m -
m i s s i o n zusammentreten sollen,. um seine Gedanken und Vor-
schläge zu prüfen. Diese gipfeln in dem Entwurf einer aus-
führlichen „Landesordnung für eine künftige e i n f ö r m i g e
K l e i d u n g d e r K i n d e r, die Deutschlands große, gute und
weise Fürsten als Väter ihrer Völker mit dem Anfang des neuen
Jahrhunderts im Jahre 1800 als Gesetz für ihre lieben treuen
Untertanen am Altare der Menschheit niederlegen sollen". Er
stellt in diesem Buche, dem der berühmte Pädagoge C a m p e
eine Vorrede beigegeben hat, die These auf, daß die hauptsächlichste Ursache der Onanie der Knaben[29] d i e H o s e n seien
Auch das Einwickeln in Windeln reizt nach F a u s t frühzeitig die
Geschlechtsteile. Später entstehe dann durch die Hosen „eine große
und feuchte Wärme, die am vorzüglichsten und größten in der
Gegend der Geschlechtsteile ist, wo das Hemd sich in Falten zu-
sammenschlägt". (S. 46.) „Auch muß der Knabe," fährt der Verfasser fort, „wenn er seinen Harn ablassen will, sein kleines männ-
liches Glied aus den Hosen zerren; im ersten Anfange und auch
noch lange Zeit nachher, kann der kleine Knabe dies nicht selbst
bewerkstelligen; Kinder, Mägde und Knechte helfen ihm und zerren
und spielen mit seinem Geschlechtsteil: Durch dies Befühlen, Zerren
und Spielen, das der Knabe selbst oder andere mit seinen Geburtsteilen treiben, gerät der Knabe (auch das Mädchen, das sehr oft

---

[29] Vgl. Dr. I w a n B l o c h: „Das Sexualleben unserer Zeit", S. 476.

hilft und dem der unschuldige Knabe aus Dankbarkeit wieder helfen
will) in eine vertraute Bekanntschaft mit Teilen, die sonst heilig,
unrein und Schamteile waren. Das Kind gewöhnt sich an, mit den
Geburtsteilen zu spielen, und die Gelegenheitsonanie ist
durch die Hosen hervorgebracht" (S. 45). Als Abhilfe schlug Faust eine mehr der weiblichen Kleidung an-
gepaßte Kleidung für die Knaben vom neunten bis zum vierzehnten Lebensjahre vor, in der die Hosen wegfallen. Die Kinder werden dann „der Natur gemäß, Kinder seyn und spät
reifen" — und „der Geschlechtstrieb der Menschen wird in Ordnung kommen und die Menschen werden besser und glücklicher
werden". (S. 217.) So meinte der gute Dr. Bernhard Faust,
der nach Art der Steckenpferdreiter zwar sehr übertreibt, in dessen
Lehren aber doch der gesunde Kern nicht verkannt werden kann,
nämlich, daß sowohl beim männlichen als weiblichen Geschlecht Ober-
und Unterkleider, die eine Reibung des Genitalapparates bewirken,
den Drang befördern, die Reizung durch Betastungen zu steigern.
Jedenfalls ist die von Zeit zu Zeit immer wieder auftretende Herren-
mode, die Beinkleider so eng zuzuschneiden, daß sich in ihnen die
männlichen Organe prall abheben, auch vom hygienischen Standpunkt zu verwerfen.

So begreiflich es ist, daß sich Fausts Forderung nicht durch-
setzen konnte, so wenig verständlich ist, daß ein anderer viel ein-
facherer Vorschlag keine Beachtung gefunden hat, der dahingeht,
die Hosentaschen so anzulegen, daß sie nicht geradenwegs zu
den Geschlechtsteilen führen. Es könnte hier so leicht durch aus-
schließliche Anbringung der Taschen über dem Gesäß Abhilfe ge-
schaffen werden. Wie richtig das wäre, ersieht man aus der Feststellung, die man bei Überprüfung der Hosentaschen in den Schulen
machen könnte, daß sehr zahlreiche Schüler sich unten in die Taschen
Löcher gebohrt hatten, um sich selbst und gegenseitig leichter an
den Geschlechtsteilen spielen zu können. Es geht zwar auch durch
die uneröffneten Hosentaschen; aus mehrfachen Berichten ist bekannt, daß es in manchen Schulklassen geradezu Sitte geworden
war, sich während langweiliger Stunden wechselseitig in die Hosentaschen zu greifen und unten anzufassen, nicht selten usque ad
ejaculationem. Diese mutuelle Schulonanie leistet der solitären zu
Hause großen Vorschub. Deshalb ist der Rat des Gesundheitslehrers
Bock, die Taschen bei Knabenhosen hinten anzu-
bringen, wohl begründet, ebenso wie es das Verbot der Korsetts
für Schulmädchen ist, und die Empfehlung loser leichter Kleider
im allgemeinen.

Von alters her besteht die Auffassung, daß zu denjenigen Einflüssen, die direkt und indirekt die sexuelle Begehrlichkeit steigern,
eine üppige Kost gehört. Sowohl auf die Menge als auf die Art

der Speisen kommt es an, und besonders verhängnisvoll ist ein reichliches Nachtmahl. Es gibt Nahrungs- und namentlich Genußmittel,
von denen wir wissen, daß sie auf das Nervensystem und damit auf
die sexuelle Libido erregend wirken, wie die meisten Gewürze,
stark stickstoffhaltige Speisen, Fleischbrühe, Tee und vor allem
Kaffee — hinter jeder Tasse Kaffee verbirgt sich die Onanie, behauptete einst Dr. Hahnemann —, andere Genußmittel, zu
denen in erster Reihe der Alkohol zu rechnen ist, sind wiederum
geeignet, die Widerstände gegen sexuelle Antriebe zu unterdrücken. Schon in der Bibel wird vor dem Wein als Genossen der
Unzucht gewarnt und auch bei den alten Griechen und Römern
waren die Götter des Weins und der Liebe, Bacchus und Venus,
ein unzertrennliches Paar; das ihnen Gemeinsame ist der Rausch
und dessen Folgen.

Sicherlich ist nach allem, was wir wissen, für Onanisten und
diejenigen, die es werden könnten, vor allem also für die Jugend, eine
alkoholfreie, frugale, kochsalz- und stickstoffarme Kost mit Be-
vorzugung von Obst, Gemüsen, Salaten, Brot, Breien,
süßer und saurer Milch die angemessenere Ernährung,
ohne daß man allerdings ihre schützende und heilende Kraft
überschätzen darf. Ich habe viele Onanisten gesprochen, die
sich lange Zeit jedes Fleisch- und Alkoholgenusses enthalten
haben, in der Hoffnung, dadurch den Stachel loszuwerden, der
sie zur Selbstbefriedigung trieb. Sie versicherten mir, daß dies
nur einen sehr vorübergehenden, anscheinend mehr suggestiven
Erfolg gehabt hätte. Zu denken gibt auch die Tatsache, daß unter
den Tieren gerade die Pflanzenfresser, der Hengst, der Stier, die
geschlechtlich regsamsten sind. Trotz dieser und anderer
Einwände behält aber doch die richtige Kost in der Onanieprophy-
laxe ihren nicht geringen Wert, nur hilft sie nicht allein. Eins muß
das andere ergänzen.

Bedeutsamer jedenfalls als die Diätetik des Leibes ist für die
Ipsation die Diätetik der Seele. Denn schließlich und endlich ist
es doch der Geist des Menschen, der seinen Körper leitet.
Von der Denk- und Willenskraft werden die Schranken errichtet
gegenüber Instinkten und Kontrainstinkten, positiven und negativen
Empfindungen, Zuneigungen und Abneigungen, Liebe und Haß,
denen wir ohne Herrschaft des Oberbewußtseins zügellos preis-
gegeben wären. Allerdings erreicht diese Macht nur einen gewissen
Grad. „Bis zu einem gewissen Grade steht die Empfindung unter
der Gewalt des Willens", sagt Kant mit gutem Grunde. Die Empfindung ist in ihrer Richtung, meist auch in ihrer Stärke gegeben,
aber der Grad ihrer Beherrschung ist durch ziel-
bewußte Willensschulung der Steigerung zugäng-
lich. Hier wird von den Eltern viel gefehlt, die oft zu bequem,

öfter noch zu sehr in Anspruch genommen sind, um ein Kind, namentlich ein schwieriges Kind, in nicht erlahmender Mühe und Milde daran zu gewöhnen, daß es das für gut Erkannte durchführt. Und auch die Schule vernachlässigt zumeist über dem Wissensschatz den Willensschatz und berücksichtigt nicht ausreichend, daß nicht für die Schule, sondern für das Leben erzogen werden soll.

Die Überwindung der Willensschwäche, die namentlich zwischen dem 10. und 20. Lebensjahre oft den Charakter krankhafter A b u l i e annimmt, ist gewiß eine der schwersten, dafür aber auch die w i c h t i g s t e u n d d a n k b a r s t e A u f g a b e d e r J u g e n d e r z i e h u n g. Sie darf nicht blinden Kadavergehorsam im Auge haben, im Gegenteil muß dem aufwachsenden Menschen von allem, was er tun soll, Sinn, Zweck und Ziel erklärt werden, e r s o l l e i n s e h e n u n d w ü r d i g e n, w a s u n d w a r u m i h m e t w a s d i e n t. Dann aber soll unermüdlich darauf gehalten werden, daß er das als gut und nützlich Befundene ausführt und das als schlecht und schädlich Begriffene unterläßt. Die G e w ö h n u n g, die nicht früh genug einsetzen kann — bisher wird meist der richtige Moment verpaßt — ist die beste Stärkung und Förderung der Willenskraft; sie muß in der p l a n m ä ß i g e n E i n t e i l u n g jedes Tages, in Ordnungsliebe, Pünktlichkeit, Gewissenhaftigkeit, Zuverlässigkeit im kleinen wie im großen ihren Ausdruck finden. Mit Recht sagt F e u c h t e r s l e b e n in seiner noch immer lesenswerten „Diätetik der Seele": „Erziehung zur S e l b s t b e h e r r s c h u n g ist der Inbegriff der ganzen Moral."

Die s e x u e l l e S e l b s t b e h e r r s c h u n g soll sich allerdings nicht nur auf die eigene Person beschränken, sondern muß auch anderen gegenüber beobachtet werden, indem nicht in ihr Selbstbestimmungsrecht eingegriffen wird. Dies muß gewahrt bleiben, wenn Menschen, deren f r e i e Entschlußfähigkeit wir im übrigen voraussetzen, allein oder gemeinsam ohne Schädigung anderer Geschlechtshandlungen begehen. Aus diesem Grunde ist das S p ü r u n d D e n u n z i e r s y s t e m zu verwerfen, dem in der Oniefrage vielfach das Wort geredet wird. S e l b s t d i e k a t h o l i s c h e B e i c h t e h a t i h r e B e d e n k e n. Nicht ohne eine gewisse Berechtigung ist behauptet worden, daß „die unsittlichen Fragen der Beichtväter die Mädchen und jungen Burschen oft erst auf die Sünde der Masturbation"[30]) hinweisen. Für ebenso bedenklich halte ich die wohlmeinenden Thesen, welche der berühmte Breslauer Ophthalmologe H e r m a n n C o h n in seiner Broschüre: „Was kann die Schule gegen die Masturbation der Kinder

---

[30]) „Auszüge aus der Moraltheologie des Liguori" von R o b e r t G r a ß m a n n. Stettin 1901. S. 20 u. 21.

tun?" aufgestellt hat, dahingehend, daß „eine beständige Aufsicht durch die Lehrer während des Unterrichts und während der Pausen in bezug darauf, daß die Schüler nicht Auto- und mutuelle Onanie treiben" stattfinden soll und „Straflosigkeit demjenigen Schüler zugesichert werden soll, der die mutuelle Onanie zur Anzeige bringt". Zu welchen Ungerechtigkeiten solche Anschauungen führen können, habe ich kürzlich in einem Fall beobachten können, über den ich ein G u t a c h t e n abzugeben hatte. Ein 14jähriger Knabe hatte mit einem etwa gleichaltrigen Onanie getrieben. Diesem war ein dritter — 17jähriger — in überschwenglicher Jugendfreundschaft zugetan. Er s u c h t e i h n v o n d e r O n a n i e a b z u b r i n - g e n. Alles Nähere geht aus der folgenden gutachtlichen Schilderung hervor, die so bezeichnende Einblicke in die Schülererotik gibt, daß ich sie meinen Lesern nicht vorenthalten möchte.

Von dem Herrn Kaufmann Paul W. in X. bin ich ersucht worden, in meiner Eigenschaft als Spezialarzt und Sachverständiger auf sexualwissenschaftlichem Gebiet ein Gutachten abzugeben über den Zustand seines Sohnes, des 17jährigen Oberprimaners Max W. insonderheit darüber, ob anzunehmen ist, d a ß d e m s e i n e m S o h n z u r L a s t g e - l e g t e n V e r k e h r m i t d e m u m 3 J a h r e j ü n g e r e n S c h ü l e r d e s s e l b e n G y m n a s i u m s, H a n s S., e i n g e s c h l e c h t l i c h e s M o t i v o d e r s e x u e l l e A b s i c h t e n z u g r u n d e g e l e g e n h a b e n.

Der sachliche Vorfall, der zu diesem Gutachten Anlaß gegeben hat, ist kurz folgender: Max W. war als Unterprimaner Ende Mai 19.. Zugführer der ... Jugendkompagnie des ... Bezirks von X. geworden, die sich aus Schülern des ... gymnasiums zusammensetzt. In seinen Zug trat Ende August der damalige Obertertianer Hans S. Es interessierte W., der schon damals die Absicht hatte, Offizier zu werden, besonders, daß der Vater des Hans als Hauptmann im Felde stand und das Eiserne Kreuz I. Klasse bekommen hatte. Auch sonst hatte er ihn sehr gern wegen seines munteren, freundlichen Wesens, seiner sportlichen Interessen und seiner Auffassungen und Ansichten, die mit den seinigen viele Berührungspunkte hatten. Es bildeten sich allmählich stärkere freundschaftliche Empfindungen für Hans S. heraus, und als beide bei einer zweitägigen Übung der Jugendkompagnien zwischen G. und E. am 8. und 9. Oktober 19.. zufällig beim Übernachten in einer Scheune nebeneinander zu liegen kamen, k ü ß t e W. d e n H a n s S., o h n e d a ß e s d a b e i z u s o n s t i g e n k ö r p e r l i c h e n B e r ü h - r u n g e n o d e r g e s c h l e c h t l i c h e n E r r e g u n g e n k a m. W. will diesen Kuß lediglich als Besiegelung seiner innigen Freundschaft und Sympathie aufgefaßt haben. Bald nach dieser Übung forderte Hans S. den W. auf, mit in die Wohnung seiner Eltern zu kommen; er stellte ihn seiner Mutter vor und zeigte ihm viele Photographien und Abbildungen, die sein Vater aus dem Felde geschickt hatte und von denen er annahm, daß sie Max als zukünftigen Offizier — Hans selbst wollte später auch Offizier werden — interessieren würden. Ende Oktober lud Max dann auch den jüngeren Hans zum Kaffee zu sich und zeigte ihm Photographien, ausgestopfte Tiere usw.

Auch bei diesen Zusammenkünften küßten sich beide mehrfach, doch versichert Max W. wörtlich: „ich weiß genau, daß ich dabei keine geschlechtliche Erregung spürte, ich war nur glücklich in dem Gedanken, wenn du doch auch einmal einen solchen Sohn haben könntest".

Inzwischen war S.s 16jähriger Freund, Ernst M., auf den Verkehr der beiden aufmerksam geworden und suchte Hans S. davon abzubringen. Der 13jährige Bruder von Ernst, Ludwig M., welcher auch auf dem ... gymnasium war, berichtete W. davon und erzählte ihm auch, daß „Ernst M. und Hans S. sich früher öfter in ein Zimmer eingeschlossen, die Vorhänge zugemacht und sicherlich wohl z u s a m m e n o n a n i e r t hätten, auch beim Baden in A. hätten sie sich unanständig benommen".

W. machte dem Hans S. darüber Vorhaltungen und beachtete ihn dann mehrere Wochen nicht, schrieb ihm auch nicht aus Y., wo er die Weihnachtsferien über mit seinen Eltern und Geschwistern weilte. Doch schrieb er inzwischen an Ludwig M., er möchte ihm „m ö g l i c h s t a l l e s S c h l e c h t e" mitteilen, was Ernst und Hans miteinander trieben. Seine Absicht war, Hans dies dann vorzuhalten und ihn von dem Verkehr mit Ernst M. abzubringen, weil er glaubte, daß dieser Hans schädlich beeinflußte. Diesen in G e h e i m s c h r i f t geschriebenen Brief nahm Ernst seinem Bruder fort, entzifferte ihn und übergab ihn der Mutter von Hans, Frau S.

Am 7. Januar bekam dann Max W. von Ernst M. und Hans S. einen Brief, in dem sie schrieben, Frau S. habe Hans den Verkehr mit ihm verboten. Darauf sprach W. mehrere Wochen nicht mehr mit Hans, bis ihm ein anderer Freund, Arthur F., sagte, dieses angebliche Verbot stimme nicht, was ihm dann auch Hans S. auf Befragen bestätigte. Nach der Kaisergeburtstagsfeier, bei der W. in einem Theaterstück eine Hauptrolle spielte, sprach dann Hans S. den W. wieder an und es bahnte sich wieder ein näherer Verkehr an. Z u K ü s s e n i s t e s a b e r s e i t d e m n i c h t m e h r g e - k o m m e n. W. berichtet dann weiter: „Am 8. März fragte Hans mich morgens in der Schule, ob ich nachmittags für ihn Zeit habe. Ich bin dann nachmittags von 5 bis ³/₄7 Uhr mit ihm spazieren gegangen. Da bat er mich: ,K a n n s t d u m i r n i c h t m a l d i e s e g a n z e n G e s c h i c h t e n d a e r k l ä r e n, d i e z w i s c h e n J u n g s v o r k o m m e n? Wenn die anderen darüber sprechen, dann weiß ich immer nicht Bescheid!' usw. Ich habe mir die Sache überlegt und es schließlich für besser gehalten, wenn er es auf einmal richtig, als nach und nach von seinen Freunden falsch erfährt. Ich habe ihm erzählt, wie mit 13, 14 Jahren im Menschen sich der Geschlechtstrieb entwickelt, angedeutet, wie man ihn später auf natürlichem Wege befriedigt und ihm gesagt, w e l c h e s c h r e c k l i c h e n F o l g e n h ä u f i g e S e l b s t b e f r i e d i g u n g h a b e n k a n n und daß man sich gerade in seinem Alter sehr in acht nehmen muß, und ihm gute Ratschläge in dieser Richtung gegeben. Dann habe ich mir ehrenwörtlich versprechen lassen, daß er sich die größte Mühe geben will, nie so etwas zu tun und d a ß e r m i r s o f o r t d e n n e n n e n s o l l, d e r i h n z u m O n a n i e r e n v e r f ü h r e n w i l l. Er war sehr froh, daß er dies endlich erfahren hat, sagte er und hat sich bei mir dafür bedankt."

Am 25. März, als die Schüler wegen des Ergebnisses der IV. Kriegsanleihe frei hatten, machte W. von ½11 bis ½12 Uhr mit S. eine Radtour in den ... wald. Da Hans von dieser Tour — er war inzwischen noch in G. bei M. gewesen — spät nach Hause kam, machte ihm seine Mutter Vorwürfe. Wie W. am anderen Tage von Ludwig M. erfuhr, verbot bei dieser Gelegenheit Frau S. ihrem Sohne in Anwesenheit von Ernst M. gänzlich den Verkehr mit W. Da sie bei dem Befragen ihres Sohnes auch von den Küssen erfuhr, die W. etwa 3 Monate vorher ihrem Sohne gegeben hatte und wohl den Eindruck gewann, daß W. den H. geschlechtlich verführt hätte, oder verführen könnte, begab sie sich einige Tage später zu dem Ordinarius von Hans, Herrn Oberlehrer Dr. R., und beschwerte sich über den Verkehr zwischen W. und ihrem Sohne. An diesem Tage (28. März) — W. war noch nicht vernommen — traf W. zufällig auch Ernst M., der auf Hans wartete. W. war sehr erregt, weil er glaubte, daß Frau S. auf das Betreiben von Ernst M. ihn in der Schule angezeigt hatte und machte diesem heftige Vorhaltungen, er verdiene eigentlich etwas anderes als Worte, er, W., würde beim Verhör alles sagen, er habe ein reines Gewissen, er würde sagen, was er von dem Verkehr zwischen Ernst M. und Hans S. gehört habe und ähnliches; auch meinte er, sie — nämlich Ernst und Hans — sollten sich nicht wundern, wenn sie eines Tages gedruckt lesen würden, was ihnen bekannt vorkäme. Es schoß ihm dabei der Gedanke durch den Kopf, daß er einmal eine Übung in der Jugendkompagnie schildern wolle, in der er dann auch auf die Geschichte, die sich zwischen Hans, Ernst und ihm abspielte, Bezug nehmen wollte. An eine Drohung gegen Frau S. — wie Ernst M., der dies sofort Frau S. mitteilte, annahm — dachte W. dabei in keiner Weise. Auch bestreitet er entschieden, zu einem anderen Mitschüler, namens Otto B., mit dem er sich nicht gut stand, gesagt zu haben: „auf einer Ostertour würde er es mit Hans bis zum äußersten kommen lassen".

Am 29. und 30. März wurde Max W. und ebenso Hans S., F. und B. von Herrn Dr. R. vernommen, der dann am 31. März dem Vater von W. riet, seinen Sohn selbst von der Schule zu nehmen, weil er sonst durch Konferenzbeschluß jedenfalls von der Schule verwiesen werden würde. Der Vater meldete ihn am gleichen Tage von der Schule ab. In das Abgangszeugnis wurde vermerkt: „Er verläßt die Anstalt wegen krankhaften Nervenzustandes." Bei „Betragen" wurde in der Zensur vermerkt: „gut, bis auf die letzte Zeit". In einem zwei Wochen vorher ausgestellten Führungszeugnis zum Zwecke der Annahme als Fahnenjunker stand dagegen: „Betragen sehr gut". W., der ohne dieses Vorkommnis in zwei Monaten die Notreifeprüfung abgelegt haben würde, um die Offizierslaufbahn zu erwählen, nahm sich die ganze Angelegenheit sehr zu Herzen; er fühlte sich aufs tiefste in seiner Ehre gekränkt, unrichtig beurteilt, in seinen Absichten verkannt und trug sich daher ernstlich mit dem Gedanken, seinem Leben durch Erschießen ein Ende zu bereiten. Er hatte sich zu diesem Zweck bereits einen Revolver kommen lassen. Nur die Rücksicht auf seine besorgte Mutter, das Bewußtsein eines guten Gewissens und der Wunsch, dem Vaterlande im Kriege zu dienen, hielten ihn, wie er angibt, von diesem äußersten Schritte ab.

Herr W. sen. unterbreitete mir auf Rat seines Hausarztes, Dr. K., den Sachverhalt und nahm ich darauf seinen Sohn in Beobachtung und Behandlung, da die Vermutung bestand, es könnte sich bei seinem Sohne um eine homosexuelle Geschlechtsneigung oder eine mit der Pubertät in Zusammenhang stehende Entwicklungsstörung handeln.

Auf Grund eingehender methodischer Exploration und sorgfältigster Untersuchung des Schülers Max W. bin ich dann zu folgenden Ergebnissen gekommen:

Eine erbliche Belastung ist bei W. nicht nachweisbar. Eltern und zwei jüngere Geschwister sind gesund. Er selbst ist mittelgroß, Gewicht 66 kg. Muskeln sind ziemlich kräftig entwickelt. Er neigt zu körperlicher Tätigkeit, treibt ziemlich viel Sport, Leichtathletik, Jagen, Schießen, Schwimmen, Rudern, Fußball. Seine Schritte sind fest. Die Hüften sind schmaler als die Schultern. Auch sonst bestehen weder in der Stimmbildung, noch in der Brustbeschaffenheit, noch sonst feminine Einschläge. In intellektueller Hinsicht ist er seinem Alter entsprechend vorgeschritten. Er macht einen ernsten, gesetzten, wenn auch in mancher Hinsicht noch unreifen Eindruck. Seine Energie ist gut entwickelt, seine Bekannten behaupten, er sei ehrgeizig und herrschsüchtig, sein Vater findet ihn etwas verschlossen, er selbst bezeichnet sich als stolz. Ich fand ihn anfangs recht zurückhaltend, dann aber, nachdem er zum Arzte Vertrauen gefaßt hatte, aufrichtig, bescheiden und aufmerksam; er ist pünktlich, zuverlässig, ordnungsliebend, etwas eigenwillig. Gedächtnis ist gut, seine Lieblingsfächer in der Schule sind Physik und Deutsch. In seiner Kleidung zeigt er sich in keiner Weise auffallend. Die häusliche Erziehung war ziemlich streng.

Was nun sein sexuelles Leben betrifft, so ist zu bemerken, daß vor 2¹/₂ Jahren die Geschlechtsreife bei ihm eintrat. In seinem 14. und 15. Lebensjahre hat er, wie die Mehrzahl seiner Altersgenossen, etwas onaniert, anfangs alle 3 bis 4 Wochen, dann seltener. Er wurde dazu durch gleichaltrige Schüler und ein etwas älteres Mädchen verführt. Nachdem er damit aufgehört hatte, traten in den letzten Jahren dann und wann Pollutionen auf. Er träumte dabei von bekannten Mädchen. Ein Geschlechtsverkehr mit dem Weibe hat bisher noch nicht stattgefunden; dagegen fühlt er sich in seiner seelischen Geschlechtsneigung ausschließlich zu weiblichen Personen hingezogen, „jungen Mädchen mit blonden Haaren und blauen Augen". Im Jahre 19.. — er war damals 14 Jahre alt — wurde er zum ersten Male von Kameraden geküßt. Kurz darauf lernte er einen 17jährigen Jungen, namens Albert O., auf dem Sportplatz kennen, der ihm Geld und Schokolade schenkte und ihn dann und wann innig küßte. Geschlechtlich berührt haben sich beide aber niemals. Da W. die Freundschaft dieses O. nicht erwidern konnte, war dieser sehr traurig und als bald darauf der

Krieg ausbrach, trat er als Kriegsfreiwilliger ins Heer und fiel in den ersten Kämpfen. Auf W. machte dies einen tiefen Eindruck.

Fassen wir das bisherige Sexualleben W.s zusammen, so ist zu sagen, daß er lediglich im Beginn der Pubertät zeitweise Selbstbefriedigung getrieben hat, seitdem nur Pollutionen gehabt und sich jeder Geschlechtsbetätigung enthalten hat. Sollte Hans S. in der Zeit, in der er mit W. verkehrte, wie behauptet wird, für sich onaniert haben, so kann W. dafür nicht verantwortlich gemacht werden, zumal sich S. in dem Alter befand, in dem nach sexualwissenschaftlichen Ermittlungen ein sehr hoher Prozentsatz (über 90%) dieser Jugendverirrung erliegen.

Ich gebe demnach mein Sachverständigengutachten wie folgt ab:

I. Der Vermerk auf W.s Abgangszeugnis, es liege bei ihm ein krankhafter Nervenzustand vor, entspricht nicht den ärztlicherseits festgestellten Tatsachen.

II. Max W. ist ein gesunder, seinem Alter entsprechend körperlich und geistig gut entwickelter Jüngling.

III. Insbesondere fehlen bei ihm alle Anzeichen einer homosexuellen Veranlagung. Das Sexualleben des 17jährigen W. zeigt keine Regelwidrigkeiten. Er hat zwar mit 14 und 15 Jahren zeitweise onaniert, seitdem aber nur normale Traumpollutionen gehabt und niemals weder mit Personen des anderen noch des gleichen Geschlechts einen sexuellen Umgang gepflogen.

IV. Sein Verkehr mit Hans S. trägt den Charakter einer überschwenglichen, aber reinen und idealen Jugendfreundschaft. Er ist bemüht gewesen, auf den Knaben günstig einzuwirken, hat ihn niemals geschlechtlich berührt, im Gegenteil ihn vor der Onanie eindringlich gewarnt und ihn Einflüssen zu entziehen gesucht, die er, ob mit Recht oder Unrecht, bleibe dahingestellt, für schädlich hielt. Dabei hat er einen etwas naiven jugendlichen Übereifer an den Tag gelegt, wie dies beispielsweise der Brief an Ludwig M. zeigt, keinesfalls aber sich von unlauteren Beweggründen leiten lassen.

V. Die Verkennung der Beweggründe W.s, seine infolgedessen veranlaßte Entfernung von der Schule wenige Wochen vor seiner Kriegsreifeprüfung und dem beabsichtigten Eintritt ins Heer, der Vermerk auf seinem Zeugnis, er sei wegen eines „krankhaften Nervenzustandes" entlassen, sind geeignet, W. nicht nur äußerlich, sondern auch innerlich schwer zu schädigen. Der unverdiente Ruf homosexueller Empfindungen und Verfehlungen haftet erfahrungsgemäß einem Menschen lange an, verletzt ihn seelisch tief und setzt ihn in den Augen anderer herab. Es ist daher wohl verständlich, daß nur wenig fehlte und es wäre durch das von unrichtigen Voraussetzungen ausgehende Vorgehen gegen W. die Zahl der Schülerselbstmorde vermehrt worden. Ein Vorwurf gegen den Verhandlungsleiter oder die Schule, die sicherlich das Beste wollten, soll damit nicht erhoben werden. Doch machen meine Sachkenntnis und meine Erfahrung als Spezialarzt es mir zur Pflicht, im Interesse des seelischen Zustandes des meiner Begutachtung und Behandlung unterstellten Max W. den dringenden Wunsch auszusprechen, daß die in der Beurteilung W.s vorgekommenen Irrtümer und Fehler nach Möglichkeit berichtigt werden.

VI. Irgendeine Gefahr, daß W. auf seine Mitschüler in sexueller oder moralischer Hinsicht nachteilig einwirken könnte, liegt nach seiner ganzen psychischen Individualität in keiner Weise vor.

Die Wirkung, die dieses Gutachten erzielte, war die beabsichtigte. Das Abgangszeugnis wurde entsprechend geändert.

Außer von körperlichen spricht man auch von geistigen Abführmitteln sexueller Spannkräfte, den sexuellen Äquivalenten im Sinne Blochs, den Sublimierungen Freuds. Bewegen wir uns hier auch noch sehr im Theoretischen und Speku-

lativen, so ist doch nicht zu leugnen, daß aus der s e e l i s c h e n
H i n g a b e an die Schönheiten der Natur und Kunst, namentlich
auch aus der tätigen Beschäftigung mit ihnen dem Nervensystem
eine Menge L u s t g e f ü h l e zuströmen können. Vermögen diese auch
nicht die e r o t i s c h e L u s t zu ersetzen, so sind sie doch geeignet,
die Sinne zu erfreuen, den Geist mit Behagen zu erfüllen und die
Wartezeit bis zum Liebeslustgewinn zu erleichtern. In ähnlicher
Weise wirken gute Bücher, während schlechte namentlich unwissen-
schaftliche und unkünstlerische der Seele einen erheblichen Schaden
zufügen können. Zu den Hauptquellen der Onanie gehören M ü ß i g -
g a n g , E i n s a m k e i t und L a n g e w e i l e . Es ist eine Erfahrung,
die man bei der Onanieverhütung nicht außer acht lassen soll, daß
schon in den Schulstunden mit Vorliebe dann onaniert wird, wenn
„langweilige Themen von langweiligen Lehrern" behandelt werden.

Wenn aber auch jemand alle empfohlenen Regeln befolgt, wird
während der Frist, die durchschnittlich v o n d e r R e i f e b i s z u r
E h e reicht, doch immer wieder die Frage nach der s e x u e l l e n D i ä -
t e t i k auftauchen. Vor einiger Zeit suchte mich einmal ein älterer
Professor der Medizin mit seinem Neffen und Mündel auf, einem
19jährigen Soldaten von blühendem Aussehen. „Ich komme," sagte
er, „um mich mit Ihnen zu beraten, wie das Geschlechtsleben meines
Schutzbefohlenen am besten reguliert werden kann; ich habe mit
ihm f ü n f Möglichkeiten erwogen: Die E h e , die E n t h a l -
t u n g , die S e l b s t b e f r i e d i g u n g , die P r o s t i t u t i o n , und
den P r ä v e n t i v v e r k e h r . Zur E h e ist er zu jung. Bis
zur Erledigung seiner Militär- und Studienzeit sind noch fünf
Jahre erforderlich. Frühestens mit 25 Jahren wird er soweit sein, sich vermählen zu können. Die A b s t i n e n z behauptet
er nicht durchführen zu können. Einige Wochen ginge es wohl,
aber nicht Monate und Jahre. Er fühle, wie durch den gänzlichen
Verzicht auf sexuelle Entspannung seine Lebensfreude verkümmere,
seine Arbeitskraft erlahme. In die O n a n i e zurückzufallen, die er
seit Jahresfrist glücklich überwunden habe, würde ihm höchst ent-
würdigend erscheinen. Das k ä u f l i c h e D i r n e n t u m sei ihm zuwider, auch fürchte er die Ansteckung. Bleibe das Verhältnis mit
einem gesunden Mädchen aus dem Volke. Es widerstrebe ihm, sich
der P r ä v e n t i v m i t t e l zu bedienen, nicht minder aber einem
Mädchen und Kinde den Makel der Unehelichkeit aufzudrücken.

Hier tut sich uns das ganze g e s c h l e c h t l i c h e D i l e m m a
unserer Zeit auf: Abstinenz u n e r t r ä g l i c h , Prostitution und
Onanie u n b e f r i e d i g e n d und u n h y g i e n i s c h , die Ehe aus
ä u ß e r e n , das Verhältnis aus i n n e r e n Gründen u n m ö g l i c h .

Auch die gutgemeinte Forderung des edlen A u g u s t F o r e l :
durch den Gebrauch antikonzeptioneller Mittel die Zeugung von der
Befriedigung des Geschlechtstriebes zu trennen, hat ebenso viel gegen

wie für sich. Und Steinbachers Ausspruch: „Es ist besser, die gesunde Frucht einer leidenschaftlichen Liebe in die Welt zu geben, als durch Sünden gegen sich, gegen die eigene Natur und Gesundheit im Siechtum und Elend seine Jugendjahre zu dem widerliebsten Greisenalter zu stempeln", zeugt mehr von idealer Gesinnung, als praktisch-realem Sinn.

Eine wirklich zufriedenstellende Sexuallösung dem erwähnten Professor und seinem Neffen vorzuschlagen, war auch ich nicht in der Lage. Wie stets in solchen Fällen ging ich die Vorteile und Nachteile aller Möglichkeiten durch. Die schließliche Entscheidung aber und Verantwortung muß dem Menschen selbst überlassen bleiben, er allein ist es, der sich zwischen Scylla und Charybdis geschickt hindurchfinden und -winden muß. Wir können nichts anderes tun, als im allgemeinen einer Sexualreform vorzuarbeiten, die endlich auf sexuellem Gebiet Biologie und Soziologie in Einklang bringt. Bis dahin muß Mann und Weib, jeder einzeln für sich die sexuelle Frage ohne Rechtsverletzungen dritter lösen. Nur wissend sollen sie sein.

Noch eines sei kurz hervorgehoben. Man kann häufig von Onanisten hören, daß es schließlich eine ideelle Liebe war, die sie von ihrer Schwäche geheilt hat. Über den fünfzehnjährigen Goethe schreibt Karl Heinemann: „Daß Wolfgang dem prickelnden Reiz der Sünde widerstand, dafür sorgte ein unschuldiges Mädchen... Eine neue Welt war dem Knaben erschlossen... Das Sinnliche trat völlig zurück; er verlangte nur, sie zu sehen, ein Gruß, ein Neigen ihres Hauptes genügte ihm."

Verglichen mit der psychischen und hygienischen Behandlung sind alle sonst gegen die Onanie empfohlenen Heilmethoden nur von untergeordnetem Wert. Es gibt kein spezifisches Medikament gegen die Onanie, auch keine Arznei, welche die von Onanisten angestrebte Rauschwirkung ersetzt, am ehesten noch solche, welche die nervöse Unruhe mildern, die Lust, die dem Akte vorausgeht, herabzustimmen geeignet sind. Diese Mittel pflegen gewöhnlich auch das Lustgefühl, das im Orgasmus empfunden wird, sehr herabzusetzen. Besonders von Morphinisten kann man hören, wie sehr bei ihnen die Libido zum und im Verkehr leidet. Von sedativen Mitteln eignen sich für Onanisten namentlich die zahlreichen Brom- und Baldrianpräparate. Mir bewährte sich in der Praxis am besten täglich zweimal ein Sedrobolwürfel von Roche in heißem Wasser, dazu abends eine Tasse Species nervinae. Man hüte sich vor Medikamenten, deren Nebenwirkungen für Körper und Geist schädlicher sein könnten als das Übel, dem man steuern will. Dazu gehören Morphium, Arsen, Kodein, Trional und die meisten anderen gegen Masturbation empfohlenen Arzneien. Dagegen können neben den beruhigenden Sedantien sehr wohl auch Roborantien in Anwendung gebracht werden, doch verdienen auch hier die diätetisch physikalischen Mittel bei weitem den Vorzug vor den medikamentösen. Von den H o m ö o p a t h e n werden nicht weniger als 61 verschiedene Arzneimittel gegen die Folgen der Onanie aufgeführt. Schon diese große Anzahl beweist, daß eine w i r k l i c h e H i l f e v o n k e i n e m zu erwarten ist.

Noch weniger wie von der medikamentösen kann man sich etwas von der i n s t r u m e n t e l l e n Therapie der Onanie versprechen. Alle diese Mittel, auf deren Erfindung man großen Scharfsinn verwandt hat, laufen darauf hinaus, die Berührung der Geschlechtsteile zu verhindern. Da hat man kleine Panzerplatten, Schutzschilde und Drahtnetze in den Handel gebracht, die vor die Geschlechtsteile geschnallt werden, „Pollutionsverhinderungsgürtel" und „Onanievorbeugungsbandagen" empfohlen, ja sogar Z w a n g s j a c k e n für Onanisten wurden verfertigt und kleine verschließbare Käfige, deren Schlüssel die Väter an sich nehmen sollten, um sie nur zu öffnen, wenn die Kinder urinieren müssen. A l l e d i e s e A p p a r a t e e r f ü l l e n n u r s e l t e n i h r e n Z w e c k u n d w i r k e n a u f d a s N e r v e n - u n d S e e l e n l e b e n n i c h t s w e n i g e r a l s v o r t e i l h a f t. Auch das Anbinden und Anschnallen der Arme und Beine an die Bettkanten, das Überziehen dicker Fausthandschuhe ist bei Onanisten oft in Anwendung gezogen, jedoch meist ohne Erfolg. Dagegen ist es eine zwar unscheinbare, aber gute Hilfe, wenn sich M ü t t e r liebevoll abends an das Bett jugendlicher Onanisten setzen und still warten, bis sie einschlafen. Kann man sich auch von dieser Überwachung keinen durchschlagenden Erfolg versprechen, so verfehlen doch die Aufmerksamkeit und Ausdauer, welche die Mütter diesem Gegenstande der Erziehung widmen, selten ihren tiefen suggestiven Eindruck auf das empfängliche Gemüt der Jugendlichen.

Sogar auf o p e r a t i v e m Wege hat man der Ipsation beizukommen versucht. Eine sehr alte schon von C e l s u s beschriebene und noch von F o u r n i e r warm empfohlene Methode ist die I n f i b u l a t i o n. Nach R o h l e d e r[31]) gibt F o u r n i e r folgende Beschreibung dieser Operation: „Nach möglichst weiter Vorziehung des Präputiums wird dasselbe von innen nach außen beiderseits mit einer Nadel derartig durchstochen, daß die beiden Stichöffnungen einander gegenüberstehen. Die Fäden werden solange liegen gelassen, bis die Ränder der Öffnungen vernarbt sind und einen gewissen Grad von Härte und Schwielenbildung erreicht haben. Dann wird der Faden herausgenommen und durch Silberdraht (oder einen anderen biegsamen Metallfaden) ersetzt." Es soll durch diese Sperrung die Erektion verhindert werden, von der wir aber wissen, daß sie weder zur Lusterzeugung noch Samenentleerung unbedingt nötig

---

[31]) H. R o h l e d e r: Die Masturbation S. 319.

ist. Verschiedene ältere Autoren berichten von guten Erfolgen dieser Operation. Noch weniger wie die Infibulation steht die für das weibliche Geschlecht angeratene Exstirpation der Klitoris, die Klitoridektomie, im Verhältnis zu dem Leiden, dessen Beseitigung bewirkt werden soll. Es geht viel zu weit, wenn sich der Gynäkologe Braun. für sie einsetzt, indem er schreibt: „In dem Falle tief eingewurzelter Onanie bei jungen Mädchen und Frauen und besonders bei Witwen, wenn die Folgen allzu häufiger Wiederholung der Masturbation nicht allein in physischen Symptomen, sondern selbst in geistigen Störungen sich bemerkbar machen und die gewöhnlichen Hilfsmittel der Therapie ohne Erfolg geblieben sind, zögere ich nicht, die Amputation der Klitoris und der kleinen Schamlippen vorzuschlagen." Rohleder empfiehlt statt der Amputation Ätzungen der Klitoris, und Fürbringer berichtet von einer Onanistin, der er durch wiederholte Anätzungen der Vulva eine erhebliche Besserung verschaffte, während er „einen jungen Burschen, bei dem keine Belehrung und Strafe half, durch Abköpfen des vorderen Teiles seiner Vorhaut mit schartiger Schere dauernd geheilt haben will". Lallemand führte Sonden in die Harnröhre der Onanisten ein, um schmerzhafte Entzündungen der Harnröhrenschleimhaut hervorzurufen. Im Sinne der Fließschen Lehre vom Zusammenhang zwischen Geruchs- und Geschlechtsorgan hat man auch Ätzungen der Genitalpunkte in der Nase vorgenommen, um die Onanie und deren Folgen zu beseitigen.

Endlich ist man sogar im Kampf gegen die Onanie bei beiden Geschlechtern bis zu der Kastration geschritten. Es wurde bereits oben in dem Kapitel „Geschlechtsdrüsenausfall" klargelegt, daß eine Unterdrückung des Geschlechtstriebes keineswegs durch die Entfernung der Keimstöcke und ebensowenig durch die Vasektomie mit Sicherheit erzielt werden kann. Richtig ist, daß in einer größeren Anzahl von Fällen eine starke Abschwächung der Libido eintritt, auch dürfte die suggestive Bedeutung des Eingriffs nicht zu unterschätzen sein. Mir sind nur drei Fälle begegnet, in denen sich Patienten wegen exzessiver Onanie kastrieren ließen. Der Eingriff war nicht vom Arzte geraten, sondern von dem Onanisten erbeten worden, gewöhnlich, indem er die Alternative stellte, Selbstmord oder Kastration. So suchte mich vor einigen Jahren ein Kollege mit einem 24jährigen Manne auf, einem Studenten der Jurisprudenz, der sehr elend aussah und sich in tiefster seelischer Depression befand. Seit 10 Jahren onanierte er täglich 5—6mal, „über achtzehntausendmal sei es nun schon vorgekommen," sagte er, „was möglich wäre, habe er versucht; wenn ihn nicht der Arzt kastrieren wolle, würde er es selber tun." Die Operation wurde schließlich vorgenommen. Als ich zum letzten Male von dem Patienten hörte —

drei Jahre nach der Kastration —, erfuhr ich, daß die mit der Hodenentfernung erloschene Onanie nicht wiedergekehrt sei; er habe sich körperlich und geistig gut erholt; nur in seiner Stimmungslage sei er meist sehr verdüstert. Trotz leidlicher Erfolge würde ich die Kastration aber nur in den allerseltensten Ausnahmefällen für indiziert erachten. Selbst die schwersten Folgen der Onanie sind nicht schwer genug, um einen Eingriff zu rechtfertigen, der einen Menschen für Lebenszeit zur Geschlechtslosigkeit verurteilt.

Automonosexualismus

Die Ipsation stellt nicht die einzige sexuelle Entspannung
dar, die dadurch gekennzeichnet ist, daß die Geschlechtsbefriedigung
ohne Inanspruchnahme einer zweiten Person gewonnen
wird. Sie wird jedoch nur am, nicht durch den eigenen Körper
hervorgerufen. Das unterscheidet sie von der Entwicklungsstörung,
mit der wir uns im folgenden zu befassen haben. Während sich die
Ipsation nämlich, wie wir sahen, teils gänzlich ohne Vorstellungen
vollzieht, teils mit Gedanken an das adäquate, sei es normale oder
abnormale Ziel, welches die unerreichte Sehnsucht des Onanisten
bildet, ist bei dem Autoerotismus die eigene Person nicht nur
das leibliche, sondern auch das seelische Objekt der
Geschlechtshandlung. Der Autist wird mit anderen Worten durch
seine eigene Erscheinung, den Anblick, das Abbild seiner Gestalt
sexuell erregt. Trachtet demnach der Ipsant beim Akt im allge-

meinen keineswegs danach, seiner Schamteile oder seines übrigen Leibes ansichtig zu werden, so ist beim Autisten das Gegenteil der Fall. Für ihn ist es die eigene nackte oder bekleidete Persönlichkeit, die ihn mehr als irgendeine andere anzieht und fesselt.

Wie man Onan aus dem Alten Testament zum Taufpaten der Onanie in Anspruch genommen hat, so hat man aus der griechischen Mythologie den Narzissus herangezogen, um dieser Anomalie den Namen zu geben. Weil einst Narzissus, am Gestade ruhend, sich in die Schönheit seiner Züge und Gestalt verliebte, die ihm aus der spiegelnden Wasseroberfläche entgegenstrahlte, hat Näcke die sexuellen Empfindungen, welche bei manchen Menschen durch das Sehen der eigenen Erscheinung ausgelöst werden, nicht unpassend Narzissismus oder zusammengezogen Narzißmus genannt (zuerst in den „Psychiatrischen en neurologischen Bladen" 1899). Rohleder hat dann, um das Doppelte über die Onanie Hinausgehende der Erscheinung sachlich zum Ausdruck zu bringen, daß der Geschlechtstrieb nicht nur an sich selbst befriedigt wird, sondern auch auf sich selbst gerichtet ist, die Bezeichnung Automonosexualismus gewählt, ein wenn auch nicht sprachlich glücklicher, doch dem Inhalt nach treffender Name. Er nimmt bei der erstmaligen Schilderung dieser Fälle Bezug auf eine Stelle in meinem „Urnischen Menschen" (S. 94), an der ich als monosexuell „drei zur Einsamkeit und Eigenbewunderung neigende Onanisten mit ausgesprochener Antipathie gegen beide Geschlechter" erwähnte. Rohleder[1]) schreibt hierzu: „Diese Bemerkung Hirschfelds deckt noch am meisten das, was ich als Automonosexualismus bezeichne. Dieser Ausdruck sagt, daß es sich um eine Erscheinungsform des menschlichen Sexuallebens handelt, bei welcher der Trieb von dem Individuum allein ausgeht und wiederum auf dasselbe zurückstrahlt, sodaß also das betreffende Individuum selbst den Ausgangspunkt und das Endziel des sexuellen Triebes darstellt."

Weitergehend ist, was Havelock Ellis Autoerotismus und Latamendi in Madrid Autoerastie genannt hat. Der ausgezeichnete englische Sexualforscher Ellis versteht unter den autoerotischen Äußerungen des Geschlechtstriebes alle spontanen sexuellen Erregungen, die ohne einen äußeren Reiz entstehen, der direkt oder indirekt von einer anderen Person ausgeht. Danach fallen in das autoerotische Gebiet sowohl die onanistische Selbstbefriedigung, als der Narzißmus, außerdem aber auch die vielfach mit Pollutionen verknüpften sexuellen Nachtträume sowie die erotischen Tagträume,

---

[1]) Dr. H. Rohleder: Vorlesungen über Geschlechtstrieb und Geschlechtsleben der Menschen. Bd. 2. S. 511.

die mehr oder weniger mit gewissen Formen der früher besprochenen psychischen Onanie identisch sind. Ellis führt aus, daß diese erotischen Träume besonders häufig bei gebildeten und phantasiereichen jungen Männern und Frauen, die keusch leben, vorkommen, schließlich oft in Masturbation enden und unter gewissen Umständen als eine ganz normale notwendige Folge des Geschlechtstriebes anzusehen seien.

Noch ausgedehnter wie Ellis faßt Iwan Bloch das Gebiet des Autoerotismus. Er schreibt[2]): „Im weitesten Maße gehören zum Autoerotismus auch die normalen Äußerungen von Kunst und Poesie, insofern sie Ausfluß erotischen Empfindens sind, und alle jene Erscheinungen, die ich als „sexuelle Äquivalente" bezeichnet habe, alle Verwandlungen sexueller Energie, wie die religiös-sexuellen Erscheinungen, die Umwandlung individueller Liebe in allgemeine Menschenliebe, die Modereize und jede starke Tätigkeit, durch die die Geschlechtsspannung eine Art von Auslösung findet, wenn dieselbe auch meist unbewußt bleibt, wie beim Tanz, bei Gesellschaftsspielen und anderen Vergnügungen."

So sehr wir mit Bloch die Bedeutung sexueller Äquivalente anerkennen als „natürliche Auswege für Spannungsgefühle und überschüssige Kräfte sexuellen Ursprungs, die man unnötigerweise nicht verprassen sollte, um nicht noch weit bösere gefährlichere Ablenkungen derselben hervorzurufen", so möchte ich doch nicht dafür halten, diese Erscheinung in das sexualwissenschaftlich enger zu umgrenzende Gebiet des Autoerotismus zu tun. Bei diesem kommt es darauf an, daß der eigene Körper Ausgang und Ziel der Libido ist, bei den sexuellen Äquivalenten hingegen handelt es sich um eine Vergeistigung, Verdrängung, Ablenkung, oder um mit Nitzsche zu reden, um eine nicht sexuelle „Ausarbeitung" sexueller Drangzustände ganz im allgemeinen.

In diesem Kapitel ist vom Automonosexualismus nur im Sinne der vom eigenen Körper ausstrahlenden Geschlechtserregung die Rede. Als Ausgangspunkt unserer Betrachtungen will ich einen typischen Fall dieser Anomalie schildern, den ich gemeinsam mit Dr. Burchard beobachtet habe. Es suchte uns ein 37jähriger großer kräftiger Mann auf, Landwirt von Beruf. Wie er angibt, steht er dem weiblichen Geschlecht vollkommen gleichgültig gegenüber; er hat nie ein Weib berührt, ist unverheiratet, auch gleichgeschlechtliche Neigungen fehlen gänzlich. Hingegen verursacht es ihm von jeher das größte sexuelle Lustgefühl, sich im Spiegel nackt zu betrachten. Das Gefallen, das er an seinem Anblick empfindet, ist um so schwerer verständlich, als er weder einem Adonis noch einem Narzissus,

---

²) Dr. Iwan Bloch: Das Sexualleben unserer Zeit S. 457.

sondern mit seinem ungepflegten struppigen Bart und haarigen
Körper eher einem Thersites gleicht. Er erinnert sich, daß
spontan die erste sexuelle Erregung eintrat, als er sich im Beginn
der Reifezeit das erstemal in ganzer Figur in einem Spiegel sah.
Während der Untersuchung spielte sich der folgende Vorfall ab:
Nachdem er sich entkleidet hatte, sah er sein Bild in einem langen
Wandspiegel. Sofort trat eine Erektion ein, dabei wurde er sehr
aufgeregt. Indem er sich entschuldigte, drückte er seinen Mund auf
den im Spiegel und bedeckte seine Lippen mit Küssen. Als wir ihn
in seinem seltsamen Gebaren gewähren ließen, nahm er den Spiegel
von der Wand und drückte seine Gestalt an sein Spiegelbild, wobei
ihn offensichtlich eine gewisse Übung und Geschicklichkeit davor
schützte, den Spiegel zu zerbrechen. Nach sehr kurzer Zeit trat,
während er die Genitalgegend vor ihre Wiederspiegelung preßte,
Ejakulation ein.

In den Aufzeichnungen, die ich später von diesem Patienten
erhielt, heißt es: „Ich liebe mich selbst bis zum Wahnsinn.
Mein Geschlechtsdrang bezieht sich auf mich selbst. Meum proprium
membrum lambere, wäre mein höchster Genuß. Oft bin ich mir selbst
im Traum mit erregtem Membrum erschienen, wobei Pollutionen ein-
traten. Wenn ich nackt unter dem Spiegel liege, dann bin ich im
Spiegel ich selbst, und mein Körper ist dann ein anderer, der den
Akt mit mir ausübt. Bei den Szenen mit dem Spiegel ist die Speichel-
absonderung oft so stark, daß der ganze Spiegel davon bedeckt ist;
auch ist damit oft heftiges Kopfschütteln und starkes Herzklopfen
verbunden. Der Spiegel soll möglichst leicht, schmal und so lang
sein, daß man sich vom Kopf bis zu den Knien darin sehen und
umarmen kann. Ich vollziehe den Spiegelakt seit vielen Jahren ein-
bis zweimal wöchentlich. Ich fühle danach eine wohltuende Müdigkeit mit nachfolgendem angenehmen, festen Schlaf. Ein onanistischer
Akt, den ich gelegentlich auch gern übe, ist, den Finger in recto
hin- und herzubewegen. Mein Ideal wäre es, immer nackt zu sein,
weil mich dies beruhigt, und zwar ganz allein draußen in der Natur.
Überhaupt fühle ich mich am meisten zu einsamem Land-
aufenthalt hingezogen. Sehr schön denke ich es mir, nackt
unter Wilden zu leben. Ich liebe eng anliegende Trikots zu tragen,
die meine Figur recht hervortreten lassen. Bei den Spiegelszenen
bin ich so erregt, daß ich schon fürchtete, geisteskrank zu werden.“

Dies war wohl der klassischste Fall von Autismus, den ich sah,
doch stehen mir eine Reihe ähnlicher Beobachtungen und Schilderungen sowohl von männlichen als weiblichen Patienten zu Gebote.
Auch besitze ich die Photographie eines monosexuellen Mannes, die
ihn in intimer Berührung mit seinem Spiegelbilde darstellt. Bei
autistischen Spiegelakten von Frauen ist es oft schwer zu unterscheiden, wo die Eitelkeit aufhört und die Sinnlichkeit

anfängt. So zitiert Ellis den spanischen Schriftsteller Valera (in Dr. Molls Handbuch der Sexualwissenschaften S. 616), welcher die Heldin einer seiner Novellen nach ihrem Bade sagen läßt: „Ich verfalle in eine Kinderei, die unschuldig oder lasterhaft sein mag; ich kann es nicht unterscheiden. Ich weiß nur, daß es eine beschauliche Handlung ist, eine uninteressierte Bewunderung der Schönheit. Es ist nicht grobe Sinnlichkeit, sondern ästhetischer Platonismus. Ich ahme Narzissus nach und lege meine Lippen an die kalte Oberfläche des Spiegels und küsse das Bild."

Es scheint, als ob in manchen Fällen die Neigung besteht, die auf autistischem Wege durch die Bewunderung der eigenen Person im Spiegel gewonnene Erregung für den normalsexuellen Verkehr mit dem anderen Geschlecht auszunutzen, ähnlich wie manche die zur Kohabitation notwendige Libido aus dem vorangegangenen Anblick ihres Fetischs schöpfen, der dann keinesfalls ein Bestandteil der Person zu sein braucht, mit der sie verkehren. So wurde in einem Ehescheidungsfalle mein Gutachten erfordert, in dem ein Offizier, der im übrigen seiner Frau auch sonst allerlei merkwürdige Dinge zumutete, von Beginn der Ehe an sein Schlafzimmer mit vielen Spiegeln versehen hatte, die ihm ermöglichten, sich vor und im Aktus genau zu beobachten. Die feinsinnige Frau, der diese Praktiken ihres Mannes sehr fremd und peinlich waren, fühlte sich dadurch sehr abgestoßen, doch war sie machtlos dagegen. Im übrigen ist der Gebrauch des Spiegels auch ohne autistischen Beigeschmack ein ziemlich verbreitetes Mittel, die sexuelle Libido zu steigern. Paare, die dazu neigen, sich bei ihren Umarmungen, Küssen bis zu jeder Form sexueller Betätigung im Spiegel zu beobachten, wobei es vor allem reizt, wenn das Abbild sich bewegt, sind keine Seltenheiten, doch ist es gewöhnlich das Bildnis des Partners, dem sich die größere Beachtung zuwendet.

Wie alt die Einrichtung von Spiegelzimmern zu erotischen Zwecken ist, bekunden uns überlieferte Vorgänge aus dem klassischen Altertume. So wird in den Fragmenten des Philosophen Seneca von einem zur Zeit des Kaisers Augustus lebenden reichen Geizhalse namens Hostius Quadra erzählt, der die Wände seines Schlafzimmers mit Spiegeln bedecken ließ, um sich an den Reflexen seiner Geschlechtsakte zu erfreuen. Er ließ bei diesen meistens auch andere Personen, Männer und Frauen, mitwirken und pflegte dann zu sagen: „Wenn alle Teile meines Körpers in Lust schwelgen, warum sollen meine Augen denn nicht auch einen Genuß haben". Als besonders raffiniert wird hervorgehoben, daß der Wandbelag aus vergrößernden Hohlspiegeln bestand, welche die männlichen Glieder armdick erscheinen ließen. Hostius wurde schließlich von seinen Sklaven erschlagen, und „so groß war die Entrüstung über sein Treiben, daß der Mord ungesühnt blieb, nicht einmal eine Unter-

suchung wurde angestellt". Professor Dr. Theodor Petermann-
Dresden wirft zu dieser Bemerkung Senecas die Frage auf:
„Worüber denn die Zeitgenossen des Hostius sich so sehr
entrüsteten?" und antwortet: „Daß die öffentliche Meinung
der Kaiserzeit im Punkte sexueller Exzesse Kamele hinunter-
schluckte, ist bekannt. Die Sellaria des Tiberius, von der
Sueton und Tacitus erzählen, war sicher nicht weniger an-
stößig, als das Spiegelzimmer des Hostius. Von Mitleid mit den
Sklaven wußte man erst recht nichts, denn der Sklave war eine
Sache, der gegenüber dem Herrn das ius utendi et abutendi
zustand. Das Horrendum muß wohl die Spiegelverwendung gewesen
sein, die den Eindruck von etwas Übernatürlichem gemacht
zu haben scheint."

Manche Fälle von Automonosexualismus, die ich beobachtete,
wurden nicht durch das Spiegelbild, sondern durch Aktbilder ausgelöst, welche die betreffenden Personen in allen möglichen Stellungen von sich hatten anfertigen lassen. So besitze ich viele Akt-
photographien eines hochbedeutenden Mannes, der weder zu dem
weiblichen, noch zu dem männlichen Geschlecht Zuneigung hatte
und auch nie mit einem Menschen in Geschlechtsverkehr getreten
ist. Nur der Anblick seines eigenen, nackten, allerdings sehr wohlgebildeten Körpers in malerischen Stellungen und Umgebungen, vielfach auf einem Tierfell gelagert, gewährte ihm sexuelle Befriedigung. Ein Automonosexueller, über den mir ein Kollege aus
Glasgow Mitteilungen machte, befriedigte sich ausschließlich, indem
er auf einem kostbaren Tigerfell ausgestreckt vor dem
Spiegel masturbierte. Der Drang, sich völlig nackt photographieren
zu lassen — eine nicht ganz seltene Liebhaberei — zeigt in diesem
Falle eine gewisse Verwandtschaft zum Exhibitionismus, was
daraus erhellt, daß dieser Patient die Akte, die er von sich hatte
anfertigen lassen, gern einigen vertrauten Personen zeigte und
großes Wohlbehagen äußerte, wenn man seinen „Naturaufnahmen"
Bewunderung zollte.

Es gibt nun aber auch Fälle von Automonosexualismus, in denen
es weder des vom Spiegel, noch des von der photographischen Platte
aufgenommenen Abbildes zur Erweckung erotischer Lustvorstellun-
gen bedarf, sondern wo die Betrachtung des nackten Körpers an und für sich den gleichen Zweck erfüllt. Auch hier
möge ein Fall die bisher verhältnismäßig noch wenig beschriebene
und gewürdigte Anomalie, die sicherlich früher vielfach als
Asexualität angesehen wurde, illustrieren.

Es suchte mich ein 40jähriger Kunsthändler aus Ungarn auf. Er
hatte infolge eifrig betriebener Leibesübungen einen athletischen
Körperbau. Wenn jemand eine Bemerkung über seine kräftigen
Muskeln, seine stattliche Figur machte, wurde er verlegen, errötete

tief und schämte sich sehr. Der Mann gestand, daß seine starke Muskulatur die einzige erotische Lustquelle sei, die es für ihn gäbe. Er betätigte sich ausschließlich in der Weise, daß er sich in sein Badezimmer einschloß, seine Muskeln spielen ließ, sie betastete und liebkoste. Dabei stellten sich Erektionen ein. Er hantelte dann und machte an einer Reckstange Klimmzüge. Zwischen dem 20. und 30. Klimmzug trat dann ohne manuelle Berührung der Genitalien gewöhnlich ein heftiger Erguß ein. Ich gebe einige Sätze aus den Aufzeichnungen dieses merkwürdigen, nebenbei recht intelligenten Sonderlings wieder:

W. stammt als einziges Kind aus einer erblich stark belasteten Familie, unter deren entfernteren Mitgliedern Geistesstörungen, Selbstmordversuche, kriminelle Handlungen ziemlich zahlreich vorgekommen sind. Die Großeltern waren Cousin und Cousine. Bis zum 16. Jahre litt er an Enuresis nocturna, schrie oft im Schlaf auf, „nuckelte" an weißen Stoffen und fiel leicht in Ohnmacht. Er lernte abnorm früh sprechen und entwickelte sich zu einem Musterknaben, ja fast Wunderkind, das während der ganzen Schulzeit den ersten Platz behauptete. Er schreibt: „Mit 12 oder 13 Jahren hatte ich während einer Eisenbahnfahrt die erste Pollution; das war mir unerklärlich und beängstigend. Bald darauf begann die Klimmzugonanie. Ich mache so lange Klimmzüge, bis unter starkem Orgasmus die Ejakulation eintritt. Das wiederhole ich im Durchschnitt alle 3 Tage. Der längste Abstand war einmal 14 Tage; zeitweise geschah es täglich. Aus dieser seltsamen Methode der Onanie leitet sich meine starke Brust- und Armmuskulatur her.

Mit einer Frau habe ich nie verkehrt, werde es auch nie zu tun wünschen. Ich bin von einem merkwürdigen Dualismus besessen. Vom rein geistigen Gesichtspunkt ist mir jeder Sport unsympathisch, ja abstoßend, in erotischer Hinsicht aber liebe ich sämtliche Methoden der Körperkultur inbrünstig; ich habe glühende Sehnsucht, Gymnastik aller Art zu treiben, nur nicht Tanz und Grazienhaftes; ich schäme mich aber, Körperkultur zu treiben vor Verwandten, Freunden und Leuten meiner Geistesrichtung. Daher kann ich es nur heimlich. Wenn ich hantele, so vollzieht sich das unter Vorsichtsmaßregeln, wie wenn ich einen Einbruchsdiebstahl vorhätte.

Ich schäme mich, meine Reize zu zeigen. Es wäre mir entsetzlich, wenn meine Umgebung wüßte, wie muskulös ich bin. Ich gebe mich dem Hochgenuß, stramm und elastisch zu gehen, nur dann hin, wenn ich genau weiß, daß kein Bekannter mich treffen kann. Das sexuelle Wertlegen auf stramme Haltung erkläre ich mir so: als ich nach Fiume in die Schule kam, stellte mich eines Tages der Lehrer, indem er mir sein Knie in den Rücken drückte und gleichzeitig meine Schulter mit seinen Händen zurückbog. Ich war 6 Jahre alt. Es tat mir sehr weh; ich dachte, er würde mich zerbrechen. Später erinnerte ich mich oft jenes kurzen Martyriums mit größter Wonne. Übrigens erlebte ich in derselben Stunde mein erstes Insuffizienzgefühl; ein adliger Mitschüler wurde wegen seiner geraden Haltung von jenem Lehrer gelobt. Seit diesem Tage enthalten die Begriffe stramme Haltung, elegante Figur oder Worte wie Brustkorb, Rücken für mich sexuelle Vorstellungen. Manchmal würde es mich reizen, Dienstlivree zu tragen.

Alles zusammengenommen: mich erregt geschlechtlich weder Mann noch Weib, sondern nur meine Person, weniger mein empirischer Körper als die Wunschvorstellung, die ich von ihm habe."

W. zeigt allerlei körperliche Degenerationszeichen: seit dem 20. Jahre ist er kahlköpfig; er ist Gynäkomast und besitzt auffallend kleine Genitalien; er ist linkshändig; sein Gesicht ist kindlich mit großen, schwärmerischen Augen. Er hat eine sehr schöne Handschrift, in die er, wie er sagt, verliebt ist. Ganz unentbehrlich ist ihm Sauberkeit; ohne sein tägliches Bad kann er nicht existieren. Ungeziefer, Mäuse, schlechte Gerüche, schmutzige Kleidung, verstaubte Zimmermöbel, vor allem etwas Klebriges kann in ihm Selbstmordgedanken hervorrufen. Auch sonst beherrschen ihn viel Zwangsvorstellungen und Idiosynkrasien. Dabei besitzt er ein stupendes Wissen, trotz allerlei abergläubischen Neigungen einen scharfen, sehr kritischen Verstand, einen brennenden Ehrgeiz und hat von sich selbst eine sehr hohe Meinung.

In allen bisher genannten Fällen ist es der eigene u n b e k l e i - d e t e Körper, der, sei es in seiner T o t a l i t ä t oder p a r t i e l l, sei es in Ruhe oder Bewegung, sexuell anzieht und erregt. Dabei können nicht nur Gesichtseindrücke, sondern auch v o m e i g e n e n K ö r p e r a u s g e h e n d e G e r ü c h e u n d G e r ä u s c h e — wie Schweiß, Smegma, Flatusgerüche und -geräusche, Leibgurren, die eigene Stimme — erotisch wirken.

Nun gibt es aber noch eine beträchtliche Gruppe sexuell Abnormaler, bei denen n i c h t der nackte, s o n d e r n der geschmückte, verzierte Körper geschlechtliche Empfindungen erzeugt. Wir berühren hier einen der verbreitetsten und tiefsten Instinkte im Menschen, den Hang und Drang, sich hübsch zu machen, sich durch allerlei Kunstgriffe reizvoller zu gestalten. Es ist nicht richtig, wenn immer noch behauptet wird, namentlich in den Lehrbüchern der Hygiene, das Schutzbedürfnis und Schamgefühl seien die Wurzel der Bekleidungssitte. Der Trieb, sich zu putzen, die Eitelkeit, ist eine zum mindesten ebenso starke Wurzel. In meinen „Transvestiten" sage ich darüber[*]): „Bei allen Völkern, selbst bei den Ureinwohnern der Urwälder, wo von Scham und Schutz keine Rede sein kann, sehen wir die Neigung, den Körper zu schmücken und zu zieren, den Trieb, die natürlichen Reize künstlich zu verstärken. Ob sich die Primitiven Muschelschalen oder die Zivilisierten ein kostbares Perlenhalsband umhängen, ob jene rohe Metallstücke oder wir goldene Ringe und silberne Armspangen um Finger, Arme und Beine legen, ob sich das eine Volk Stifte, Ringe und Knöpfe durch die Nase, ein anderes durch durchlöcherte Ohren zieht, ob sich die Wilden Vogelfedern direkt ins Haar stecken oder die Modernen noch ein Stück Stroh oder Filz, Hut genannt, dazwischen legen, ob jene sich einen größeren Teil der Körperoberfläche färben und bemalen, wir nur Gesicht und Haare schminken, ob die bunten Farbstoffe der Haut unmittelbar aufgesetzt oder in bunten Tüchern oder zu Kleidern verarbeitet umgebunden werden, ob asiatische Völker sich nur die Füße verkleinern und zusammenzwängen oder europäische mit Hilfe fischbeingesteifter Korsetts viel wichtigere und edlere Teile einschnüren und verengern, ja selbst die Narbenverzierungen von Südaustraliern, und die „Renommierschmisse" von Mitteleuropäern, k o m m e n r e i n p s y c h o l o g i s c h g e n o m m e n a u f d a s s e l b e h e r a u s. Es zeigt sich, daß wir heute noch wie in uralten Zeiten alle möglichen Gegenstände aus den drei Naturreichen gebrauchen, um uns mehr Glanz und Ansehen zu verleihen."

---

[*]) Dr. M. H i r s c h f e l d : Die Transvestiten S. 267.

Zunächst geschieht alles dies aus E i t e l k e i t, man sieht sich
so ausgestattet im S p i e g e l, fragt sich innerlich, ob es auch gut
zu Gesicht steht, ob es verschönt und empfindet über die vorteilhafte
Veränderung des Körpers dann ein gewisses Wohlbehagen, wenn
auch ohne sexuellen Beigeschmack. Oft tritt allerdings, besonders
beim weiblichen Geschlecht, bewußt oder unbewußt der Wunsch
hinzu, durch die Ausschmückung auch in den Augen der anderen
wohlgefälliger zu erscheinen, man putzt sich, um bewundert zu werden, u m a n z u l o c k e n, a u s K o k e t t e r i e. Nur selten besteht die
Absicht, s i c h s e l b s t durch eine bestimmte Bekleidung oder Veränderung der eigenen Gestalt sexuell zu erregen. Geschieht dies aber
willkürlich oder unwillkürlich, so ist damit das W e s e n t l i c h e des
Automonosexualismus erfüllt. Wie der Normale der andern Person
bald nackt, bald angezogen den Vorzug gibt, so liebt d e r i n s i c h
s e l b s t V e r l i e b t e bald seine unverhüllte, bald seine bekleidete
Gestalt. Es ist sein eigener, wenn auch etwas veränderter Leib, den
er lustbetont empfindet, den er liebt, der schließlich sogar bei ihm
Erektion, Orgasmus und Ejakulation bewirkt.

Zunächst ist man geneigt, bei diesen A u t o e r o t i k e r n an Fetischismus zu denken, es bestehen aber grundsätzliche Unterschiede.
Der Fetischist liebt den Gegenstand seiner Neigung in erster Linie
i n V e r b i n d u n g mit einer z w e i t e n Person, in pathologischer
liegenden Fällen auch wohl allein für sich (z. B. einen abge-
schnittenen Zopf, ein entwendetes Taschentuch), keineswegs aber
hauptsächlich als Teil v o n s i c h selbst. Auch der Fetischist nimmt
den Frauenschuh oder Unterrock gelegentlich zwecks sexueller Erregung zu sich ins Bett, legt wohl auch, um „das geliebte Wesen"
in möglichst enge Berührung mit sich zu bringen, unter seinem Anzug
Frauenwäsche an — und zwar b e v o r z u g t e r bei weitem b e r e i t s
von Frauen g e t r a g e n e — während der A u t i s t charakteristischer-
weise d e r n e u e n d e n V o r z u g g i b t, im allgemeinen bedient sich
aber der Fetischist keineswegs im gewöhnlichen Leben der Kleidungsstücke in der von ihm geliebten fetischistischen Form, im Gegenteil die
Liebhaber von elegantem Schuhwerk, feinen Lackstiefeletten tragen
oft unförmige Zug- oder Schaftstiefel, die Fetischisten für blon-
des Frauenhaar pressen dieses wohl leidenschaftlich an sich, denken
aber garnicht daran, sich eine Frauenperücke aufzusetzen, so wenig
wie etwa Brustfetischisten sich die Brüste ausstopfen[1]). D e r
A u t i s t u m g e k e h r t b e t r a c h t e t d a s, w o m i t e r s i c h g e r n
s c h m ü c k e n m ö c h t e, b e i a n d e r e n e h e r m i t s c h e e l e n a l s
m i t v e r l i e b t e n A u g e n.

· Vor einiger Zeit hatte ich mich über zwei Personen zu äußern,
die sich weibliche P e r ü c k e n z u a u t o m o n o s e x u e l l e n

---

[1]) Cf. Transvestiten S. 203.

Zwecken verschafft hatten. Sie setzten sich den üppigen Haar-
schmuck aufs Haupt, frisierten ihn und gerieten auf diese Weise
in geschlechtliche Ekstase. Beide Leute waren in Kriegszeiten von
Friseuren angezeigt, die vermuteten, sie verfolgten mit den Perücken
unlautere Absichten als Spione. Der eine dieser beiden Autisten
war Soldat.

In anderen Fällen hatten Sexuopathen dieser Kategorie den unwiderstehlichen Drang, sich stark zu s c h m i n k e n. Trotzdem die Angehörigen und andere sich mit aller Energie dagegen wandten, waren
sie weder im guten, noch im bösen davon abzubringen. Ich hatte
einen Fall, in dem ein 26jähriger Mann, Sohn eines Schlächtermeisters, erklärte, lieber auf sein Leben, als auf die Gesichts-
bemalung verzichten zu wollen. Ein ganz seltsames Beispiel von
Automonosexualismus beobachtete ich bei einem dreißigjährigen
Schriftsteller, der sich nach Schauspielerart aus Wachs künstliche
Nasen, besonders griechische, formte und ansetzte. Wöchentlich einmal schloß sich dieser Mann, dessen natürliche Nase nichts zu wünschen übrig ließ, in sein Zimmer ein, vollzog diese Nasenplastik vor
dem Spiegel und e r r e g t e s i c h a n s e i n e m u m gemodelten
K o n t e r f e i. Im Verlaufe dieser Sitzungen traten mit geringer
manueller Nachhilfe Pollutionen ein. Anderweitigen Sexualverkehr
hatten diese Personen nicht.

Zahlreicher als die letztgenannten scheinen die Automonosexuellen zu sein, die sich mit Schleiern, Tüchern, faltigen Gewändern
drapieren, wobei sie vor dem Spiegel allerlei T a n z e v o l u t i o n e n
aufzuführen pflegen. Verschiedene Männer und Frauen gestanden, daß
dies die einzige Art sei, die ihnen eine geschlechtliche Befriedigung
gewähre. Ihre Mitteilungen kamen mir wieder in den Sinn, als ich
zum ersten Male im Orient tanzende Derwische sah, wo ich mich
des Eindrucks nicht erwehren konnte, als ob auch hier bei manchen
n e b e n der religiösen und motorischen Ekstase die e r o t i s c h e eine
gewisse, wenn auch den Tanzenden nicht ganz klare Rolle spiele.
Wenigstens ließ die immer zunehmende Verzückung in den Mienen
der Derwische diesen Schluß zu. Ähnliche Momente dürften auch bei
den A u t o f l a g e l l a n t e n, die als Selbstgeißler im Mittelalter die
Ortschaften durchzogen — man erinnere sich an das berühmte Ge-
mälde des Wiener Malers M a r r —, nicht ohne Einfluß gewesen sein.
Allerdings sind unsere Kenntnisse über die Beziehungen zwischen
Inbrunst und Brunst noch sehr beschränkt.

Daß körperliche Selbstpeinigungen autoerotische Empfindungen auslösen können, wissen wir. So ist mir namentlich ein Fall
in Erinnerung geblieben, in dem ein Mann aus bester Familie sich
mit scharfen Säuren am ganzen Körper erhebliche Verätzungen beigebracht hatte und zwar aus sexuellen Motiven. Nebenbei war er ein
ausgesprochener M a s o c h i s t. Man könnte in solchen Fällen wohl

von Automasochismus sprechen. Da aber der Gepeinigte hier zugleich der Peiniger, der aktive Teil zugleich auch der passive ist, kann man mit demselben Recht auch von Autosadismus reden. Im Zusammenhang dieses Kapitels ist das Bemerkenswerte für uns aber weder das Sadistische, noch Masochistische, sondern das Autistische der Erscheinung, das darin besteht, daß die Leidlust ohne Hinzuziehung einer zweiten Person an und aus sich selbst gewonnen wird.

Nicht selten kommt der Automasochismus mit Autofetischismus vergesellschaftet vor. So sieht man Fälle, in denen Autisten sich sexuell erregen, indem sie sich selbst durch Gürtel oder Korsetts einschnüren. Ich will hier wiederum einem Patienten, einem russischen Theologen, selbst das Wort geben. Er schreibt:

„Bereits in meiner frühesten Jugend (etwa im 5. Lebensjahre) machten Gürtel auf mich Eindruck, und zwar glaube ich mich zu entsinnen, daß es solche waren, wie sie die Schüler bei ihren russischen Uniformen tragen. Mein Streben ging nun darauf, auch einen solchen zu besitzen, ich glaube sogar, daß ich meine Mutter darum bat. Ich bekam auch wirklich eine Bluse und einen ledernen Gürtel, genierte mich aber meistens, ihn zu tragen. Auch machten lederne Frauengürtel auf mich Eindruck, und wo ich zu Hause einen solchen fand, versuchte ich, ihn mir umzulegen. Aus jener Zeit erinnere ich mich eines Falles, der einen nachhaltigen Eindruck auf mich machte: ein kleines Mädchen hatte sich beim Spiel mit einem Riemen um den Leib an einen Stuhl befestigt, um einen Stoffhund darzustellen. Ich fing an, mich auch zu schnüren, mit Gürteln, mit Riemen oder einfach mit Schnüren, je enger, um so angenehmer empfand ich es, später bemerkte ich auch, daß sich dabei Erektionen des Gliedes einstellten, wann, d. h., in welchem Lebensjahre, kann ich nicht angeben. Doch habe ich das Glied in der Kindheit weder mit der Hand gereizt, noch auch dabei eigentliche Lustgefühle gehabt. Wann ich anfing, mich für Korsetts zu interessieren, weiß ich nicht; im 10. Lebensjahre etwa hatte ich eine Bonne, die ein enges Korsett trug; ich erinnere mich, daß ich mir darüber Gedanken machte, und daß ich versuchte, aus ihrem Schrank ein Korsett zu entwenden und es anzulegen. Die Entdeckung fürchtete ich sehr, diese Neigung kam mir unnormal vor, doch konnte ich sie mir nicht erklären und grämte mich sehr darum. Als ich 14 Jahre alt war, hörte meine Mutter eines Nachts, wie ich aufstand, um mir einen Gürtel zu holen; sie fragte mich danach, und ich beichtete. Meine Eltern glaubten, ich sei Onanist und sprachen in diesem Sinne sehr ernst mit mir, brachten mir eine tief innere Scheu bei, meine Genitalien zu berühren oder zu reizen, was ich dann auch bis zum 20. Jahre nie getan habe. Die Folge dieser Unterredungen aber war, daß ich mich selbst für einen

Onanisten hielt und meine ganze Jugend unter diesem Gedanken schwer litt, ohne loszukommen. Als ich 15 Jahre alt war, hatte ich meine erste Pollution und zwar, als ich mit einem Gürtel geschnürt einmal eingeschlafen war; ich hatte aber gar keine Empfindung dabei und weiß nur, daß ich mir die Bettnässe nicht recht erklären konnte und mich darüber aufregte. Von dem Zeitpunkte an fanden Pollutionen ziemlich regelmäßig statt, zuweilen verbunden m i t T r ä u - m e n , d a ß i c h m i r e i n K o r s e t t a n l e g t e, zuweilen aber auch unter ganz andersartigen Vorstellungen. Nicht lange nach der ersten Pollution wurde ich von meinem Vater über das sexuelle Leben aufgeklärt, und zugleich eindringlich vor der Onanie gewarnt, wobei ich zum ersten Male erfuhr, daß man es durch mechanische Reizung zum Samenerguß bringen könne. Als ich aus dem Hause kam, mußte ich meinem Vater versprechen, nicht zu onanieren; ich war bemüht, es in meinem Sinne zu halten, das heißt, mich nicht zu schnüren. Als ich Student geworden war, fielen die Skrupel, die mich durch mein Versprechen an der Ausübung meines Triebes gehindert hatten, und ich begann mich zu schnüren, indem ich mir Gürtel, Riemen, schließlich auch Korsetts kaufte."

Patient schildert dann, wie er als Student geschlechtlichen Verkehr mit dem Weibe suchte, teils aus Neugierde, teils in der Hoffnung, von seiner S c h n ü r s u c h t loszukommen, wie er aber immer wieder, trotz starker religiöser Konflikte, in die Leidenschaft zurückfiel, sich in Ledergürtel oder Korsetts e i n z u p r e s s e n.

Ein nicht weniger seltsamer Fall meines kasuistischen Materials betrifft einen Kaufmann, dessen sexuelle Sehnsucht ausschließlich darauf gerichtet ist, sich in gestärktem S p i t z e n u n t e r r o c k zu erblicken. „Ich mache mir weder etwas aus der Frau, noch geschweige aus dem Mann, aber wenn ich den Unterrock vor dem Spiegel raffe und hebe, bin ich entzückt; ich fühle mich dann als Herrin und kenne keine Demut." Patient teilt mit, daß er nur Zimmer mietet mit Trumeauspiegel, die bis zur Erde reichen; in gewöhnlicher Tracht fühle er sich gedrückt und sähe nie in den Spiegel, um so mehr im steifen Spitzenunterrock, in dem „jeder Trübsinn schwände".

Die Neigung, sich durch Anziehen bestimmter Kleidungsstücke erotische Lust zu verschaffen, trägt bald mehr einen z i s v e s t i - t i s c h e n , bald mehr einen t r a n s v e s t i t i s c h e n Charakter, je nachdem sich die Neigung auf Bekleidungen des e i g n e n oder des a n d e r e n Geschlechts erstreckt. So gibt es Autisten, die im stillen Kämmerlein mit gespornten Kürassierstiefeln umherlaufen und andere, die Damenknöpfstiefel mit hohen Hacken anlegen. Es könnte den Anschein haben, als ob diejenigen, die sich dadurch erregen, daß sie Gegenstände ihres Geschlechts anlegen, verkappte Homosexuelle sind, während die Personen, welche Sachen des anderen Geschlechts anziehen, im Grunde heterosexuell sind, gleichsam das Weib lieben, das sie aus sich heraus projizieren. Dieser Schluß ist aber nicht zulässig, da bei dem Autisten der Gedanke an eine zweite Person ganz fortfällt und nur die eigene Beschaffenheit sexuelles Interesse ablockt.

Besonders gilt dies auch für diejenigen Automonosexuellen, welche eine ganze Tracht anlegen, sich also behufs geschlechtlicher Lustgewinnung verkleiden. Auch hier sehen wir solche, welche die Kleidung anlegen, die, wenn auch nicht ihrem Alter, ihrer Stellung, ihrem Berufe, so doch ihrem Geschlechte entspricht und andere, die sich von Kopf bis Fuß in ein Kostüm des anderen Geschlechts werfen. Da gibt es Autisten, die sich in allen möglichen Volkstrachten gefallen, andere, die sich als Lakaien oder Pagen anziehen, als Matrosen, Soldaten oder Jockeis, die sich als Pierrots oder in „Vagabondenkluft" am wohlsten fühlen, oder die sich gar als Schüler verkleiden, Fälle, in denen sich dann der Automonosexualismus mit Infantilismus vermischt.

Von monosexuellen Transvestiten, die in der weiblichen Umkleidung ihr Genüge finden, suchen einige die elegante Weltdame, andere die auffällige Halbweltdame und wieder andere die Hausfrau oder das bescheidene Dienstmädchen oder Landmädchen zu markieren. Oft geht hier mit dem autistischen ein gewisser exhibitionistischer Zug Hand in Hand, indem es den gleichgeschlechtlich oder andersgeschlechtlich Verkleideten einen Reiz gewährt, sich in der Gestalt, die sie vorspiegeln möchten, unter Menschen zu mischen, wobei sie dann große Freude empfinden, wenn niemand merkt, daß der Mann eigentlich ein Weib, der anscheinende Diener ein Herr, der Fünfzehnjährige ein Dreißigjähriger ist. Ich will aus dem Gutachten über einen automonosexuellen Transvestiten einige Hauptstellen wiedergeben, die uns einen Einblick in das seltsame Doppelleben dieses eigenartigen Menschen gewähren:

T. stammt aus einer angesehenen rheinischen Familie. Die Mutter, deren französische Vorfahren infolge der Revolution nach Deutschland kamen, lebt und ist gesund; sie ist eine hochintelligente, energische, im öffentlichen Leben tätige Frau. Der Vater starb mit 52 Jahren an einer Rippenfellentzündung. Die aus einer Neigungsheirat hervorgegangene Ehe der Eltern war ungemein glücklich. Wie seine drei Geschwister genoß er die sorgfältigste Erziehung; er bestand das Abiturientenexamen an einem humanistischen Gymnasium und widmete sich dann wie sein Vater der Versicherungsbranche, in der er es durch Fleiß und Tüchtigkeit nach und nach zum Abteilungsvorsteher und Organisationschef brachte. Als er aus der Versicherungsgesellschaft schied, um sich dem nationalökonomischen Studium zu widmen, erhielt er ein geradezu glänzendes, zwei Schreibmaschinenfolioseiten umfassendes Zeugnis über seine Leistungen und Fähigkeiten. Übrigens war T., ehe er in das Versicherungsbureau seines Vaters trat, kurze Zeit Fahnenjunker, weil er Offizier werden sollte, bzw. wollte; doch ließ ihn sein Vater nach halbjähriger Dienstzeit als Fahnenjunker in die Kategorie der Einjährigen überschreiben.

Es mag auch erwähnt sein, weil er selbst Wert darauf legt, daß sein Vater sich vor seiner Geburt ein Mädchen, die Mutter einen Jungen wünschte, ferner, daß er geistig mehr der Mutter ähnlich zu sein glaubt und daß es in der Familie des Vaters mehrere Hagestolze, darunter einige katholische Geistliche, gab.

Von nervösen Kindheitsstörungen ist zu bemerken, daß er bis zum 17. Jahre an Enuresis nocturna (Bettnässen) litt; er war ·sehr zurückhaltend, nahm an Kinderspielen wenig Anteil, begnügte sich vielmehr nur mit Zusehen, war aber weder ängstlich, noch schreckhaft oder verschüchtert. Mehrere Momente aus frühester Kindheit und vorpubischer Zeit verdienen hervorgehoben zu werden: schon ganz früh interessierten ihn, wenn er Kindern zusah, die Kleider der Mädchen außerordentlich. Wiederholt träumte er, die Behörde habe verfügt, daß an einem bestimmten Tage alle Männer als Frauen und alle Frauen als Männer gehen sollten. Dieser Traum, der sich auch später sehr häufig einstellte, verursachte ihm ein großes Behagen. Mit 11 Jahren klärte ihn ein Mitschüler sexuell auf; dieser behauptete von einem anderen Mitschüler, der sich durch einen sehr zarten Teint auszeichnete, dieser sei gar kein Knabe, sondern ein Mädchen, eine Mitteilung, die ihn stark interessierte und erfreute. Als er 20 Jahre alt war, suchte er als Fahnenjunker auf Ansuchen von Offizieren ein Bordell auf, fand aber — wie er sich ausdrückt — „nichts Besonderes dabei".

Wie sich nun der transvestitische Drang von leisen Anfängen immer stärker und deutlicher in ihm entwickelte, schildert T. in so anschaulicher, überzeugender und charakteristischer Weise, daß wir ihn am besten selbst zu Worte kommen lassen. Er erzählt:

„Ich erinnere mich noch ganz gut, daß ich im Alter von etwa 9—15 Jahren schon gern Kleidungsstücke meiner Mutter in unbewachten Augenblicken angezogen habe. Zu solchen Zeiten zählten die Abende, an welchen meine Eltern zu Festlichkeiten oder im Sommer auch zu Abendspaziergängen unser Haus verließen. Schon in diesem Alter zeigte sich die List, die ich bei der Realisierung meiner Wünsche nach weiblicher Kleidung anwandte. Wenn ·die Eltern ausgegangen und wir Kinder zu Bett gebracht waren, schlief ich absichtlich nicht ein, sondern wartete einige Zeit, bis ich annahm, daß meine Geschwister schliefen. Die Überzeugung darüber, daß dies der Fall war, verschaffte ich mir dadurch, daß ich meine Geschwister aus irgendeinem Grunde anrief, etwa um noch nach etwas zu fragen. Erhielt ich Antwort, so fiel das nicht auf, weil ich als ältestes Kind schon die Berechtigung zu meiner Anfrage geltend machte, ich mußte dann eben warten. War aber alles ruhig, dann schlich ich leise aus meinem Bett und begab mich in das nebenanliegende Schlafzimmer meiner Eltern, wo ich die gewünschten und nicht verschlossenen Kleidungsstücke meiner Mutter fand und anzog. Hier seien einige eigentümliche Vorkommnisse und Kunstfertigkeiten bei meiner damaligen Bekleidung erwähnt. Das Korsett meiner ziemlich korpulenten Mutter war mir natürlich zu weit. Da nun diese Korsetts wohl immer etwas knapp gemessen waren, klafften sie hinten und ließen sich weiter zusammenziehen. Dies richtete ich jedoch so ein, daß die frühere (reguläre) Weite unschwer und genau hergestellt werden konnte. Damals begnügte ich mich noch mit dem Anziehen eines Unterrockes, eines Überrockes mit Taille oder Bluse; hin und wieder zog ich vielleicht auch eine Jacke oder einen Mantel an und setzte einen Hut auf, letzteren natürlich ohne die Unterlage einer Perücke. Mit dem Anlegen der Mutterkleider beschäftigte ich mich im allgemeinen nicht lange. Ich legte mich meistens bald wieder zu Bett in derselben Weise, wie ich daraus mich entfernt hatte, und zwar mit einem heute nicht mehr beschreibungsmöglichen Gefühl der Zufriedenheit. Einmal, als feststand, daß meine Eltern vor dem anderen Morgen nicht zurückkehrten und als deswegen unser zuverlässiges, aber harmloses, und lange bei uns angestelltes Dienstmädchen ausnahmsweise in der Wohnung schlafen mußte, jedoch nicht gleichzeitig mit uns sich schlafen legte, sondern las, überraschte ich es in meiner Kostümierung. Zunächst großes Erstaunen, das sich aber bald legte. Dann lud mich das Mädchen ein, mich zu ihr zu setzen, indem sie mich (zu meiner Freude) Fräulein Anna nannte. Obwohl ich diese Besuche später noch einige Male wiederholte, scheint das Mädchen meinen Eltern nichts berichtet zu haben; ich wurde wenigstens nie wegen dieses Vorganges zur Rechenschaft gezogen, was sonst bei der gerechten Strenge meiner Eltern sicher der Fall gewesen sein würde.

Einmal hätte die Kostümierung für mich verhängnisvoll werden können dadurch, daß der für meine Faust zu enge Ärmel einer neuen seidenen Taille meiner Mutter aufriß und nicht mehr ausgebessert werden konnte. Ich beobachtete indessen nicht, daß von meiner Mutter nachgeforscht wurde, worauf diese doch ärgerliche Beschädigung zurückzuführen war; meine Mutter muß wohl angenommen haben, daß ihr das Unglück selbst passiert war. Wäsche und dergleichen zog ich damals noch nicht an, obwohl bereits getragene Stücke aus der schmutzigen Wäsche mir zur Verfügung gestanden hätten. **Ich muß wohl im Gegensatz zu den Fetischisten (die das lieben) davor zurückgeschreckt haben, nicht mehr reine und den Körper direkt berührende Wäsche anzuziehen und dazu noch von der Mutter getragene.** Der Drang nach der Frauengewandung führte sogar einmal dazu, daß ich im Alter von etwa 15 Jahren in der Wohnung meines Freundes in einem unbewachten Augenblick den mir so sehr gefallenden Rock seiner Schwester über mich streifte.

Die Weiterentwicklung des Transvestitismus vollzog sich nun langsam, aber stetig, langsam infolge meiner nicht starken Mittel. Zunächst beschaffte ich mir, indem ich zur Einrichtung einer eigenen Garderobe überging, durch Bestellung bei einer großen auswärtigen Firma ein Korsett mittlerer Preislage. Leider hatte ich das für mich in Betracht kommende Maß nicht richtig ermitteln können, so daß das Korsett viel zu eng eintraf. Trotzdem zog ich es hin und wieder abends auf kurze Zeit über das Nachthemd an. Darauf ließ ich mir eine hellblaue seidene Bluse kommen, deren Größe ebenfalls für meinen Körper nicht zutraf. Ich war jedoch schon in der Lage, mich, wenn auch primitiv, am Oberkörper etwas weiblich anzuziehen, und war damit zuerst einigermaßen zufriedengestellt. Damit wuchs der Wunsch, möglichst vollkommene Frauenkleidung eigentümlich zu besitzen. Ich ersparte mir in mehreren Monaten etwa 200 Mark, nachdem mein Einkommen sich inzwischen gehoben hatte. Diese für den fraglichen Zweck nicht große Ersparnis benutzte ich, um mir zunächst billige, aber mir passende und möglichst vollzählige Stücke anzuschaffen, fürs erste Hut, Stiefel, Schirm, Handtasche u. dgl. Mit diesen Sachen bekleidete ich mich nun öfters, aber nicht häufiger als in Zeiträumen von etwa 10—14 Tagen. Am nächsten Karneval, den ich noch im Rheinlande verlebte, konnte ich als „Dame" auf die Straße gehen, wozu ich vom Friseur eine gutfrisierte Perücke lieh, mich schminken ließ und mir ein Kopftuch lieh. Diese Garderobe gefiel mir zwar, erschien mir aber nicht vollständig genug, so daß ich doch nicht so recht zufrieden war und mich sogar entschloß, eines Tages, einer plötzlichen Eingebung folgend, alles zu verbrennen.

Mit dem Herannahen des nächsten Winters flammte die Glut von neuem auf und mit meiner inzwischen wieder angesammelten Ersparnis kaufte ich mir neue Garderobestücke besserer Qualität, jedoch nur in einfacher Auflage. Ich hatte nun schon Hut, Schleier, Damenstiefel, Schirm, Handtasche, Handschuhe usw. und auch eine eigene Perücke, allerdings nur von Wolle.

Hierauf ging die Liebe zu Frauenkleidern noch einmal zurück: Ich verkaufte alles angeblich im Auftrage einer in Geldnöten befindlichen Dame. Wenig genug löste ich dafür. Es folgte nun eine Pause, nach der sich der Drang, weiblich gekleidet zu sein, in seiner ganzen, im folgenden zu schildernden Stärke gestaltete, die anscheinend jetzt andauernd ist: Ich ging dazu über, mir qualifizierte, gut passende und, was Wäsche betrifft, mehrfache Sachen von neuem zu kaufen, **möglichst alles, was eine Dame hat,** insbesondere eine frisierbare und gut sitzende Haarperücke. Auf Grund dieser Anschaffung baut sich mein derzeitiger, stets von mir ergänzter Besitz an weiblichen Kleidungsstücken usw. auf. Das schmutzig Gewordene, einschließlich weißer Blusen, wasche ich selbst, auch nähe ich selbst, was nötig ist.

Zur Zeit gehören mir: 12 Paar Strümpfe, teils bessere, teils geringere, schwarz und farbig, auch durchbrochene, 2 Paar Halbschuhe mit hohen Absätzen, 1 Paar rosa, 1 Paar hellblaue Strumpfbänder mit Schleifen, 2 leinene weiße Unterhosen, 1 hellblaue Direktoirehose, 2 Anstandsröcke, 1 weißer Batistunterrock mit Banddurchzug, 1 weißer leinener Unterrock, 1 hellblauer seidener Unterrock, 1 dunkelroter seidener Unter-

rock, 1 leinener schwarzweißer Unterrock, 1 gewöhnlicher Unterrock, 2 Korsetts, eins
für Sonntag, eins für Werktags, 1 rosa Korsettschoner, 2 Strumpfhalter, 4 weiße Damen-
taghemden mit Achselschluß, 6 weiße Untertaillen, zum Teil mit Banddurchzug, 1 blaues
Kostümkleid, 1 Extrarock dazu, modern mit Rückenschnalle, 1 schwarzes Kostümkleid,
1 hellblauer Damenmantel, 2 weiße Stickereiblusen, 1 schwarze Seidenbluse, 1 grüne
Seidenbluse, 1 Ecru-Bluse, 1 schwarzweiße Spitzenbluse, 1 weiße Batistbluse, 1 moderne
blaue Frottébluse ohne Kragen, 1 moderne elfenbeinfarbige Bluse ohne Kragen, 6 Zier-
und·Hausschürzen, Reiher oder Bänder am Kragen selbst eingenäht, 1 Matinee, 1 moderner
Damenschirm, 5 Gürtel, 2 Handtaschen, eine aus Samt, eine aus Leder (Besuchstasche),
1 Damenportemonnaie, 1 rosa seidener Ballbeutel, 1 Fächer mit Straußfedern, 1 Pelz-
garnitur Muff, 1 geringerer Pelzkragen, 2 Winterhüte, ein größeres Format, 1 rund mit
blauen Federn, verschiedene Schleier, 1 hellblaues Kopftuch, verschiedene Rüschen und
Jabots, Damenhandschuhe für Sommer und Winter, für Straße und Ball, 1 weißes
Spitzentaschentuch, 1 frisierbare Perücke, ziemlich entsprechend meinem Haar, mit
Kämmen und Pfeilen, 2 Armbänder, 1 Uhrkette, 2 Medaillons, 1 Paar Ohrringe (zum
Anschrauben), 1 Ring.

Sehr bemerkenswert für den transvestitischen Zustand T.s sind nun die folgenden
Ausführungen:

„Meine größte Freude, zu deren Gunsten ich auf vieles verzichte, ist, m ö g -
l i c h s t o f t , v o l l s t ä n d i g u n d l a n g e g a n z D a m e z u s e i n. An Werktagen
kann ich mich leider nicht immer anziehen, weil ich oft erst spät abends aus dem Geschäft fortkomme. Dagegen befinde ich mich fast jeden Sonntag in meinen Kleidern,
mit welchen ich abwechsle, Sonntags ziehe ich meist dasselbe an (meinen Sonntagsstaat).
Ich bin alsdann von Kopf bis zu Fuß wie die anderen Frauen gekleidet. Das Korsett-
tragen (oft 12 Stunden lang) ist mir, was manche meiner Leserinnen interessieren wird,
nie lästig, im Gegenteil angenehm. Übermäßig brauche ich mich auch nicht zu schnüren,
weil meine Figur (Größe 46) gut ist. Sonn- und Feiertags ziehe ich mich am liebsten
gleich weiblich an, nachdem ich am Abend vorher alle Männerkleider beiseite und die
Frauengewandung so zurecht gelegt habe, wie w e n n i c h m i c h a m A b e n d v o r h e r
a u s i h r e n t f e r n t h ä t t e. Oft muß ich jedoch vor dem Anziehen zum Barbier
gehen, selbst kann ich mich leider wegen meines starken Bartwuchses nicht rasieren.
Bartanflug stört meine Empfindung, i c h f ü h l e m i c h d a n n n i c h t W e i b g e -
n u g , zumal da ich jetzt öfters als solches ausgehe. Früher habe ich das letztere nicht
getan, um aber doch einen Ersatz dafür zu besitzen, machte ich mich damals öfter ganz
fertig, wie wenn ich ausgeben wollte. J e d e n f a l l s b e s c h ä f t i g e i c h m i c h a l s
„ F r a u " z u H a u s e g u t u n d v i e l . Meine Veranlagung fesselt'mich ja auch stark
ans Haus. Ich lese sehr viel auf allen möglichen Gebieten, namentlich auf demjenigen
meiner Branche und habe auf diese Weise meine Kenntnisse vielseitig vertieft."

Sehr eingehende Mitteilungen macht T. über die Toilettenkünste, die er anwandte,
um sich ein recht weibliches Aussehen zu geben: Im Schminken brachte er es zu ziem-
licher Fertigkeit; die Haare betupfte er allabendlich mit Wasserstoffsuperoxyd, damit der
Bartwuchs nachlasse. Vorher wandte er einen Harzstift an, der erwärmt flüssig wird
und aufgedrückt die Haare durch Ausreißen mit Wurzel beseitigt. Dies verursachte ihm
große Schmerzen. Ferner ließ er sich aus Frankreich eine B ü s t e n v e r g r ö ß e r u n g s -
e i n r i c h t u n g kommen, durch die er seine Büste merklich vergrößert haben will,
so daß er sich jetzt nicht mehr „auszustopfen" braucht. Zur Beseitigung männlicher
Röte am Hals bediente er sich eines Bleichmittels, um die Augen feuriger zu gestalten,
eines Augenwassers. Daß neben Schminke auch Puder verwandt wurde, erscheint nach
allem sehr naheliegend, ebenso daß er die Weiblichkeit des Gesichtsausdrucks durch
Ohrringe unterstützte und sich reichlich mit Parfüm versah.

Viel Sorge bereitete ihm das Frisieren seiner weiblichen Perücke. Er nahm zwar
keinen Unterricht im Damenfrisieren, wie andere mir bekannte Transvestiten, brachte
es aber durch stundenlanges Üben unter Benutzung verschiedener Kunstgriffe schließlich
so weit, daß er imstande war, sich eine gut passende Coiffüre herzustellen. Über seine
Kleidereinkäufe berichtet er:

„Kleider habe ich mir wie viele Transvestiten von auswärts nach Katalogen kommen lassen, wobei ich um Beifügung einer auf den Namen irgendeiner Dame ausgestellten Rechnung bat (die Sachen kommen immer unter Nachnahme). Zum Teil habe ich die Einkäufe auch selbst besorgt, und zwar kurz vor Weihnachten, weil jedermann als natürlich annahm, es handle sich um Geschenke. Um den Glauben des Verkaufspersonals an das Geschenkeeinkaufen zu stärken, brachte ich immer Zettel mit, die Maßangaben trugen, obwohl ich zuletzt auswendig ganz genau wußte, was mir paßt. Ich sprach auch stets von „der Dame" und fragte schließlich, ob die betreffende Sache umgetauscht werden könne, wenn sie nicht gefalle oder nicht passe."

„So kann ich mich nun" — schreibt er an anderer Stelle — „nett, aber unauffällig als Dame anziehen und viele Stunden zu Hause, zeitweilig auch auf der Straße, bewegen. Da mein Auftreten, namentlich in Gang und Haltung (auch a conto der jetzt modernen engeren Röcke) durchaus weiblich ist, vermuten Vorübergehende in mir nicht eine zum männlichen Geschlecht zu rechnende Person."

Er fährt dann fort:

„Auf der Straße angelangt, entferne ich mich rasch ohne umzusehen. Überhaupt habe ich mir das Umsehen erst abgewöhnen müssen, denn viele Herren suchen bekanntlich am Abend Anschluß und vermuten in umherblickenden Damen Gleichgesinnte. Trotzdem bin ich schon mehrere Male mit recht freundlichen Worten zum Mitgehen eingeladen worden. Ich habe mich dann wie wirkliche Damen verhalten, mich einfach herumgedreht und bin zunächst einige Schritte zurück und dann langsam meinen Weg weitergegangen, bis der Attentäter so oder auf andere Weise unschädlich für mich war. Um solche Begegnungen zu vermeiden, pflege ich den Schritt zu verlangsamen, wenn ich in einer der von mir meistens aufgesuchten menschenarmen Straßen gehe und einen Herrn vor mir habe, zumal einen dahinschlendernden. Antworten könnte ich bei meiner ziemlich tiefen Stimme nicht und mit ungekünstelter Fistelstimme, wie es die Damenimitatoren tun, sprechen habe ich noch nicht erlernt.

Wegen der Tiefe meiner Stimme kann ich auch die Straßenbahn nicht benutzen, ich muß daher meine Wege ganz per pedes zurücklegen, wenn ich spazieren gehe oder meine Bekannten besuche, Wege, die ich als „Herr" allerdings nur mit der Straßenbahn machen würde. Vor der Polizei, insbesondere vor den nicht uniformierten Beamten (ich verkehre sogar mit einigen, ohne daß sie von meiner Veranlagung etwas ahnen), habe ich naturgemäß viel Furcht. Denn als grundehrlicher Mensch habe ich noch nie mit der Polizei oder dem Gericht irgend etwas zu tun gehabt, und auch der Gedanke, in Verdacht, wenn auch nur dahin zu kommen, ich sei ein Verbrecher, der in Frauenkleidung seinem lichtscheuen Handwerk nachgehen will, ist für mich fürchterlich. Das Volk, das bei einer etwaigen Ergreifung herbeizuströmen pflegt, erblickt mit begreiflicher Abscheu in einem als Frau gehenden Manne gleich einen Verbrecher oder womöglich gar einen auf Raub ausgehenden 175er. Zudem fürchte ich auch, daß auf diese Weise in meinem Geschäfte meine Veranlagung bekannt werden könnte, so daß ich mich dort nicht mehr würde halten können. Jedenfalls führe ich bei meinen Ausgängen in der Handtasche regelmäßig meinen Militärpaß, eine Paßkarte, eine Photographie und mehrere Visitenkarten, auch einen Brief von zu Hause mit Umschlag mit, um mich nötigenfalls gut legitimieren zu können."

Wie vielen Transvestiten ist es T. besonders peinlich, daß von Unkundigen Transvestiten so häufig mit Homosexuellen „in einen Topf geworfen werden". Er versichert wiederholt, daß er vor Homosexuellen „g r o ß e n Abscheu" hat.

Sein normaler Geschlechtstrieb ist verhältnismäßig sehr schwach; „ich betrachte mich als homosexuelles Weib", meint er in ganz logischer Übereinstimmung mit seinem weiblichen Empfinden, das d i e F r a u a l s e i n g e w i s s e r m a ß e n z u m g l e i c h e n G e s c h l e c h t g e h ö r i g e s W e s e n e r a c h t e t. Am ehesten ziehen ihn noch Frauen zwischen 25 und 40 Jahren an, sanftmütige Naturen mit „schönlinigen" echt weiblichen Figuren und femininen Gesichtszügen. Pollutionsträume beziehen sich auf Frauen, denen er ähnlich sein möchte.

T. ist unverheiratet. Seine geschlechtliche Entspannung findet er, indem er „b e i m
A n b l i c k s e i n e r W e i b l i c h k e i t" masturbiert. Dies geschieht durchschnittlich
etwa jeden 8. bis 10. Tag. Wenn er den Geschlechtsverkehr mit dem Weibe vollzieht,
was äußerst selten vorkommt, ist conditio sine qua non, beim Koitus u n t e n zu liegen.
Im übrigen liegt ihm aber masochistische Unterwürfigkeit dem Weibe gegenüber vollkommen fern.

Die Hauptsache, um eine sexuelle Befriedigung herbeizuführen, ist bei ihm das Anlegen von v o l l s t ä n d i g e r Frauenkleidung. Schon die Vorstellung hiervon macht
ihn glücklich. Früher hat er stark gegen seine Neigungen angekämpft; wie schon oben
berichtet, hat er sogar einmal alle seine Frauensachen verbrannt, ein anderes Mal ver-
kauft; er ließ sich auch einmal einen Kinnbart stehen, um sich ein möglichst männ-
liches Aussehen zu geben. Aber je stärker er gegen den Drang anging, als Weib auf-
zutreten, um so heftiger und unwiderstehlicher brach nach einiger Zeit die Leidenschaft
wieder durch. Am liebsten möchte er überhaupt nicht mehr Männerkleider tragen. Er
betrachtet die Männerkleidung für eine Art „Dienstkleidung", als eine „U n i f o r m",
wie er sagt; wenn er Frauenkleider anzieht, geht er, wie er sich ausdrückt „i n Z i v i l".
Deshalb kann er es auch nicht leiden, wenn man bei ihm von „verkleiden, das sei doch
maskieren, vermummen" spricht. In seinem Testament hat er bestimmt, daß er in seinem
„derzeitig schönsten weiblichen Staat, angetan mit weiblicher Perücke begraben werde".

Unser Explorat lebt in peinlich geordneten Verhältnissen, ist sehr solide und auch
religiös. Zu letzterem Punkt bemerkt er: „Ich bin froh darum, denn dieser Umstand
allein hat mich bisher davon abgehalten, dem Willen meines Schöpfers vorzugreifen, d. h.
meinem im Verhältnis zur Außenwelt nicht glücklichen Zustand durch Selbstmord ein
Ende zu machen. Ich hoffe innig, daß mir dieser Geist Zeit meines Lebens erhalten
bleibe"; in seinem Fragebogen bezeichnet er sich selbst als „überzeugte Katholikin, aber
keine Betschwester". Sein Bildungsgrad ist ein hoher, namentlich interessiert ihn Volks-
wirtschaft und Verkehrswesen. Politisch ist er gemäßigt, er nennt sich „eine große
V e r e h r e r i n von Kaiser Wilhelm II". Sein liebster Beruf wäre „Generalsekretärin
einer Frauenorganisation". Er ist schlechter Rechner, aber guter Korrespondent, er näht,
wäscht und kocht gern, Sonntags stellt er sich sein Essen selbst her. Ein großes Interesse hat er für Modeberichte. Auch ist er ein großer Tierfreund, nur „vor Spinnen,
Käfern und Mäusen" hat er „Angst". Als Mann raucht er Zigarren, als Frau nur Ziga-
retten. Sehr angenehm berührt es ihn, wenn man ihn in Frauenkleidung bei dem
Mädchennamen „Martha" nennt, den er sich selbst zugelegt hat. Seine Briefe an Personen, die von seinem Transvestitismus wissen, unterzeichnet er mit „Martha Glücks",
um durch den Nachnamen auszudrücken, wie glücklich er sich als Weib fühlt. Deshalb
schließt er seine Darlegungen auch mit den Worten: „Ich möchte am Ende meiner Ausführungen noch hervorheben, daß ich mich, so eigenartig es auch klingen mag, in der
weiblichen Kleidung durchaus glücklich fühle, wenn ich auch weiß, daß dieses Glück ein
Unglück ist und wenn ich im vollen Besitze des Bewußtseins auch nicht eine Sekunde
die Wirklichkeit vergesse. Ich habe deshalb auch kein Interesse an einer Befreiung von
meiner Veranlagung." „Ich kann es offen bekennen, daß ich es mit Befriedigung vernommen habe, daß es eine Heilung dieses Zustandes kaum gibt, höchstens mit zuneh-
mendem Alter. Sollte ich wider Erwarten meine Veranlagung doch einmal verlieren, so
würde ich die Zeit meines Transvestitismus als die glücklichste meines Lebens betrachten, vielleicht auch unglücklich über den Verlust sein und doch ——."

Die körperliche Untersuchung T.s ergibt keine nennenswerten Abweichungen vom
männlichen Körperbau. Er ist von mittlerer Größe und mittelkräftiger Muskulatur.
Sein Gang ist als Herr fest und schnell, als Dame macht er kleine trippelnde Schritte,
was aber wohl im wesentlichen auf das Tragen des Korsetts und der engen Röcke zurückzuführen ist. Der Teint ist mehr dunkel, die Haare sind dicht und hart, der Bartwuchs
ziemlich stark. Er errötet leicht, seine Schmerzempfindlichkeit ist groß. Hände und
Füße sind verhältnismäßig klein (Damenschuhe Größe 41, Handschuhnummer 8). Die
Handschrift zeigt virilen Typus. Schulter- und Hüftbreite sind nahezu gleich; Korsett-
weite 72 cm. Der Kehlkopf ist männlich gebaut, wenn auch wenig hervortretend, Stimme

infolgedessen tief. Der äußere Genitalapparat zeigt gänzlich männliche Beschaffenheit. Körperliche Bildungsfehler sind auch sonst nicht nachweisbar, die inneren Organe sind gesund. T. macht den Eindruck eines kräftigen Menschen, der weiß, was er will; seine Willenskraft ist, soweit sie nicht die Feminierung betrifft, gut.

Es seien im Anschluß an diesen Fall noch wenige Worte über das s o z i a b i l e V e r h a l t e n a u t o m o n o s e x u e l l e r P e r s o n e n vermerkt. Da sie fast ausschließlich m i t s i c h s e l b s t be· schäftigt sind, erotische Empfindungen für das männliche und weibliche Geschlecht vollkommen fehlen, auch Familieninstinkte kaum vorhanden sind, so ist es begreiflich, daß diese Menschen im allgemeinen ganz ihre eigenen Wege gehen, oft ausgesprochen m e n s c h e n s c h e u, Sonderlinge und Eigenbröd- ler sind. Manche leben ganz zurückgezogen, die meisten reiten irgendein Steckenpferd oder finden ihre Freude im Sammeln irgendwelcher mehr oder weniger seltenen Gegenstände. Dabei ist ihre Intelligenz durchschnittlich gut. Daß die ungünstigen Eigenschaften, die R o h l e d e r in dem ersten von ihm beobachteten Falle fand: „ganz krasser Egoismus und Selbstdünkel, Selbstüber- schätzung, verbunden mit einer bedauernswerten Herzlosigkeit gegen alles, was nicht die eigene Person betrifft" t y p i s c h e Begleit- erscheinungen jedes Falles von Automonosexualismus sind, kann ich nicht bestätigen.

Die Freudsche Schule hat den Standpunkt vertreten, daß der Narzißmus eine n o r m a l e D u r c h g a n g s s t u f e in der Sexual- geschichte a l l e r Männer und Frauen sei. Dr. H e i n r i c h K ö r b e r hat in einem sehr instruktiven Artikel: „Die Freudsche Lehre und ihre Abzweigungen"⁵) erwähnt, daß Freud für die Libido bei n o r m a l e r Entwicklung folgende angeblich stets zu findende Reihe von Be- setzungen annimmt. Die sexuelle Libido b e g i n n e beim Kinde mit einem r e i n a u t o e r o t i s c h e n Zustand, in dem am eigenen Körper durch Reiben, Jucken, Lutschen Lust erzeugt wird, dann käme es etwa im z w e i t e n Lebensjahre zur erstmaligen Wahl eines Partners, und zwar müsse diese e r s t e L i e b e s o b j e k t w a h l infolge der ge- gebenen Personalverhältnisse i n z e s t u ö s ausfallen. Hierauf folge ein Stadium des L a t e n t w e r d e n s der Libido, in welchem die psy- chischen Energien des Kindes durch Erlernen des Sprechens, Schrei- bens und Lesens sowie durch Pflichtanforderungen der Realität voll beansprucht würden. Danach soll, und zwar noch vor Beginn der Ge- schlechtsreife, ein S t a d i u m d e s N a r z i ß m u s folgen, als eine „W i e d e r a u f n a h m e d e s p r i m ä r e n A u t o e r o t i s m u s". Dieser Narzißmus werde dann abgelöst durch die Pubertät, in welcher es z u m z w e i t e n M a l e zu einer O b j e k t w a h l kommt, und zwar scheine diese in der ersten Hälfte des Entwicklungsstadiums durch-

---

⁵) Zeitschr. f. Sexualw. Bd. 3, H. 1, April 1916.

gehend das eigene Geschlecht zu betreffen, um dann erst zu
dauernder Fixation auf das andere Geschlecht überzugehen. So
sei es „im normalen Verlaufe". Bei Psychoneurotikern aber könne
diese Entwicklung auf jeder Stufe zu einem vorläufigen Abschluß gelangen. Darauf beruhten dann die sexuellen Anomalien.

Dieses Schema wäre ganz plausibel, wenn es einer objektiven
Nachprüfung standhielte, was jedoch keineswegs zutrifft. Auf alle
seine Irrtümer hier einzugehen, würde zu weit führen, nur hinsichtlich des Narzißmus und Autoerotismus sei bemerkt, daß es durchaus
nicht, wie behauptet, eine reguläre Begleiterscheinung der Vorpubertät ist. Wohl kommt die Onanie in diesem Lebensalter in nahezu
physiologischer Verbreitung vor, nicht aber ist damit ständig ein
Verliebtsein in sich selbst, ein davon sehr zu unterscheidender Vorgang verbunden. Richtig ist, daß der Automonosexualismus — wie
beiläufig bemerkt, fast alle sexuellen Anomalien — in der Pubertätszeit zuerst in die Erscheinung tritt, anfangs unbewußt, um allmählich mehr und mehr in das Bewußtsein zu treten,
richtig ist wohl auch, daß gelegentlich in der Reifezeit eine vorübergehende autistische Periode auftritt, die nach einiger Zeit wieder
verschwindet; unrichtig ist es aber, anzunehmen, daß der Auto-
monosexuelle ähnlich etwa wie der Infantile, auf einer sexuellen Entwicklungsstufe stehen bleibt, die für ein bestimmtes Lebensalter die
Norm ist. Die Norm ist, daß im Pubertätsalter das seelische Verlangen erwacht, das man sprachlich so treffend als Neigung bezeichnet hat, weil der Mensch sich eben einer zweiten Person in
Liebe zuneigt, sich ihr zuwendet (im Sinne von Tropismus,
was Wendung bedeutet); ihr folgen zielstrebig die Sinnes- und zumeist dann auch die Bewegungsorgane (von sequi = folgen leitet
sich das Wort sexus = Geschlecht her). Davon, daß zuvor die eigene
Gestalt eine solche Reaktion hervorruft, ehe dies eine zweite tut,
kann ganz und gar nicht die Rede sein. Der im Automonosexualismus
zutage tretende Defekt, nicht auf Außenreize zu reagieren,
der mangelnde Trieb, sich einem zweiten Wesen zu nähern und sich
mit ihm zu verbinden, stellt einen schweren Ausfall dar, dessen
Ursachen wir nicht kennen, die aber sicherlich von erheblichem
Gewicht sein dürften. Entweder kann es sich um einen angeborenen
Bildungsfehler im zerebralen Sexualzentrum handeln, oder um eine
Störung in der inneren Sekretion, die das Zentrum nicht so speist,
daß es katalytisch von außen beeinflußt wird oder es könnten auch
wohl abnormale Verhältnisse in den Eindrucks-, Assoziations- und
Hemmungsbahnen vorliegen. Vielleicht wirkt auch mehreres zusammen, jedenfalls stellt der Automonosexualismus, bei dem die
eigene Person Subjekt und Objekt, aktiver und
passiver Teil, Reizquelle und Lustquelle zugleich
ist, unter den sexuellen Perversionen eine gut abgegrenzte

G r u p p e für sich dar. Wir stimmen hierin R o h l e d e r vollkommen bei, wenngleich wir diese Anomalie nicht für so ungemein selten ansehen können, wie er es tut.

Man könnte vermuten, daß bei dem Automonosexuellen eine Art Spaltung der Persönlichkeit eintritt, er also in sich selbst nach der philosophischen Maxime: „ich setze mich und habe ich mich gesetzt, so habe ich ein n i c h t - i c h gesetzt" (setzen hat hier die Bedeutung von vorstellen), i m G r u n d e n i c h t s i c h , s o n d e r n e i n e n a n d e r n liebt. So glaubt P e t e r m a n n in seiner Arbeit über Phantomenliebe[6]), daß es sich bei dem erotischen Gebrauch des Spiegels um die Schaffung eines „i d e e l l e n P a r t n e r s" handle; er sagt: „Tiere, kleine Kinder nehmen das Spiegelbild für Wirklichkeit. Stubenvögel hacken nach ihrem vermeintlichen Rivalen, Kinder unterhalten sich mit ihrem Spiegelbilde, das sie je nach Laune schlagen oder küssen. Affen, Naturmenschen, die schon das Wesen des Glases erkannt haben, suchen h i n t e r d e m s e l b e n einen wirklichen anderen. Daß die Erkenntnis von der Identität des Spiegelbildes mit der eignen Person verhältnismäßig so schwer Eingang findet, liegt wohl darin, daß der Mensch sein Gesicht niemals direkt sieht, also ohne Unterstützung durch den Spiegel meist nicht nur vergißt (Jacob. I, 23, 24), sondern überhaupt nie erfährt, wie er gestaltet ist." Ob N a r z i ß sich der Identität der vom Wasser reflektierten Person mit seinem eigenen Ich überhaupt bewußt war, hält P e t e r m a n n nicht für geklärt. Es ist deshalb keineswegs so schwer, die so mühsam gewonnene Einsicht aus dem Bewußtsein wieder auszulöschen, und die eigene Person gleichsam in zwei Hälften zu spalten, von denen die eine handelt und die andere, wenn schon die nämlichen Bewegungen vollführende, gleichsam als Objekt des Handelns gedacht ist. Daß es sich im Automonosexualismus bei dem Ich als Subjekt und bei dem Ich als Objekt bis zu einem gewissen Grade um zwei verschiedene Wesen handelt, ist zuzugeben, es ist aber nicht einzusehen, weshalb Personen, denen r e a l e Partner außerhalb Ihrer selbst genügend zur Verfügung stehen, sich in ihrem Spiegelbild einen „ideellen" Partner suchen. Gerade in dieser I d e n t i f i z i e r u n g d e s R e i z a b s e n d e r s u n d R e i z e m p f ä n g e r s liegt das Absonderliche und Pathologische der Erscheinung.

Dieser Umstand hindert allerdings nicht, daß der Narzißmus zu allen anderen sexuellen Störungen Beziehungen aufweisen kann. Das haben die oben angeführten Beispiele deutlich gezeigt. Wir sahen den Automonosexualismus auf t r a n s v e s t i t i s c h e r , z i s v e s t i t i s c h e r und hier wiederum auf i n f a n t i l i s t i s c h e r Grundlage, wir sahen ihn in Verbindung mit dem Sadismus und Masochismus. Wir erwähnten seine Verwandtschaft zum F e t i s c h i s m u s und die e x h i b i t i o n i s t i s c h e Komponente, die ihm

---

[6]) Zeitschr. f. Sexualw. 1908, S. 295.

innewohnt. Selbst eine Neigung zum Inzest könnte man im Automonosexualismus erblicken. Ist es doch sozusagen der nächste Bluts-
verwandte, welcher geschlechtliche Empfindungen auslöst.   ·

Die engste Verbindung zeigt der Automonosexualismus naturgemäß mit der Schaulust. Auch hier im gleichzeitigen Drange sich
zu zeigen und sich zu sehen, sehen wir, wie er das sonst Ge-
trennte vereint, das Gegensätzliche zusammenfaßt.
Dieser monistische egozentrische Charakter ist es, der die automono-
sexuelle Selbstliebe in so scharfen Gegensatz bringt zur Liebe überhaupt, deren Wurzel und Wesen gerade der Dualismus und Alt-
ruismus ist.

Hierin liegt aber auch zugleich die verhältnismäßige Harm-
losigkeit dieser Anomalie begründet. Es wird durch ihre Betätigung niemandem ein Schaden zugefügt, wenigstens kein positiver,
höchstens ein negativer, indem anderen etwas entzogen wird, was ihnen
eigentlich zukäme. Doch auch hier ist es noch fraglich, ob diese
ausbleibende Benutzung von Keimzellen nicht im Interesse der
Degenerationsprophylaxe erfolgt. Wenigstens ist bei ausgesprochenen Automonosexuellen eine neuropathische Färbung unverkennbar und eine konstitutionell psychopathische Grundlage sehr
wahrscheinlich.

In der Behandlung des Automonosexualismus muß neben dem
Angehen gegen die nervösen Ursachen, Beigaben und Folgen, neben
der Kräftigung der Willensenergie Ablenkung der Geistestätigkeit
und Regulierung der Lebensweise vor allem die Frage entschieden
werden, ob und inwieweit dem autistischen Drange nachgegeben
werden soll. Hier wird zweierlei zu berücksichtigen sein. Zunächst
ob noch Aussicht vorhanden ist, die Triebrichtung von der eigenen
Person auf andere abzulenken. Bis in die Mitte der zwanziger Jahre
wird man solche Hoffnung wohl begen dürfen. Dabei wird man
auch prüfen, ob anzunehmen ist, daß der abgeleitete Trieb die normalsexuelle Richtung einschlagen wird. Andernfalls wäre nichts gewonnen. Wenn diese Vorbedingungen gegeben sind, kann mit Zuhilfe-
nahme der Psychotherapie alles versucht werden, die Patienten
von dem autistischen Verliebtsein in sich selbst zu befreien. Hat
man sich aber von der Unmöglichkeit der Unterdrückung und den
schädlichen Folgen der gewaltsamen Verdrängung überzeugt, dann
wird man sich den Satz vor Augen halten, den Eduard von Hart-
mann in seiner „Philosophie des Unbewußten" vertritt, „daß die
Nichtbefriedigung eines Triebes für das betreffende Individuum ein
größeres Übel sei, als die maßvolle Befriedigung". Die Frage, was
maßvoll ist, was das Maß überschreitet, wird im Einzelfalle verschieden zu beantworten sein. Wir haben aber weder das Recht,
noch einen ausreichenden Grund, einem Menschen etwas zu versagen,
was ihn selbst erleichtert und beruhigt, ohne daß er das Rechts-
gut eines anderen verletzt.

Namen-Register

Sach-Register

A. Marcus & E. Webers Verlag (Dr. jur. Albert Ahn) in Bonn

Sexualpathologie
Ein Lehrbuch für Ärzte und Studierende
von
Dr. Magnus Hirschfeld, Sanitätsrat in Berlin

Zweiter Teil:

Sexuelle Zwischenstufen
Das männliche Weib und der weibliche Mann

Mit 20 Photographien auf 7 Tafeln

Preis einschl. Teuerungszuschlag geh. M. 24.65, geb. M. 28.15

Inhalt:

Hermaphroditismus, Androgynie, Transvestitismus. — Homosexualität und Metatropismus

Dritter Teil:

Störungen im Sexualstoffwechsel
mit besonderer Berücksichtigung der Impotenz

Mit 5 Tafeln (Photographien, Kurven und einem Innervationsschema)

Inhalt:

Fetischismus. — Hypererotismus. — Impotenz. — Sexualneurosen. — Exhibitionismus.

Preis einschl. Teuerungszuschlag geh. M. 48.40, geb. M. 56.10

Auszüge aus Besprechungen:

Wer sich also auf dem in Rede stehenden Gebiete Rat erholen will, kann sicher sein, in dem Buche befriedigende Auskunft zu erhalten. Man lese z. B. das Kapitel über „Sexualkrisen", deren Darstellung nach der Meinung des Referenten kaum übertroffen werden kann.　　　　　　　　　　　　　　　Dermatologisches Centralblatt.

Wie die einzelnen Kapitelüberschriften andeuten, sind mancherlei Beziehungen zur Kinderheilkunde vorhanden. Es mag betont sein, daß der Verfasser — wo das Kindesalter in Frage kommt — im allgemeinen kritisch und vorsichtig verfährt und sich von Übertreibungen fernhält, die manchen anderen der Sexualpathologen den Kredit bei den Kinderklinikern verdorben haben.　　　　　Monatsschrift für Kinderheilkunde.